MEHR **KRAFT** UND **MASSE**

Die Poliquin® -Prinzipien für Krafttraining und Bodybuilding

riva

Bibliografische Information der Deutschen Nationalbibliothek

Die Deutsche Nationalbibliothek verzeichnet diese Publikation in der Deutschen Nationalbibliografie. Detaillierte bibliografische Daten sind im Internet über http://dnb.d-nb.de abrufbar.

Wichtiger Hinweis
Sämtliche Inhalte dieses Buchs wurden – auf Basis von Quellen, die der Autor und der Verlag für vertrauenswürdig erachten – nach bestem Wissen und Gewissen recherchiert und sorgfältig geprüft. Trotzdem stellt dieses Buch keinen Ersatz für eine individuelle Fitnessberatung und medizinische Beratung dar. Wenn Sie medizinischen Rat einholen wollen, konsultieren Sie bitte einen qualifizierten Arzt. Der Verlag und der Autor haften für keine nachteiligen Auswirkungen, die in einem direkten oder indirekten Zusammenhang mit den Informationen stehen, die in diesem Buch enthalten sind.

Für Fragen und Anregungen:
info@rivaverlag.de

1. Auflage 2018

Nymphenburger Straße 86
D-80636 München
Tel.: 089 651285-0
Fax: 089 652096

Übersetzung: Jürgen Brust/Translibri
Redaktion: MCS Schabert GmbH, München
Umschlaggestaltung: Karen Schmidt
Umschlagabbildung: Improvisor/Shutterstock
Fotos (Gewichtheben): Bruce Klemens
Layout: Pamela Machleidt, Marc-Torben Fischer
Satz: MCS Schabert GmbH, München (www.mcs-schabert.de)
Druck: GGP Media GmbH, Pößneck
Printed in Germany

ISBN Print: 978-3-7423-0083-6
ISBN E-Book (PDF): 978-3-95971-496-9
ISBN E-Book (EPUB, Mobi): 978-3-95971-495-2

Weitere Informationen zum Verlag finden Sie unter

www.riva-verlag.de
Beachten Sie auch unsere weiteren Verlage unter www.m-vg.de

INHALT

VORWORT

Seit dem ersten Erscheinen dieses Buches in den USA im Jahr 1997 hat sich in Sachen Krafttraining und Bodybuilding viel getan. Die *Poliquin Principles (Poliquin-Prinzipien)* waren immer nützlich, aber dank der neuen Informationen sind sie noch besser geworden. Gerade auf den Gebieten der Ernährung und der funktionellen Medizin haben neuere Erkenntnisse zu einer effektiveren Supplementierung geführt. Dazu zählt die Peri-Workout-Ernährung, bei der man Supplemente vor, während und nach dem Workout nimmt.

Dieses Buch setzt sich aus zwei größeren Teilen zusammen: Teil I definiert die Grundprinzipien des Widerstandstrainings und in Teil II werden Sie auf das Training der großen Muskelgruppen angewandt. Sätze und Wiederholungen werden in eigenen Kapiteln dargestellt, ebenso Ernährung und Supplementierung.

Heute wissen wir mehr als je zuvor. Alle 18 Monate verdoppeln sich die Informationen und wir müssen unsere Theorien ebenso schnell anpassen. Damit wurde es Zeit für eine neue Ausgabe der *Poliquin Principles (Poliquin-Prinzipien)*.

EINLEITUNG

Bei der Arbeit mit den unterschiedlichsten Elitesportlern, darunter Bodybuilder und Powerlifter, haben wir (die Trainer der Poliquin Group) herausgefunden, wie Sie am schnellsten an Kraft und Masse zulegen. Manchmal müssen Sie an chronischen Verletzungen arbeiten, manchmal aber auch Ernährung und Supplementierung anpassen. Drastische Zugewinne erreichen Sie aber durch die Veränderung der Trainingsvariablen, der sogenannten Belastungsparameter.

Zu ihnen zählen Wiederholungen, Sätze, Tempo, Pausen, Frequenz, Dauer, Volumen, Übungsauswahl und Reihenfolge. Damit befassen sich die ersten sechs Kapitel. Aber zunächst einmal wollen wir uns die Entwicklung des Widerstandstrainings ansehen.

Masse und Falschinformationen

Bodybuilder werden mit unpassenden und manchmal auch falschen Informationen überhäuft. Das liegt nicht nur an den Magazinen; es gibt sogar sehr gute wie *Iron Man*, aber es gibt zahlreiche Autoren, die Trainingskonzepte vorlegen, die einfach nicht funktionieren. Ein prominentes Beispiel: Nautilus-Gründer Arthur Jones.

In seinem Buch *Nautilus Training Principles: Bulletin No. 1* erklärt Jones, Bodybuilder müssten bis zum momentanen Versagen trainieren, »um ihre maximale Masse und Kraft möglichst schnell zu erreichen«. Ja, die Überlastung ist wichtig für die maximale Aktivierung der Motoreinheiten, aber Jones behauptete auch, die Überlastung »sollte im Rahmen von Sätzen mit mindestens sechs und höchstens 20 Wiederholungen erfolgen«. Dabei sind gerade wenige Wiederholungen so wichtig für optimales Wachstum.

Aber falsche Informationen zur Sportphysiologie kommen nicht nur von Bodybuildern. Es gibt hervorragende Forscher in den USA wie William Kraemer, Ph.D., die ausgezeichnete Studien machen, aber die meisten Studien zum Widerstandstraining leiden an Faktoren wie Zeit, Umfang und

Teilnehmern. Oft finden sie mit untrainierten College-Studenten statt und sind aus praktischen Gründen auf ein paar Monate beschränkt. In Norwegen, Finnland und Deutschland hingegen nimmt man Elitesportler und geht über die olympische Periode von vier Jahren. Die Ergebnisse der US-Studien leiden auch an unmotivierten Teilnehmern und der Missachtung wichtiger Trainingsvariablen wie Tempo und Pausen zwischen den Sätzen.

Wir haben den größten Respekt vor Bodybuildern und der Intensität ihres Trainings, aber viele ihrer Trainingsmethoden sind wissenschaftlich unbegründet. Angesichts der vielen aktuellen Informationen, die zur Verfügung stehen, wundern wir uns stark über diese vorsintflutlichen Trainingsansätze. Aber nun gibt es keine Ausrede mehr für mittelprächtige, wirkungslose Trainingsprogramme.

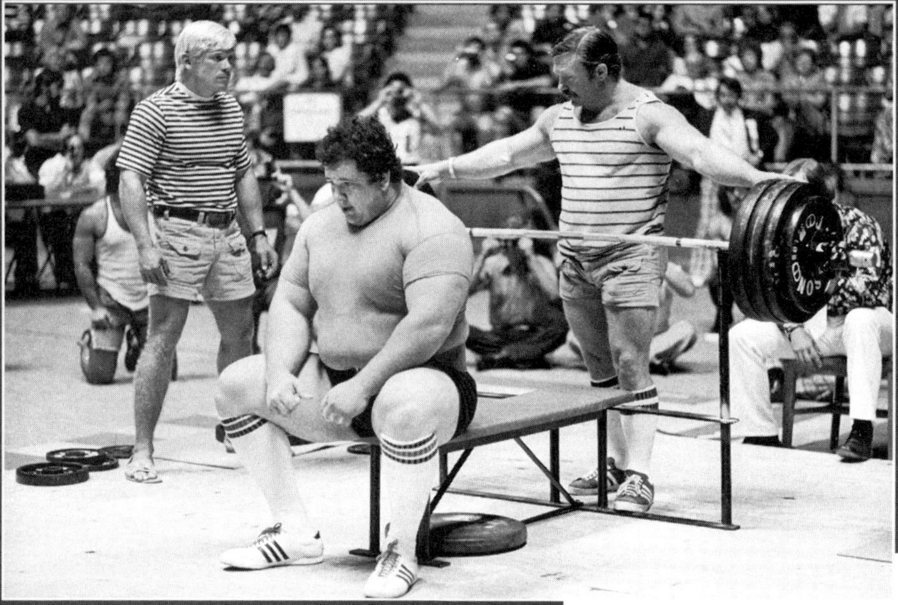

Donald C. Reinhoudt, vierfacher IPF-Weltmeister und erster Powerlifter, der insgesamt 1089 Kilogramm gehoben hat, hat 40 Weltrekorde aufgestellt. Ohne Kniebandagen schaffte er Kniebeugen mit 424 Kilogramm, beim Bankdrücken hat er 275,5 Kilogramm und beim Kreuzheben 401,5 Kilogramm gestemmt.

TEIL 1

DEFINITION DER POLIQUIN-PRINZIPIEN

KAPITEL 1

WIEDERHOLUNGEN

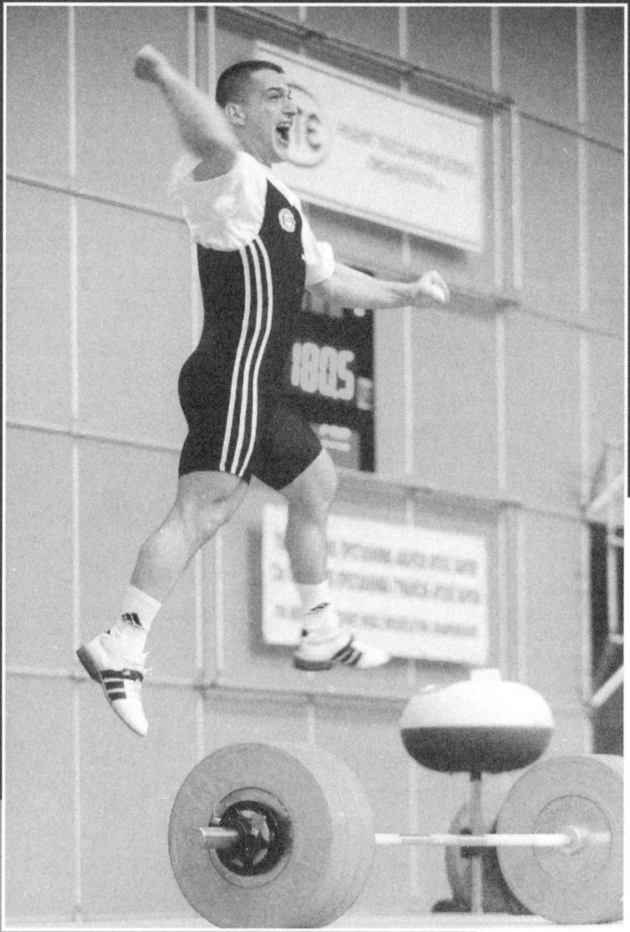

Pyrros Dimas ist ein dreifacher Olympiasieger aus Griechenland. In der Klasse bis 85 Kilogramm hat er 180,5 Kilogramm im Reißen und 214,5 Kilogramm im Umsetzen und Stoßen bewältigt.

Wenn die Rede auf das Gewichtheben kommt, fragt der Bodybuilder zuerst »Wie viel?« und dann, abhängig von der ersten Antwort, »Wie oft?«. Bis vor wenigen Jahren ist man stets von acht bis zehn Wiederholungen ausgegangen. Viele Menschen glauben aber auch an die alte, nie wissenschaftlich bewiesene Regel, man sollte täglich zwei Liter Wasser trinken, ohne sie zu hinterfragen.

Die richtige Zahl gibt es aber nicht. Sie werden erfahren, dass die Wiederholungszahl von der Kondition des Sportlers, der Art der Übung und dem Trainingsziel abhängig ist. Wenn Sie mehr über die Prinzipien für die Vorgaben für die Wiederholungen wissen, können Sie das auf Ihre eigenen Workouts anwenden.

Die folgenden allgemeinen Prinzipien für die Wiederholungszahl basieren auf wissenschaftlichen Erkenntnissen und praktischen empirischen Erfahrungen aus der Arbeit mit Elitesportlern.

VERHÄLTNIS DER WIEDERHOLUNGSZAHL ZUM PROZENTWERT DES MAXIMUMS UND ZUM TRAININGSEFFEKT		
ZAHL DER WIEDERHOLUNGEN	PROZENT VOM MAXIMUM	TRAININGSEFFEKT
1 2 3 4 5	100,0 94,3 90,6 88,1 85,6	Relative Kraftzuwächse durch stärkeren neuralen Antrieb
6 7 8	83,1 80,7 78,6	Optimaler Kompromiss aus maximaler Kraft und Zuwächsen durch Hypertrophie

Fortsetzung der Tabelle nächste Seite >>

VERHÄLTNIS DER WIEDERHOLUNGSZAHL ZUM PROZENTWERT DES MAXIMUMS UND ZUM TRAININGSEFFEKT		
ZAHL DER WIEDERHOLUNGEN	PROZENT VOM MAXIMUM	TRAININGSEFFEKT
9 10 11 12	76,5 74,4 72,3 70,3	Optimale Zuwächse durch Hypertrophie führen zu mehr maximaler Kraft
13 14 15 16 17 18 19 20	68,8 68,8 66,2 65,0 63,8 62,7 61,6 60,6	Mehr Kraftausdauer und weniger Zuwächse durch Hypertrophie

Tabelle 1

Suchen Sie das Neural-Metabolic Continuum

Das gehobene Gewicht im Verhältnis zu Ihrem Einer-Maximum (1RM) bestimmt, wie viel Spannung der Muskel produziert. Der Großteil der seriösen wissenschaftlichen und empirischen Belege zeigt, dass die dem Muskel abgeforderte Spannung wichtig für die Reaktion in Bezug auf Kraft und Hypertrophie ist. Die Wiederholungszahl beeinflusst alle anderen Belastungsparameter: Sätze, Kontraktionsgeschwindigkeit, Pausen und sogar die Übungsauswahl. Was sagt uns das?

Sportwissenschaftler haben festgestellt, dass ein bis fünf Wiederholungen für maximale Kraft bei minimalen Zuwächsen sorgen und sechs bis zwölf Wiederholungen die Kraft durch Massezuwächse maximal steigern (Tabelle 1).

Für den Bodybuilder ist extreme Muskelmasse eines der wichtigsten Ziele, was aber nicht heißt, dass er nie wenige Wiederholungen machen sollte. Nur wenige Wiederholungen mit schweren Gewichten stimulieren die Entwicklung der Fasern vom Typ IIb. Diese schnell kontrahierenden Fasern haben das höchste Wachstumspotenzial. Und nach einem Zyklus mit wenigen Wiederholungen werden Sie mit schwereren Gewichten fertig. Diese sorgen für eine höhere Muskelspannung, was wiederum eine stärkere Wachstumsreaktion auslöst. Der frühere Mr. Canada Mike Payette, später Profi-Wrestler, machte 40 Prozent seiner Übungen im Bereich von vier Wiederholungen.

Die Wiederholungen bestimmen das Gewicht

Es kommt zu maximalen willkürlichen Kontraktionen, wenn Sie zur Kraftentwicklung möglichst viele Motoreinheiten rekrutieren. Dieses müssen Sie für optimale Resultate ab und zu tun, weil es die physiologische Grundlage für das Prinzip der Überlastung ist. Wenn Sie Ihre Muskeln nicht überlasten, haben sie keinen Grund, stärker zu werden oder zu wachsen. (Ausnahmen sind Anfänger und Rehabilitanten, deren Kraft so gering ist, dass sie für optimale Ergebnisse nicht bis zum momentanen Versagen trainieren müssen.)

Bestimmen Sie bei der Planung Ihrer Workouts den gewünschten Trainingseffekt und die entsprechende Wiederholungszahl. Für mehr Masse wählen Sie in der Regel ein Gewicht, mit dem Sie einen Satz von sechs bis zwölf Wiederholungen schaffen. Schaffen Sie nur fünf, war das Gewicht zu schwer. Werden es mehr als zwölf, war das Gewicht hingegen zu leicht.

Bei einigen Workout-Programmen für den Computer ist es problematisch, die Wiederholungen auf das Gewicht abzustimmen. Die meisten dieser Programme legen das Gewicht anhand eines Prozentanteils von Ihrem Einer-Maximum für die jeweilige Übung fest.

Dieses variiert aber stark bei den einzelnen Muskelgruppen. Dazu kommen, wie Tabelle 2 zeigt, verschiedene Studien zu verschiedenen Ergebnissen.

Da so viele Faktoren Ihre Kraft beeinflussen, kann ein Programm, das auf dem Einer-Maximum basiert, die Qualität des Workouts beeinträchtigen. Sind Sie ihm nicht gewachsen, war das Gewicht zu schwer; bewältigen Sie es locker, war es zu leicht. Das kann schnell zu Frustrationen führen.

1RM-KONTINUUM BEIM BANKDRUCKEN BEI VERSCHIEDENEN AUTOREN								
RM	Prozentsatz (Autoren)							
	(1)	(2)	(3)	(4)	(5)	(6)	(7)	(8)
1	100,0	100,0	100,0	100,0	100,0	100,0	100,0	100,0
2	95,0	95,0	94,0	97,4	96,6	*95,0*	*96,4*	94,4
3	*92,5*	90,0	91,0	94,9	92,6	90,0	93,3	91,8
4	90,0	86,0	88,0	92,4	89,7	*87,5*	*89,9*	89,2
5	*82,5*	82,0	85,0	89,8	87,0	85,0	86,4	86,9
6	85,0	78,0	83,0	87,6	84,7	*82,0*	*83,9*	84,7
7	*82,5*	74,0	81,0	85,5	82,0	*79,0*	*81,3*	82,6
8	80,0	70,0	79,0	83,3	79,1	*76,0*	78,8	80,6
9	*77,5*	65,0	78,0	81,1	77,5	*73,0*	*76,9*	78,7
10	75,0	61,0	77,0	78,9	75,5	70,0	75,0	76,8

(1) Landers 1986*
(2) McDonagh & Davies, 1984
(3) Rhoades & Wescott, 1987
(4) Berger in Viel et al., 1984
(5) Witt, 1984
(6) Feser, 1977*
(7) Anderson & Harring (1977) in Sale & MacDougal (1981)
(8) Kennedy, 1980
* Zahlen in Kursivschrift sind extrapoliert

Tabelle 2 © Poliquin & Léger, 1991

Bestimmung der Zusammensetzung der Muskelfasern

Muskeln mit vielen langsam kontrahierenden Fasern reagieren besser auf viele Wiederholungen. Wir sehen uns das am Beispiel der Waden und der hinteren Oberschenkelmuskeln an.

Die Wade besteht in erster Linie aus dem zweiköpfigen *M. gastrocnemius* und dem darunterliegenden *M. soleus*. Der *M. gastrocnemius* hat überwiegend schnell kontrahierende Fasern und braucht wenige Wiederholungen. Der *M. soleus* wiederum mit überwiegend langsam kontrahierenden Fasern reagiert am besten auf 15 bis 25 Wiederholungen (mit genügend Zeit unter Spannung für die Hypertrophie). Und die hinteren Oberschenkel? Diese sind bei Sprintern und olympischen Gewichthebern oft ausgeprägter als bei Bodybuildern. Sie bestehen nämlich überwiegend aus schnell kontrahierenden Fasern, die ein hochintensives Training benötigen.

Eine praktische Möglichkeit zur Ermittlung des Typs der Muskelfasern, erdacht von Arthur Jones, ist die Prüfung, wie oft man ein submaximales Gewicht heben kann. Das ist zumindest zum Teil richtig. Wenn zwei Sportler ein 1RM von 50 Kilogramm bei Langhantel-Curls haben, hat derjenige, der 40 Kilogramm fünfmal heben kann, mehr schnell kontrahierende Fasern als der andere, der damit zehn Wiederholungen schafft. Verglichen mit einer schmerzhaften Biopsie ist die Methode von Jones gerade für Anfänger sehr praktisch. Sie können dieses Verhältnis aber verschieben, indem Sie den Körper mit Krafttraining neurologisch effizienter oder mit aerobem Training neurologisch weniger effizient machen.

Komplexität der Übungen

Wenn eine komplexe Übung mehrere Gelenke beeinflusst wie das Olympische Gewichtheben, führen zu viele Wiederholungen zu unerwünschten technischen und motorischen Änderungen. Machen Sie beim Standumsetzen mehr als sechs Wiederholungen, ermüden die relativ kleinen Rhomboiden zuerst und führen zu ineffizienten Änderungen der Hebetechnik.

In den 1980er-Jahren hat ein Football-Trainer mehr als 30 Wiederholungen Standumsetzen empfohlen. Da sein Team zu der Zeit Meister wurde, zeigt sich, dass wissenschaftlich fundiertes Gewichtheben offensichtlich nur eine Variable für den Erfolg im Football ist. Wir halten auch nichts von Drills, die viele Wiederholungen beim Standreißen, Standumsetzen und Schwungdrücken empfehlen – trotz der häufig geringen Gewichte leidet die Technik darunter.

Durch den zunehmenden Einfluss der Wissenschaft auf das Training ist es sehr kompliziert geworden, die richtige Wiederholungszahl zu finden. Und da noch nicht alles erforscht ist, werden wir noch einige Änderungen bei den Trainingsmethoden erleben. Aber die Wiederholungen sind nur ein Teil der Lösung. Auch die Zahl der Sätze muss stimmen.

KAPITEL 2

SÄTZE

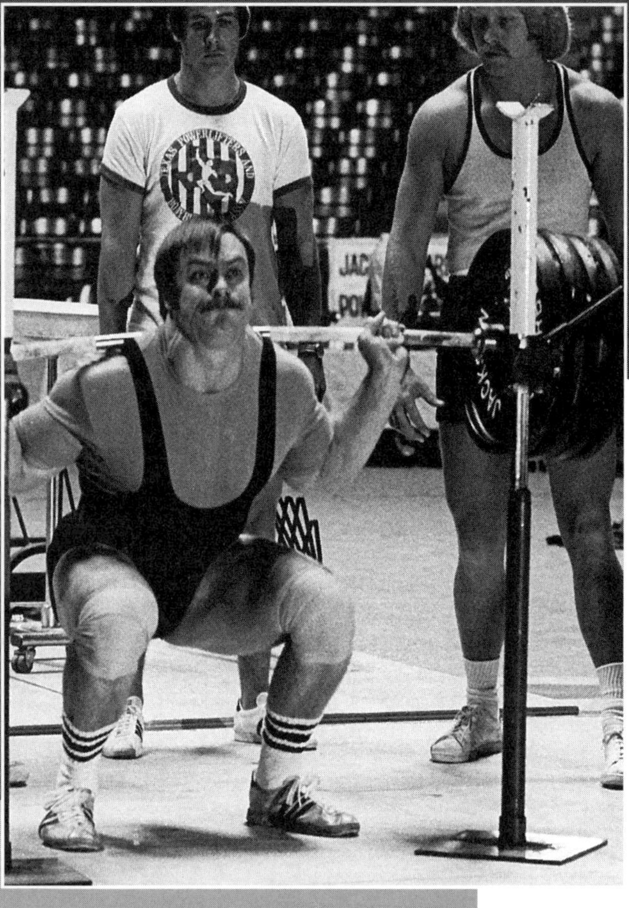

John Kuc war der erste Powerlifter, der Kniebeugen mit 408 Kilogramm und insgesamt 1042 Kilogramm geschafft hat. Selbst beim Kreuzheben schaffte er 394,5 Kilogramm bei einem Körpergewicht von 110 Kilogramm.

Die Definition ist ganz einfach: Ein Satz ist eine Reihe aufeinanderfolgender Wiederholungen. Beendet wird der Satz mit einer längeren Pause oder einer anderen Übung. Damit entspricht ein Supersatz – zwei aufeinanderfolgenden Übungen für verschiedene Muskelgruppen – zwei Sätzen. Ein Riesensatz – drei aufeinanderfolgende Übungen für die gleiche Muskelgruppe – entspricht drei Sätzen. Abnehmende Sätze ohne Pause zwischen den Gewichtswechseln entsprechen nur einem Satz. Viele, die das Training mit nur einem Satz befürworten, machen tatsächlich erweiterte Sätze in ihren Workouts. Bei erweiterten Sätzen trägt die Zeit unter Spannung zum Gesamtvolumen bei, das für die Hypertrophie sorgt.

Variablen mit Einfluss auf die Satzwahl: die Top Ten

Nach dem Überlastungsprinzip brauchen stärkere Sportler mehr Sätze. Die praktische Erfahrung zeigt, dass Mehrfachsätze schnellere und größere Zuwächse an Masse, Kraft und Schnellkraft bringen. Aber die Zahl der Sätze wird durch viele weitere Variablen bestimmt. Hier finden Sie zehn davon:

1. **Zahl der Wiederholungen pro Übung:** Viele Trainer meinen, dass für optimale Masse- und Kraftzuwächse eine Mindestzeit unter Spannung erforderlich ist. Bei wenigen Wiederholungen brauchen Sie also mehr Sätze, um das optimale Volumen für die Kraftentwicklung zu erreichen. Das sehen Sie in Abbildung 1.

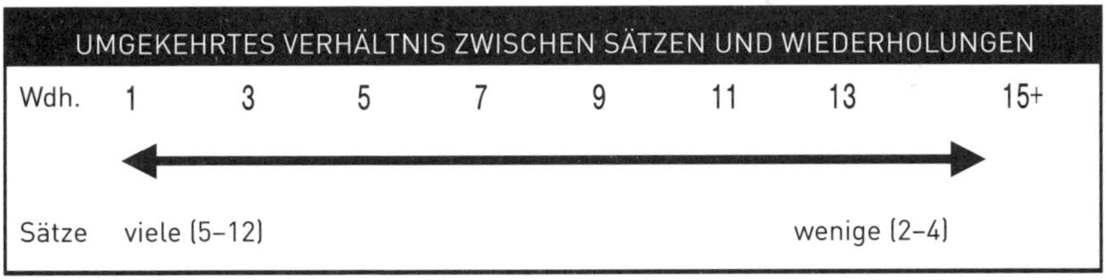

Abbildung 1

2. **Zahl der Übungen pro Workout:** Je mehr Übungen Sie machen, desto weniger Sätze benötigen Sie für einen optimalen Trainingseffekt. Wenn Sie Übungen in Ihr Workout aufnehmen, ohne die Zahl der Sätze pro Übung zu reduzieren, überschreiten Sie die optimale Zeit für das Workout.

3. **Trainingserfahrung:** Für Anfänger mit wenig Trainingserfahrung genügen ein oder zwei Sätze. Die Trainingserfahrung ist nicht abhängig vom Alter. So kann ein 17-Jähriger mehr Trainingserfahrung haben als ein 50-Jähriger.

4. **Geschlecht:** Beim gleichen Prozentsatz des Einer-Maximums (1RM) schafft eine Frau mehr Wiederholungen als ein Mann. Nehmen wir das Curlen. Bei 70 Prozent ihres 1RM sollte eine Frau etwa 17 Wiederholungen schaffen, ein Mann schafft hingegen nur zwölf. Da es aber ein umgekehrtes Verhältnis zwischen Sätzen und Wiederholungen gibt, sollte eine Frau bei gleicher Intensität weniger Sätze machen als ein Mann.

5. **Ernährung:** Fortschritte bei der Supplementierung sowie bessere Drogentests lassen drogenfreie Sportler nah an die Sportler heranrücken, die Drogen nehmen. Sorgfältiges Achten auf die Peri-Workout-Ernährung, bei der man Supplemente vor, während und nach dem Workout nimmt, kann entscheidende Änderungen bei den Fortschritten herbeiführen.

6. **Muskelgröße:** Die Zahl der Sätze sollte umgekehrt proportional zu der Größe der trainierten Muskelmasse sein. Kleine Muskelgruppen erholen sich schneller als große und vertragen daher mehr Sätze. So schaffen Sie mit dem Bizeps mehr Sätze als mit dem Quadrizeps.

7. **Prinzip der Individualisierung:** Bodybuilder und Kraftsportler erreichen mit unterschiedlichen Trainingsphilosophien hohe Leistungen. Da jeder anders auf ein Programm reagiert, sollte die Zahl der Sätze individuell angepasst werden. Vergleichen wir Rick Weil, ehemaliger Weltrekordler im Bankdrücken, mit Doug Hepburn, einem berühmten Strongman und Gewichtheber in den 1950er-Jahren. Weil machte im Training meist wenige Sätze, während Hepburn in der Regel viele machte.

WARUM GIBT ES DAS PERFEKTE PROGRAMM NICHT?
Verschiedene Personen = verschiedene Reaktionen Anpassung = Stagnation

8. **Qualität vor Quantität:** Selbst wenn Sie die Pausen zwischen den Sätzen einhalten, sind die Muskeln nach einigen Sätzen so ermüdet, dass Sie weniger Wiederholungen bis zum Versagen schaffen. Hier spricht man vom *kritischen Abbruchpunkt*. Er ist erreicht, wenn Ihre Leistung um fünf bis sieben Prozent abgenommen hat. An diesem Punkt sollten Sie die Übung oder die Muskelgruppe wechseln. Sie wissen, dass Sie diesen Punkt erreicht haben, wenn Sie das Gewicht reduzieren müssen, um die gewünschten Wiederholungen zu schaffen oder wenn Sie von einem Satz zum nächsten zwei oder drei Wiederholungen streichen müssen.

   Wichtig hierbei ist, um den verstorbenen kanadischen Sprinttrainer Charlie Francis zu zitieren, »nie die Quantität des Stimulus zu Lasten der Qualität zu erhöhen«. Es bringt nichts, Sätze zu machen, bei denen Sie den Widerstand so stark reduzieren, dass Sie die entsprechenden Motoreinheiten nicht trainieren und nicht genug Spannung auf den Muskeln für Zuwächse erzeugen. Diese »Abfallsätze« behindern zudem die Erholung, indem sie Ihr Nervensystem und Ihren Energiehaushalt unnötig belasten.

9. **Hormonausstoß und anaboler Zustand:** Um die Qualität des Trainingsstimulus zu erhalten, machen Sie nicht mehr als 30 bis 36 Sätze pro Workout. Bessere Ergebnisse sind zwischen 20 und 25 Sätzen zu erwarten. Der bulgarische Gewichtheber-Trainer Angel Spassow und der frühere US-Nationaltrainer der Gewichtheber, Dragomir Cioroslan, meinen, dass ein Workout höchstens eine Stunde lang sein darf. 45 Minuten sind noch besser. Auch Bodybuilder reagieren meist besser auf kurze Workouts. Mr. Universe André Charette fuhr am besten mit zwei 40-Minuten-Workouts täglich, Bodybuilder Mike Payette erzielte seine besten Zuwächse mit nur einem 52-Minuten-Workout pro Tag.

10. **Zusammensetzung der Muskeln:** Schnell kontrahierende Fasern reagieren besser auf mehr Sätze, langsam kontrahierende auf weniger Sätze. So schaffen die hinteren Oberschenkelmuskeln (schnell) mehr Sätze als der soleus (langsam). Auch Muskeln, die im Alltag nicht übermäßig belastet werden wie die Halsflexoren, reagieren besser auf weniger Sätze.

Vorgaben zur Steigerung von Kraft und Muskelmasse

Zu den umstrittensten Themen beim Widerstandstraining zählt die optimale Zahl von Sätzen zur Vergrößerung der Muskelmasse. Dorian Yates und die verstorbenen Mentzer-Brüder waren für wenige Sätze, Arnold Schwarzenegger und Anthony Ditillo haben viele Sätze befürwortet. Recht hatten sie beide. Was zählt, ist das Verhältnis zwischen vielen Sätzen und wenigen Sätzen in einem ausgewogenen, periodisierten Trainingsprogramm. Ein paar sinnvolle Verallgemeinerungen gibt es allerdings, wie Tabelle 3 zeigt

FÜR MEHR MUSKELMASSE	
Intensität:	60–82 Prozent
Wiederholungen:	6–20 maximal
Sätze:	3–6
Pausenlänge:	2–4 Minuten
Konzentrische Geschwindigkeit:	1–10 Sekunden
Exzentrische Geschwindigkeit:	4–10 Sekunden
Gesamte Satzdauer:	20–70 Sekunden
ÜBUNGEN PRO WORKOUT:	6–12

Tabelle 3

Krafttrainer haben oft das Problem, Trainingsprogramme für Sportler entwerfen zu müssen, die mehr Kraft ohne mehr Masse benötigen. In diesen Fällen spricht man von relativer Kraft.

Die relative Kraft ist wichtig bei Gewichtsklassen wie beim Boxen, Wrestling und Gewichtheben. Hier müssen die Sportler so leicht und zugleich so stark wie möglich sein. Die relative Kraft ist auch wichtig für Sportler, die Kraft ohne viel Muskelmasse benötigen, wie Radfahrer, Eistänzer, Turner,

Skiläufer und Bobsportler. Die letzten beiden sind relativ leicht und haben oft eine ähnliche Beinkraft wie Gewichtheber und Bodybuilder. Felix Belczyk und Cary Mullen haben beide WM-Medaillen gewonnen. Belczyk wiegt 86,5 Kilogramm und Mullen 91 Kilogramm. Beide haben drei Wiederholungen Frontkniebeugen mit 160 Kilogramm geschafft. Ian Danney vom kanadischen Bobteam hat mit 81,5 Kilogramm sogar 204,5 Kilogramm geschafft.

Zur neuromuskularen Grundlage des Trainings für die relative Kraft zählen kurze willkürliche Kontraktionen zur Verbesserung des neuralen Antriebs der Muskeln. Diese starke willkürliche Anstrengung rekrutiert die Motoreinheiten mit dem höchsten Schwellenwert, um deren Kraft und Potenzial für die Kraftentwicklung zu nutzen. Dabei sind maximale und fast maximale Gewichte erforderlich. Tabelle 4 enthält Vorgaben für die relative Kraft.

FÜR MEHR RELATIVE KRAFT	
Intensität:	85–100 Prozent
Wiederholungen:	1–5 maximal
Sätze:	5–12
Pausenlänge:	4–5 Minuten
Konzentrische Geschwindigkeit:	1–4 Sekunden
Exzentrische Geschwindigkeit:	3–5 Sekunden
Gesamte Satzdauer:	unter 20 Sekunden
ÜBUNGEN PRO WORKOUT:	6–12

Tabelle 4

In diesem Buch geht es natürlich in erster Linie um Bodybuilding. Training für die relative Kraft bringt kaum Zuwächse an Muskelmasse. Daher sollte ein Bodybuilder diese Methoden nur gelegentlich zur Abwechslung nutzen.

KAPITEL **3**

GESCHWINDIGKEIT

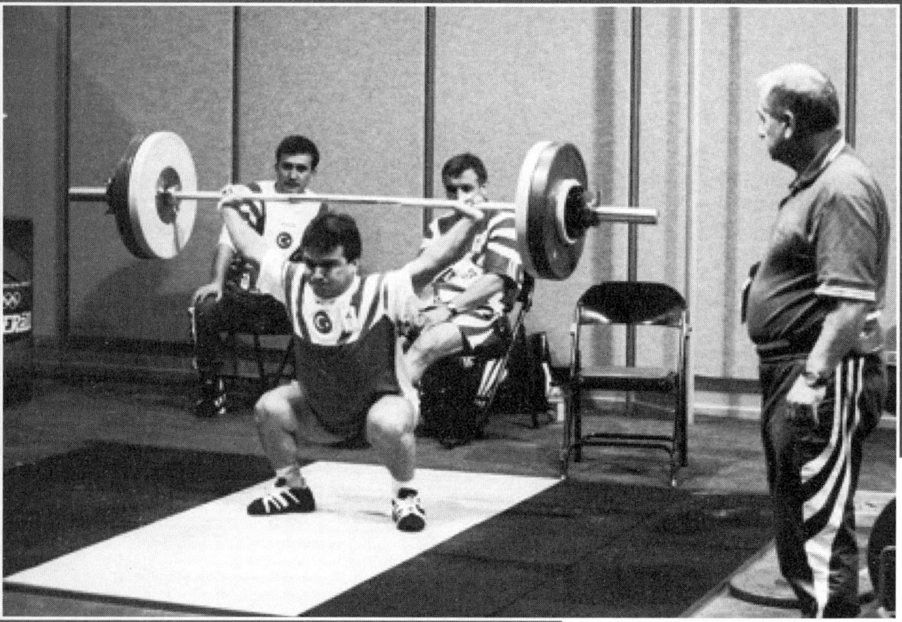

Der dreifache Olympiasieger Naim Süleymanoğlu ist wohl der größte Gewichtheber aller Zeiten. In der Klasse bis 60 Kilogramm konnte Süleymanoğlu 152,5 Kilogramm reißen und 190 Kilogramm umsetzen.

Wenn Bodybuilder und andere Sportler eine bessere Form erreicht haben, müssen sie auf alle Komponenten ihres Trainings achten. Aus der Beobachtung zahlloser Sportler wissen wir, dass die Geschwindigkeit am häufigsten übersehen wird.

Fangen wir mit Definitionen an. Die Kontraktionsgeschwindigkeit bezieht sich auf das Tempo eines Geräts oder Körperteils bei einer Übung. In der Sportwissenschaft wird sie in Grad pro Sekunde gemessen. Zur Vereinfachung nehmen wir hier die Zeit an, die Sie für jede Phase einer Wiederholung benötigen. Kollektiv verstehen wir unter Geschwindigkeit die Gesamtzeit für eine komplette Wiederholung.

Die Angabe der Wiederholungszahl allein stellt nicht sicher, dass der erforderliche Stimulus angewandt wird. Wenn zwei Sportler zehn Wiederholungen Kurzhantelrudern machen, rudert vielleicht einer langsam und braucht 45 Sekunden für den Satz, während der andere wie verrückt an der Hantel reißt und den ganzen Satz in 8,2 Sekunden hinter sich bringt. Mit solchen Abweichungen ist es schwierig, die Effektivität eines Workouts zu bestimmen, denn trotz der gleichen Wiederholungszahl erhält jeder der beiden einen ganz anderen Trainingsstimulus.

Die deutschen Kraftexperten Rolf Feser und Lothar Spitz meinen, dass für Adaptionen des zentralen Nervensystems nicht nur explosive ballistische Kontraktionen erforderlich sind, sondern auch andere Arten von Trainingsprogrammen. Pierre Roy, Gewichtheber-Trainer in Kanada, setzte auf exzentrische Kontraktionen von fünf Sekunden in Sätzen mit sechs Wiederholungen, wenn ein Sportler in der Vorbereitung Masse aufbauen sollte.

Daneben gibt es die Arbeiten des sowjetischen Trainers Michael Rudolf Plukfelder, der die erfolgreichen Gewichtheber Wassili Alexejew und David Rigert trainiert hat. Alexejew schaffte es als Erster, 227 Kilogramm umzusetzen, holte zwei Olympia-Goldmedaillen und stellte 80 Weltrekorde auf. Rigert schaffte 60 Weltrekorde und eine Goldmedaille. Plukfelder war für Variationen bei der Geschwindigkeit zur Steigerung der Kraft. Unterstützung fand er bei Prof. Alexei Medwedew, Cheftrainer der sowjetischen Gewichtheber.

Viele Trainer aus dem Ostblock glaubten an die Abwechslung bei der Kontraktionsgeschwindigkeit. Leider haben Wissenschaftler immer wieder versucht, eine »ideale« Geschwindigkeit zu finden So schrieben S. I. Lelikow und N.N. Saxanow aus der Sowjetunion 1976 einen Aufsatz mit dem Titel »Die Zunahme der Beinkraft in Abhängigkeit von der Geschwindigkeit bei Kniebeugen«. In der viermonatigen Studie mit 32 Gewichthebern unterschiedlicher Leistung sollte die ideale Geschwindigkeit zur Erhöhung der Kraft bei Kniebeugen ermittelt werden.

In der Einleitung schrieben die Autoren: »Es gibt keine experimentelle Forschung im Gewichtheben (oder in anderen Sportarten) mit einer vergleichenden Analyse, ob ein schnelles, mäßiges oder langsames Übungstempo die Kraft am effektivsten steigert.« Die Gruppe mit der mäßigen Geschwindigkeit erzielte die höchsten Kraftzuwächse.

Die Autoren haben zwar die Bedeutung der unterschiedlichen Kontraktionsgeschwindigkeiten erkannt, aber wir wären dennoch vorsichtig, aus dieser Studie praktische Informationen abzuleiten. Befassen wir uns also näher damit.

Viele Forscher suchen die optimale Kombination aus Sätzen und Wiederholungen für maximale Kraftzuwächse So vergleichen sie z. B. drei Sätze mit zehn Wiederholungen mit fünf Sätzen mit fünf Wiederholungen. Stattdessen hätten sie wie Dr. Mike Stone und seine Kollegen Ende der 1979er-Jahre über die Dauer der Studie mit verschiedenen Kombinationen experimentieren sollen. Es gibt nämlich keine perfekte und »optimale« Kontraktionsgeschwindigkeit. So wäre es in der sowjetischen Studie interessant gewesen, wenn eine Gruppe in der ersten Hälfte der Studie langsame Kontraktionen ausgeführt hätte und in der zweiten Hälfte schnelle.

Es gibt aber einige wissenschaftlich fundierte Anhaltspunkte für Geschwindigkeitsvorgaben. Langsames Heben sorgt für stärkere metabole Anpassungen als schnelles. Bei schnellerem Training treten diese Veränderungen nicht auf. Dazu sorgen langsame Wiederholungen für die Hirn-Muskel-Verbindung und sind großartig als Abschlusssatz.

Um Ihre Ziele zu erreichen, müssen Sie die Bedeutung der Geschwindigkeit erkennen. Erinnern Sie sich an die beiden Sportler mit den zehn Wiederholungen Kurzhantelrudern? Der eine rudert schnell, der andere langsam. Sollten sie nicht auch unterschiedliche Trainingseffekte erzielen? Natürlich. Obwohl beide die gleichen Wiederholungen machen, beeinflusst die Geschwindigkeit andere Variablen. Eine dieser Variablen für den Bodybuilder ist die »Zeit unter Spannung«, die Zeit, die Muskeln kontrahieren müssen, um den Satz abzuschließen.

Zur Entwicklung maximaler Masse sollte der Muskel in einem Satz zwischen 20 und 70 Sekunden lang kontrahieren. Das gibt viel Spielraum von einer Wiederholung über 70 Sekunden (das ist brutal!) bis hin zu 15 Wiederholungen. Das heißt nicht, dass Bodybuilder keine kürzeren oder längeren Sätze machen sollten, aber der Großteil des Trainings sollte sich in diesem Rahmen abspielen.

Geschwindigkeitsvorgaben verstehen

Den richtigen Trainingsstimulus erhalten Sie nur, wenn Sie bei allen Phasen der Übung die richtige Geschwindigkeit haben, also den exzentrischen, isometrischen und konzentrischen. Statt vager Begriffe wie »schnell« oder »langsam« drücken wir die Geschwindigkeit in Zahlen aus – wie z. B. 4231. Dies ist eine Erweiterung des dreistelligen Notationssystems des australischen Krafttrainers Ian King. Charles Poliquin hat die vierte Ziffer hinzugefügt, um für alle Phasen einer Wiederholung den richtigen Trainingsstimulus zu garantieren. Dabei beziehen sich die Ziffern auf folgende Phasen:

Die erste Ziffer bezieht sich auf die exzentrische Phase. Exzentrische Kontraktionen treten bei der Längung des Muskels auf, also wenn man beim Heruntergehen in die Kniebeuge den Widerstand verringert. Die US-Trainer vernachlässigen diese Phase leider oft. Dabei hat der bekannte Biomechaniker Tom McLaughlin gezeigt, dass die erfolgreichsten Powerlifter die beste exzentrische Kontrolle über ihre Gewichte haben.

Die zweite Ziffer bezeichnet die isometrische Pause in der gedehnten Position. Sie entsteht in der Regel zwischen der exzentrischen Phase (Heben) und der konzentrischen Phase (Absenken), z. B. wenn beim Bankdrücken die Hantel die Brust berührt. Das Anhalten in dieser schwierigen Position (schlechte Hebelwirkung) erhöht die intramuskuläre Spannung, was die Kraftentwicklung steigern kann.

Die dritte Ziffer bezieht sich auf die konzentrische Kontraktion. Sie entsteht bei der Kürzung des Muskels, z. B. wenn Sie die Hantel zur Schulter curlen. Ein X steht für eine explosive volle Beschleunigung. Natürlich wäre ein X bei der exzentrischen Kontraktion in Übungen wie Kniebeugen und Bankdrücken gefährlich, also werden Sie es hier nur als dritte Ziffer finden. Ebenso würde XXXX beim Standumsetzen, wie wir es in einem unsinnigen Zertifikat für Krafttrainer gefunden haben, bedeuten, dass der Sportler das Gewicht so schnell wie möglich vom Boden reißt, es von den Schultern hochschleudert und dann in den Boden rammt. Keine sichere Trainingsempfehlung.

Die vierte Ziffer bezeichnet die isometrische Pause in der gekürzten Position. Diese Kontraktion entsteht am Ende der konzentrischen Phase wie beim Durchstrecken im Bankdrücken. Das Anhalten in dieser günstigen Position (gute Hebelwirkung) verbessert die Rekrutierung weiterer schnell kontrahierender Fasern, die den besten Zuwachs an Kraft und Masse versprechen.

Eine Vorgabe von 4213 für das Bankdrücken heißt also, dass Sie die Hantel in vier Sekunden zur Brust absenken, sie zwei Sekunden auf der Brust halten, sie in einer Sekunde bis in die Streckung hochdrücken und in der Streckung drei Sekunden verharren, bevor Sie die nächste Wiederholung beginnen.

Mit dieser Formel können Sie Ihren Trainingsstimulus viel besser kontrollieren. Um konstante Werte zu erzielen, zählen Sie am besten im Stil einer Uhr (einhunderteins, einhundertzwei ...). Das verhindert, dass Sie falsch oder zu schnell zählen. Sie beginnen, wenn das Widerstandsgerät (Hantel oder Körperteil) beginnt sich zu bewegen, nicht eher oder später.

Als Beispiel für die Geschwindigkeitsvorgaben folgt ein Auszug aus dem Trainingstagebuch von Pierre Lueders, der 1994 Weltcupsieger im Bobrennen wurde. Dieses dreiwöchige Programm steigert die Kraft der Beine und starke Beine hatte Lueders bestimmt. Bei einem Körpergewicht von knapp 100 Kilogramm schaffte er 160 Kilogramm im Standumsetzen und eine Frontkniebeuge mit 209,5 Kilogramm!

A. Breiter Zug vom Boden

Woche 1: 6 x (4,3,2,4,3,2), 30X1, Pause 180 Sekunden
Woche 2: 6 x (3,2,1,3,2,1), 30X1, Pause 180 Sekunden
Woche 3: 6 x (3,2,1,3,2,1), 30X1, Pause 180 Sekunden

B. Frontkniebeuge

Woche 1: 4 x 5–6, 3211, Pause 120 Sekunden
Woche 2: 5 x 4–5, 3211, Pause 120 Sekunden
Woche 3: 6 x (2,2,2,3,3,3), 3211, Pause 120 Sekunden

C. Russische Good Mornings

Woche 1: 3 x 8–10, 3031, Pause 120 Sekunden
Woche 2: 3 x 6–8, 3031, Pause 120 Sekunden
Woche 3: 4 x 4–5, 3031, Pause 120 Sekunden

D. Pull-ins am unteren Kabel

Woche 1: 3 x 10–12, 1011, Pause 90 Sekunden
Woche 2: 3 x 6–8, 1011, Pause 90 Sekunden
Woche 3: 4 x 4–5, 1011, Pause 90 Sekunden

Plädoyer für die Pause

Die Pause wird bei den Geschwindigkeitsvorgaben oft vernachlässigt. Dabei vernichtet beim Bankdrücken eine Pause von vier Sekunden auf der Brust praktisch den gesamten plyometrischen Effekt einer schweren Wiederholung. Man geht sogar davon aus, dass beim Bankdrücken eine Sekunde Verzögerung durch das Klatschen des Kampfrichters fünf Prozent Gewichtsunterschied ausmacht! Anders als Powerlifter brauchen Bodybuilder längere Pausen in ihren Workouts, denn die Muskeln müssen stärker kontrahieren, wenn der plyometrische Effekt schwindet.

Da bei schweren Gewichten mehr Muskelfasern involviert sind, bestünden die intensivsten Sätze aus einer Wiederholung mit dem schwerstmöglichen Gewicht. Daher sind langsame Sätze mit zehn Wiederholungen eigentlich kein *hoch*intensives Training, sondern *niedrig*intensives.

Für die Entwicklung der maximalen Kraft hat langsames Training mit schweren Gewichten einen deutlichen Vorteil gegenüber schnellem Heben. Die langsamere Bewegung erhöht die Dauer des Stimulus und die Spannung auf den Muskel, was die Entwicklung von Kraft und Muskelmasse fördert. Hochintensives langsames Training, in Vorgaben wie etwa 4 x 4–6 bei einem Tempo von 4161, hat folgende Auswirkungen auf die Entwicklung der Muskeln: Stimulation der Fasern vom Typ IIa und mehr Muskelglykogen, CP,

ATP, ADP, Kreatin, Phosphorylase, PFK sowie Enzymaktivität im Krebszyklus – was alles zusammen mehr Kraft und mehr Muskelmasse bringt!

Studien haben gezeigt, dass wechselnde Geschwindigkeiten mehr Vorteile bringen als eine gleichförmige Kontraktionsgeschwindigkeit im gesamten Workout. Um die Gewichte bei schnellen und langsamen Bewegungen zu erhöhen, muss man sie beide trainieren. Langsames Training bringt mehr Zuwächse bei der langsamen Kraftentfaltung als schnelles Training. Schnelles Training allein führt nicht so starke Veränderungen herbei wie Training mit beiden Geschwindigkeiten.

Elitesportler müssen vielleicht sogar mit mehreren Geschwindigkeiten trainieren, um eine Reaktion zu erhalten. Verschiedene Weltklassesportler haben mit systematisch geplanten Variationen der Kontraktionsgeschwindigkeit ihre Leistung erhöht. So ist beim Hammerwerfen langsames Training (z. B. langsames Kreuzheben) gut für die bessere Kontrolle der Knie- und Oberkörperbeugung im Drehen, schnelles Training (z. B. Standreißen) bringt mehr Kraft in der Abwurfphase.

Wichtig beim Krafttraining sind wenige Wiederholungen (meist eine bis fünf) zur Rekrutierung der Motoreinheiten mit hohem Schwellenwert. Mehr Wiederholungen mit Konzentration auf die Beschleunigung treffen die Fasern mit niedrigem Schwellenwert.

Isokinetisches Gerät ermöglicht die Wahl der Geschwindigkeit, die dann aber konstant bleibt. Eine der wichtigsten Komponenten der Kraft ist aber die Beschleunigung und hier lässt sich der Widerstand nicht beschleunigen. So hat isokinetisches Training in Langzeitstudien zu Kraftverlust geführt.

Krafttraining mit schnellen Bewegungen entspricht zwar den meisten Sportarten, sollte aber nur aufgeführt werden, wenn man bereits über eine solide Kraftbasis verfügt. Viele Sportler könnten von diesen explosiven Bewegungen profitieren, müssen sich aber erst mit langsamer Arbeit eine Basis schaffen. Und für den Fortschritt müssen sie während ihrer gesamten Karriere auch langsames Training in die Workouts einbeziehen.

Zu den Erfolgsgeheimnisse beim Bodybuilding gehört es, mit verschiedenen Geschwindigkeiten für maximale Anpassung zu sorgen. Dabei sind langsame

Übungen wichtiger als schnelle, denn die Muskeln müssen dabei ohne den entstehenden Schwung härter arbeiten. Aber beschränken Sie sich niemals nur auf langsames Training. Für optimale Resultate brauchen Muskeln unterschiedliche Stimuli, die zum großen Teil über verschiedene Geschwindigkeiten erreicht werden.

Sie werden in diesem Buch verschiedene spezifische Trainingsprogramme finden. Und jedes dieser Programme enthält Vorgaben für die Geschwindigkeit.

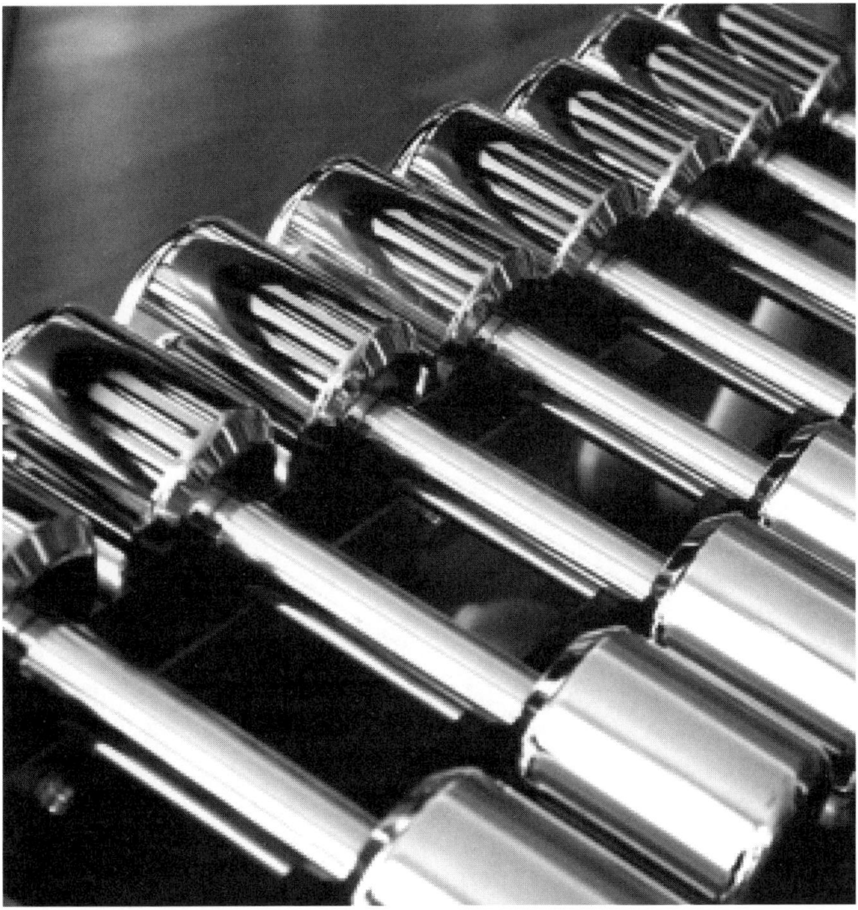

Gym der Poliquin Group, East Greenwich, Rhode Island

Halten Sie sich daran. Das Zählen während jeder Phase hilft Ihnen, die Konzentration auf diese Phasen zu erhalten. Sie werden auch merken, wie leichte Variationen die Übung beeinflussen. Schon nach wenigen Wochen werden Sie einen positiven Unterschied spüren.

KAPITEL 4

PAUSENLÄNGE

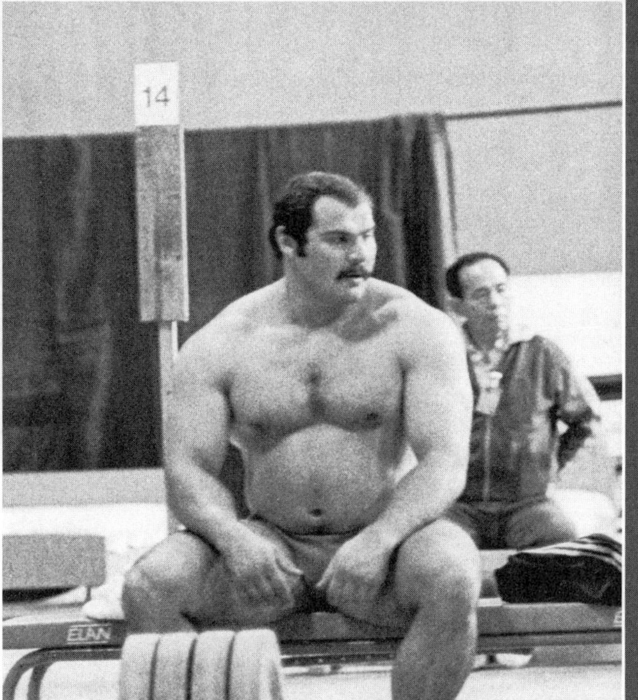

Anatolij Pyssarenko aus der Sowjetunion hat auf dem Weg zu vier Olympiasiegen 13 Weltrekorde aufgestellt. Er räumte mit der Vorstellung auf, dass ein starker Gewichtheber einen dicken Bauch haben muss.

Bei den Workouts, die Sie in Bodybuilding- und Kraftsport-Magazinen finden, ist von der Pausenlänge nur selten die Rede. Anfänger machen zwar mit jedem Programm recht schnell Fortschritte, wer aber diese wichtige Variable ignoriert, kommt nicht so schnell voran wie gewünscht.

Die Länge der Pause zwischen den Sätzen beeinflusst mehrere Faktoren, die zur Adaption Ihres Körpers an das Training beitragen. Sie dient vor allem dazu:

1. Der Regulierung der teilweisen oder völligen Wiederherstellung der Kurzzeitenergie-Substrate für maximale Leistung.

2. Der Beseitigung der metabolen Abfallstoffe, die sich nach intensiver Arbeit im Muskelgewebe sammeln.

3. Der Erholung des zentralen Nervensystems.

4. Der Verlangsamung des vom Training beschleunigten Stoffwechsels und Pulses.

5. Dem Einfluss auf das Ausmaß des Hormonausstoßes mit Wirkung auf Kraft, Fettabbau und Muskelaufbau.

Sportwissenschaftler empfehlen Pausen von drei bis vier Minuten (oder gar fünf) beim Training mit maximaler Belastung: eine bis fünf maximale Wiederholungen bei 85 bis 100 Prozent vom 1RM. Das beugt frühzeitiger Ermüdung vor und ermöglicht wiederholte Versuche mit hoher Intensität. Bei Wettkämpfen im Gewichtheben ändern die Trainer häufig die Versuche, um mehr Pausen zu erhalten, denn beim Ändern der Gewichte werden die Uhren angehalten.

Beim Aufbau von Kraft ist es von entscheidender Bedeutung, dass die Pause so lang ist, dass sich das zentrale Nervensystem fast völlig erholen kann, aber nicht so lang, dass die posttetanische Potenzierung (PTP) verloren geht. Dieses Phänomen bewirkt, dass sich für fünf bis zehn Minuten nach einem schweren Satz aufgrund der stärkeren neuralen Aktivierung das Kontraktionspotenzial erhöht. Entdeckt hat dieses Konzept in den späten 1980er-Jahren Dietmar Schmidtbleicher in Deutschland.

Der Spitzeneffekt, d. h. die stärkste Potenzierung, tritt etwa vier Minuten nach einer fast maximalen Kontraktion ein und schwindet bis zur fünften Minute langsam. Wenn Sie also im Hinblick auf die Kraft trainieren, sollten Sie zwischen den Sätzen einer Übung vier Minute Pause einlegen, zumindest bei einer Verbundübung. Bei einer Isolationsübung genügen drei Minuten.

Allerdings hat auch die maximale Kraft Einfluss auf diesen Effekt. Wenn Sie Wiederholungen mit 70 Kilogramm curlen können, brauchen Sie eher vier Minuten. Bei 35 Kilogramm genügen drei.

Bei einem richtig aufgebauten Kraftprogramm können Sie mit jedem Satz einer Übung stärker werden, in Grenzen natürlich. Bei gut trainierten Sportlern tritt dieser Effekt später ein. Etwas Fortgeschrittene erreichen ihn in vier Sätzen, Olympiasportler eher in acht. Beim Eleiko Strength Summit 2011 erklärte der bulgarische Gewichtheber-Trainer Iwan Abadschiew, dass Elite-Gewichtheber viel mehr Trainingsvolumen mit maximalen Gewichten leisten müssten als schwächere Sportler, um ihr sportliches Potenzial umzusetzen.

Am wichtigsten für die Pausenlänge und ihre Auswirkung auf das Bodybuilding ist aber das umgekehrte Verhältnis zwischen Wiederholungen und Pausenlänge: Je mehr Wiederholungen, desto leichtere Gewichte und desto weniger Pause ist nötig. Da stellt sich die Frage, wie viel Pause genug ist.

Die meisten US-Sportphysiologen empfehlen ein Verhältnis von 1:5 zwischen Training und Pause zur Stärkung des ATP-CP-Systems, des Energiesystems für hochintensive Kontraktionen. Dabei bedeutet 1:5, dass Sie nach einem Satz eine fünfmal so lange Pause brauchen, um sich davon zu erholen. Allerdings gibt es auch andere Meinungen.

Das kanadische Sportphysiologe Normand Gionet hält 1:5 nicht für ausreichend für die Erholung des ATP-CP-Systems, er plädiert für ein Verhältnis von 1:12 bis 1:18. Auch der verstorbene kanadische Sprinter-Trainer Charlie Francis hat sich für lange Pausen ausgesprochen. Er schlug ein Verhältnis von 1:20 bis 1:30 vor!

Seiner Meinung nach braucht eine Zelle des Nervensystems fünf- oder sechsmal länger zur Erholung als eine Muskelzelle. D. h., dass bei 1:5 oder 1:6 Ihre

Energiespeicher wieder fast aufgefüllt sind, ihr Nervensystem aber noch nicht ausreichend erholt ist, um die für das Wachstum wichtigen schnell kontrahierenden Fasern effektiv zu aktivieren. Und wenn das Nervensystem diese Fasern nicht aktivieren kann, wozu dann ein weiterer Satz?

Obwohl das Zählen der Wiederholungen eine praktische Art der Leistungskontrolle ist, bringt es mehr, die Dauer des Satzes festzuhalten. Die Zeit für das Absolvieren eines Satzes ist die »Zeit unter Spannung«. Wie bei den Wiederholungen gilt, dass je länger der Muskel belastet war, er desto weniger Pause benötigt. Wichtig ist auch die Abwechslung (Periodisierung) der Pausenlänge. Obwohl die Bedeutung der Periodisierung bekannt ist, kommt der Trainingsstimulus oft zu kurz, weil standardisierte Pausen eingelegt werden. Das Konzept ist noch nicht wissenschaftlich validiert, aber wir sind davon überzeugt, dass es schnelle und große Masse- und Kraftzuwächse begünstigt, speziell bei Elitesportlern.

Neben Sätzen und Wiederholungen sind bei der Festlegung der Pausenlänge weitere Faktoren zu berücksichtigen. Drei davon sind Trainingserfahrung, Muskelmasse und Kraft sowie die aerobe Fitness.

Trainingserfahrung: Die Fähigkeit, bei Belastungen von 60 bis 80 Prozent (sechs bis 20 Wiederholungen) kurze Pausen zu verkraften, bildet sich nach jahrelangem Training. Nur ein gut konditionierter Bodybuilder verträgt den Aufbau von Laktat durch diese Art des Trainings. Daher können nur erfahrene Sportler die Pausen verkürzen, denn bei Anfängern verhindert der Laktataufbau die Fortsetzung des Trainings. Um einem übermäßigen Laktataufbau vorzubeugen, sollten Sie am besten zwischen Oberkörper- und Unterkörperübungen wechseln.

Muskelmasse und Kraft: Je größer und stärker der Sportler, desto längere Pausen braucht er. Es scheint ein direktes lineares Verhältnis zwischen der Pausenlänge und dem Körpergewicht zu geben. So muss ein schwergewichtiger Bodybuilder wie Mamdouh »Big Ramy« Elssbiay, der mit bis zu 143 Kilogramm angetreten ist, längere Pausen einlegen als der 66 Kilogramm leichtere Francis Benfatto.

Aerobe Fitness: Je mehr aerobe Fitness ein Sportler hat, desto kürzer sollten seine Pausen sein – zumindest theoretisch. Leider ist ein aerob fitter

Sportler meistens schwächer und hat minimale Muskelmasse. Dazu neigen diese Sportler dazu, nur kurz zwischen schweren Sätzen zu verharren, um den Puls hochzuhalten, worunter aber die neurale Anpassung leidet. Und ein schneller Puls bringt keine maximalen Zuwächse an Kraft und Masse.

Von der Theorie zur Praxis

Gewichtheber und Kraftsportler müssen auf völlige Erholung achten, ein Bodybuilder hat bei der Pausenlänge jedoch die Wahl: fast völlige oder unvollständige Erholung. Um die Vorteile abzuwägen, sehen wir uns drei Trainingsmethoden an: Ein Sportler kann eine Langhantel von 50 Kilogramm zehnmal mit dem Tempo 4011 curlen (sechs Sekunden pro Wiederholung: vier zum Absenken, keine Pause, eine zum Heben und eine Sekunde Pause vor der nächsten Wiederholung).

Methode 1: Genügend Pause und konstantes Gewicht. Hier verwenden wir ein konstantes Gewicht und machen nach jedem Satz mindestens drei Minuten Pause, damit sich die Energiespeicher resynthetisieren können. Ist der erste Satz ein maximaler Versuch, werden Sie nach drei Minuten um zwei Prozent, d. h. um eine Wiederholung pro Satz, ermüden. Das sieht dann so aus:

Satz 1: 50 kg x 10, Pause 180 Sekunden
Satz 2: 50 kg x 9, Pause 180 Sekunden
Satz 3: 50 kg x 8, Pause 180 Sekunden
Satz 4: 50 kg x 7, Pause 180 Sekunden

Das Ergebnis:
Durchschnittsgewicht: 50 Kilogramm
Gesamte Wiederholungen: 34
Zeit unter Spannung: 204 Sekunden

Da die Erholung recht vollständig ist, können Sie bei jedem Satz schwere Gewichte einsetzen und die kontraktilen Fasern stärker unter Spannung halten. Diese höhere Spannung führt zu myofibrillarem Wachstum. Bei erfahrenen Sportlern, die Übungen mit großen Muskelgruppen machen, führen längere Pausen auch zu einem höheren Testosteronspiegel.

Methode 2: Genügend Pause und abnehmendes Gewicht. Hier bleibt die Pause wie bei der Methode 1, aber das Gewicht wird von Satz zu Satz genau an die Ermüdung angepasst. Das sieht dann so aus:

Satz 1: 50 kg x 10, Pause 180 Sekunden
Satz 2: 49 kg x 10, Pause 180 Sekunden
Satz 3: 48 kg x 10, Pause 180 Sekunden
Satz 4: 47 kg x 10, Pause 180 Sekunden

Das Ergebnis:
Durchschnittsgewicht: 48,5 kg
Gesamte Wiederholungen: 40
Zeit unter Spannung: 240 Sekunden

Wie bei Methode 1 können dank der längeren Pausen höhere Gewichte eingesetzt werden, aber das abnehmende Gewicht sorgt zusätzlich für eine längere Zeit unter Spannung. Da die Hypertrophie von der Zeit unter Spannung bei maximaler Belastung abhängt, wäre dies das optimale System für myofibrillares Wachstum.

Das sieht auf dem Papier gut aus, aber in welchem Gym haben Sie Geräte, mit denen Sie immer genau um zwei Prozent reduzieren können? (Bei MedX-Geräten mit doppelten Gewichtsstapeln geht das schnell, aber damit können Sie nur wenige Übungen durchführen.) In den meisten Gyms kann man das Gewicht nur um fünf Prozent absenken.

Als Kompromiss können Sie das Gewicht alle zwei Sätze um fünf Prozent absenken, was folgende Leistung ergibt: 100 x 10, 100 x 9, 95 x 10 und 95 x 9. Das führt zu einer durchschnittlichen Belastung von 48,75 Kilogramm und einer Zeit unter Spannung von 228 Sekunden.

Methode 3: Ungenügende Pause und abnehmendes Gewicht. Hier machen wir nur 60 Sekunden Pause, sodass die Energiespeicher nicht nach jedem Satz völlig resynthetisiert werden. So beträgt die Ermüdung etwa zehn Prozent pro Satz (vier bis fünf Wiederholungen). Das sieht dann so aus:

Satz 1: 50 kg x 10, Pause 60 Sekunden
Satz 2: 45 kg x 10, Pause 60 Sekunden

Satz 3: 40 kg x 0, Pause 60 Sekunden
Satz 4: 35 kg x 10, Pause 60 Sekunden

Das Ergebnis:
Durchschnittsgewicht: 42,5 kg
Gesamte Wiederholungen: 40
Zeit unter Spannung: 240 Sekunden

Bodybuilder greifen oft auf diese Option zurück, um den damit verbundenen »Pump« zu spüren. Sie führt auch zu höheren Spiegeln von Wachstumshormon und Laktat. Dazu wird die Speicherung von Glykogen und Phosphagenen und der Enzyme für deren Stoffwechsel erhöht.

Wie die beiden anderen führt auch diese Methode zur Hypertrophie, aber aus anderen Gründen. Die Methoden 1 und 2 fördern die Hypertrophie durch das Wachstum der kontraktilen Proteine, während dies bei Methode 3 durch die Speicherung der Energiesubstrate geschieht. Also sollten Sie für maximale Muskelmasse alle drei Methoden einsetzen. Für optimale Fortschritte müssen Sie also die Pausenlängen variieren.

Superergebnisse mit Supersätzen

Vier Minuten Pause zwischen den Sätzen einer Übung sind zwar ideal für die Kraftentwicklung, aber auch das kann man verändern. Sie können zwischen zwei Übungen für entgegengesetzte Muskelgruppen wechseln und weniger Pause machen, solange zwischen den Sätzen der gleichen Übung weiterhin vier Minuten liegen. Übertragen auf Kurzhanteldrücken sitzend und Klimmzüge mit Gewicht würde das Workout so aussehen:

A1. Kurzhanteldrücken sitzend: 6 x 4, Tempo 40X0, Pause 120 Sekunden
A2. Klimmzüge im Untergriff mit Gewicht: 6 x 4, Tempo 40X0, Pause 120 Sekunden

Im Detail würde dieser Supersatz so aussehen: Satz 1 Kurzhanteldrücken sitzend, 120 Sekunden Pause, Satz 1 Klimmzüge im Untergriff mit Gewicht, 120 Sekunden Pause, Satz 2 Kurzhanteldrücken sitzend, 120 Sekunden Pause, Satz 2 Klimmzüge mit Gewicht, 120 Sekunden Pause und so weiter. Damit machen Sie alle sechs Sätze zu vier Wiederholungen. Die Pause zwischen den

Sätzen beträgt zwar nur 120 Sekunden, aber Sie haben vier Minuten Pause, bevor Sie die gleiche Muskelgruppe erneut trainieren.

Wenn die antagonistischen Körperteile abwechselnd kontrahieren (Beugung gefolgt von Dehnung) und nicht nur die Agonisten kontrahieren (Präkontraktion der Antagonisten), können Sie bei einer Kontraktion oft alle Motoreinheiten aktivieren.

Der Wechsel zwischen zwei antagonistischen Muskelgruppen oder Übungen ist die beste Art des Krafttrainings. Er bringt kürzere Pausen, mehr Gesamtvolumen pro Trainingseinheit und eine bessere Rekrutierung der Motoreinheiten. Das behaupten nicht nur wir.

Im *Journal of Strength and Conditioning Research* vom September 2011 findet sich eine Studie, wo zwei Programme mit schweren Gewichten über acht Wochen untersucht wurden – eines mit Zirkeltraining und eines mit traditionellem Krafttraining. Die Studie umfasste 33 Teilnehmer im Alter von etwa 22 Jahren mit wenigstens zwölf Monaten Trainingserfahrung.

Laut den Autoren konnten beide Gruppen gleichermaßen effektiv die maximale Kraft, die Spitzenkraft und die Muskelmasse verbessern. Ein signifikanter Abbau von Körperfett fand aber nur mit dem Zirkeltraining statt. Dazu beendete die Gruppe mit dem Zirkeltraining ihre Workouts schneller: 105 Minuten gesamte Trainingszeit gegenüber 55 Minuten für drei Sätze und 125 bis 78 Minuten für sechs Sätze. Diese Gruppe hat also in etwa der halben Trainingszeit fast gleichwertige Resultate erreicht.

Eines der deutlichsten Beispiele für die Bedeutung der Pausen ist das German Body Composition Training. Die kürzeren Pausen steigern die Produktion des Wachstumshormons HGH und damit hilft das Programm beim Abbau von Körperfett. Auf den nächsten Seiten stellen wir Ihnen ein dreiwöchiges Programm für den Gewichtsabbau vor. Da aerobische Übungen die Muskelkraft beeinträchtigen können, wird hier mit Gewichtstraining gearbeitet. Der Körper wird in zwei Partien unterteilt, die jeweils zweimal pro Woche trainiert werden.

Tag 1 und 3

A1. Ausfallschritte mit der Kurzhantel
Woche 1: 4 x 15–20, 20X1, Pause 45 Sekunden
Woche 2: 4 x 15–20, 20X1, Pause 45 Sekunden
Woche 3: 4 x 15–20, 20X1, Pause 45 Sekunden

A2. Lat-Unterzüge bis zum Brustbein
Woche 1: 4 x 10–12, 3211, Pause 45 Sekunden
Woche 2: 4 x 10–12, 3211, Pause 45 Sekunden
Woche 3: 4 x 10–12, 3211, Pause 45 Sekunden

A3. Beincurls im Liegen, Füße neutral
Woche 1: 4 x 10–12, 5011, Pause 45 Sekunden
Woche 2: 4 x 10–12, 5011, Pause 45 Sekunden
Woche 3: 4 x 10–12, 5011, Pause 45 Sekunden

A4. Kurzhantel-Trizepsstrecken auf der Negativbank
Woche 1: 4 x 10–12, 4011, Pause 45 Sekunden
Woche 2: 4 x 10–12, 4011, Pause 45 Sekunden
Woche 3: 4 x 10–12, 4011, Pause 45 Sekunden

B1. Beinpressen für den hinteren Oberschenkel
Woche 1: 4 x 15–20, 2011, Pause 45 Sekunden
Woche 1: 4 x 15–20, 2011, Pause 45 Sekunden
Woche 1: 4 x 15–20, 2011, Pause 45 Sekunden

B2. Einarmiges Rudern am Kabel
Woche 1: 3 x 10–12, 4011, Pause 45 Sekunden
Woche 2: 3 x 10–12, 4011, Pause 45 Sekunden
Woche 3: 3 x 10–12, 4011, Pause 45 Sekunden

Tag 2 und 4

A1. Kniebeugen mit Kurzhanteln
Woche 1: 4 x 15–20, 2011, Pause 30 Sekunden
Woche 2: 4 x 15–20, 2011, Pause 30 Sekunden
Woche 3: 4 x 15–20, 2011, Pause 30 Sekunden

A2. Front-Lat-Unterzüge mit eingedrehtem Griff
Woche 1: 4 x 10–12, 3011, Pause 30 Sekunden
Woche 1: 4 x 10–12, 3011, Pause 30 Sekunden
Woche 3: 4 x 10–12, 3011, Pause 30 Sekunden

A3. Kreuzheben mit halb gestreckten Beinen
Woche 1: 4 x 10–12, 4021, Pause 30 Sekunden
Woche 2: 4 x 10–12, 4021, Pause 30 Sekunden
Woche 3: 4 x 10–12, 4021, Pause 30 Sekunden

A4. Trizepsdrücken hinter dem Kopf mit der SZ-Stange sitzend
Woche 1: 4 x 10–12, 3021, Pause 30 Sekunden
Woche 2: 4 x 10–12, 3021, Pause 30 Sekunden
Woche 3: 4 x 10–12, 3021, Pause 30 Sekunden

B1. Abspreizen am unteren Kabel im Stehen
Woche 1: 3 x 10–12, 3011, Pause 30 Sekunden
Woche 2: 3 x 10–12, 3011, Pause 30 Sekunden
Woche 3: 3 x 10–12, 3011, Pause 30 Sekunden

B2. Rudern am Seil bis zum Hals sitzend
Woche 1: 4 x 10–12, 2111, Pause 30 Sekunden
Woche 2: 4 x 10–12, 2111, Pause 30 Sekunden
Woche 3: 4 x 10–12, 2111, Pause 30 Sekunden

German Body Comp Training

Das German Body Comp Training (GBC) zeichnet sich durch kurze Pausen und Verbundübungen aus, um möglichst viel Wachstumshormon (HGH) zu produzieren.

Es basiert auf der bahnbrechenden Forschung des rumänischen Wissenschaftlers Hala Rambie, der nach Deutschland geflohen war. Seine Entdeckung war, dass der Laktatpfad sich besser für den Fettabbau eignet als der aerobe Pfad. Er stellte fest, dass hohe Blutlaktatwerte den pH-Wert im Blut senken, was dem Hirn signalisiert, die Produktion von Wachstumshormon anzukurbeln. Dieser höhere Hormonspiegel verbessert den Fettabbau.

GBC bringt nicht nur besseren Fettabbau, sondern bringt auch Kraft und Muskelmasse nicht in Gefahr. Es kann Sie größer und stärker machen. Mit Aerobic kombinieren Sie Fettabbau und Schwäche – aber wer trainiert, um schwach zu sein?

Aber wie effektiv ist GBC? Männer können in zwölf Wochen bei gleichzeitigem Fettabbau 5,5 bis acht Kilogramm Muskeln aufbauen, Frauen können in derselben Zeit sieben Prozent Körperfett abbauen. Doug Weight, früher bei den St. Louis Blues, hat mit GBC seinen Körper schnell verwandelt. In nur sechs Wochen hat er 4,32 Prozent Körperfett verloren und über fünf Kilogramm Muskeln aufgebaut!

GBC ist nicht nur großartig für den Abbau von Körperfett, es eignet sich besonders für Sportler, weil es die Muskelausdauer verbessert. Polizisten profitieren besonders von GBC und Sportler, die viel Muskelausdauer benötigen wie Eisschnellläufer und Eishockeyspieler, setzen dieses Workout mit viel Erfolg ein. Aerobisches Training trägt in den meisten Sportarten wenig zu dieser Art von Ausdauer bei und beeinträchtigt Kraft und Schnellkraft. So kann Aerobic für den Oberkörper die Sprungkraft beeinträchtigen.

Die Workouts aus dem Buch German Body Comp Program (auch als e-Book) eignen sich für Sportler mit jeglicher Trainingserfahrung. Übungen an Maschinen und freien Gewichten werden mit dem Fortschritt immer schwerer. Gleichzeitig nimmt das Volumen zu. Als Beispiel zeigen wir hier ein dreiwöchiges Programm für einen Sportler mit solider Erfahrung, der aber nur zweimal wöchentlich trainieren kann.

Zwischen den Trainingstagen sollten stets zwei Tage Pause liegen. So können Sie am Montag und Donnerstag oder am Montag und Freitag trainieren. Nach sechs Workouts wechseln Sie zu einem anderen Programm. Jede Woche erhöht sich die Zahl der Sätze und verkürzt sich die Pausenlänge, was das Workout immer schwieriger macht.

A1. Schritt-Kniebeugen, vorderer Fuß angehoben, mit Kurzhanteln
Woche 1: 3 x 10–12, 40X1, Pause 60 Sekunden
Woche 2: 4 x 8–10, 40X1, Pause 45 Sekunden
Woche 3: 5 x 6–8, 40X1, Pause 30 Sekunden

A2. Schrägbankdrücken
Woche 1: 3 x 10–12, 40X1, Pause 60 Sekunden
Woche 2: 4 x 8–10, 40X1, Pause 45 Sekunden
Woche 3: 5 x 6–8, 40X1, Pause 30 Sekunden

A3. Kreuzheben
Woche 1: 3 x 10–12, 30X1, Pause 60 Sekunden
Woche 2: 4 x 8–10, 30X1, Pause 45 Sekunden
Woche 3: 5 x 6–8, 30X1, Pause 30 Sekunden

A4. Klimmzüge mit Kammgriff
Woche 1: 3 x 10–12, 30X1, Pause 60 Sekunden
Woche 2: 4 x 8–10, 30X0, Pause 45 Sekunden
Woche 3: 5 x 6–8, 30X0, Pause 30 Sekunden

Lassen Sie sich nicht täuschen. Das ist schwieriger, als es aussieht, besonders wenn Sie in der dritten Woche nur noch 30 Sekunden Pause zwischen den Sätzen haben.

Das Training mit Clustern intensivieren

Carl Miller trainiert Gewichtheber, ist aber auch selbst Gewichtheber mit einer beeindruckenden Karriere. So stellte er mit 19 einen nationalen Teenager-Rekord im Reißen auf. Einer seiner Trainer war Frank Spellman, 1948 Olympiasieger in der 75-kg-Klasse. Mit 41 konnte Miller bei einem Körpergewicht von 82 Kilogramm trotz zweier Spondylodesen 127,5 Kilogramm reißen und 160 Kilogramm umsetzen. Mit 61 schaffte er 145 Kilogramm im Standumsetzen und lief die 40 Yard (36,5 m) in 4,81 Sekunden.

An der Universität von Arizona machte Miller einen Master in Sportwissenschaften. Danach arbeitete er zwei Jahre in Südamerika und drei Jahre in Japan als Trainer. Im Jahr 1978 wurde er Cheftrainer der US-Gewichtheber bei den Weltmeisterschaften. Carl Miller war auch einer der Ersten, welche die bulgarischen Trainingsmethoden verstanden und für ihre Verbreitung gesorgt haben.

In den 1970er-Jahren schrieb er über den Wert des Clustertrainings, das viele Krafttrainer gerade jetzt erst entdecken. Dazu gehören ausgedehnte

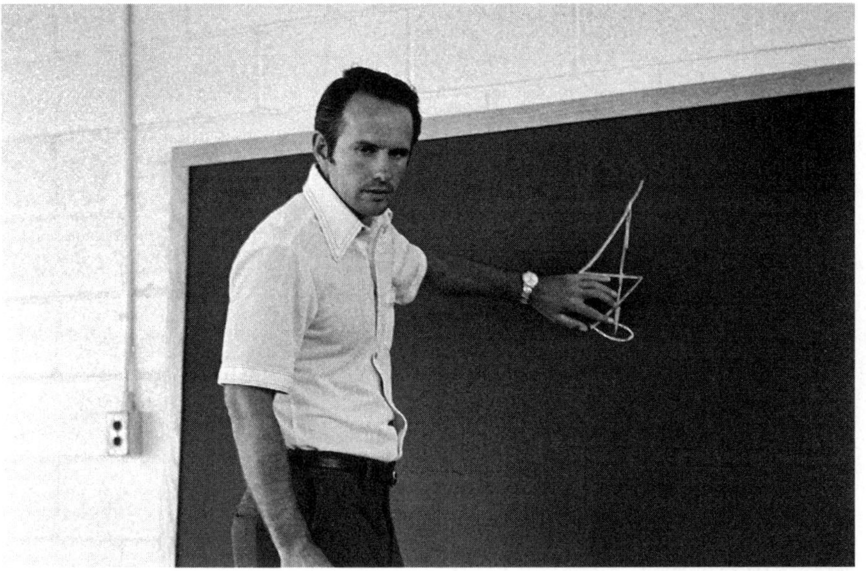

Carl Miller

Wiederholungen zwischen den Sätzen, um das Gesamtgewicht des Satzes und damit seine Intensität zu erhöhen.

Das läuft in der Regel so ab: Wenn Sie beim Standumsetzen eine Wiederholung mit 100 Kilogramm und drei mit 90 Kilogramm schaffen, machen Sie 15 Sekunden Pause zwischen den Wiederholungen. Die Hantel ist dabei am

Boden. So schaffen Sie drei Wiederholungen mit 92,5 oder sogar 95 Kilogramm. Sie machen die gleiche Zahl an Wiederholungen, aber mit mehr Intensität und wohl auch mit mehr Krafterzeugung. Dazu trainieren Sie mehr Motoreinheiten mit hohem Schwellenwert.

In einer Studie des Journal of Strength and Conditioning Research von 2012 wurde erstmals der Effekt von Pausen zwischen den Wiederholungen bei Mehrfachsätzen im Standumsetzen untersucht. Es wurden Spitzenleistung, Kraft und Tempo im Standumsetzen ohne Pause zwischen den Wiederholungen bzw. mit 20 oder 40 Sekunden Pause untersucht. Teilnehmer waren trainierte Studenten. Sie machten drei Sätze zu sechs Wiederholungen Standumsetzen bei 80 Prozent des 1RM. In der Gruppe ohne Pause legten die

Teilnehmer nach jeder Wiederholung die Hantel kontrolliert auf den Boden, um sie sofort wieder aufzunehmen. Die beiden anderen Gruppen machten 20 bzw. 40 Sekunden Pause in der Ausgangsposition des Standumsetzens, nachdem sie die Hantel auf dem Boden abgelegt hatten.

Bei der Gruppe ohne Pause nahm die Spitzenleistung schnell um 16 Prozent ab (die Spitzenleistung sank von der ersten bis zur sechsten Wiederholung um 16 Prozent), während sie bei 20 Sekunden Pause um 5,5 Prozent abnahm und bei 40 Sekunden Pause sogar nur um drei Prozent. Auch die Spitzenkraft ging in der Gruppe ohne Pause signifikant herunter, während sie bei den beiden anderen während des Satzes erhalten blieb. Dazu verlor die Gruppe ohne Pause zehn Prozent an Spitzengeschwindigkeit, die mit 20 Sekunden 3,8 Prozent und die mit 40 Sekunden Pause gar nur 1,7 Prozent.

Die Forscher vermuten, dass die kurze Erholung zwischen den Wiederholungen für die Regeneration der Kurzzeit-Energiesubstrate wie Phosphokreatin sorgt. Mit den 20 bis 40 Sekunden Pause konnten die Teilnehmer das Kreatin fast völlig resynthetisieren und sich von der Erschöpfung erholen. Das bestätigt frühere Belege, dass Kreatin innerhalb von 22 Sekunden resynthetisiert wird.

Auch ältere Studien unterstützen gemischte Trainingsprogramme mit Pausen zwischen den Wiederholungen. Eine Studie mit australischen Elite-Rugbyspielern stellte fest, dass Pausen zwischen den Wiederholungen bei Standumsetzen und Kniebeugen Beinkraft und -tempo erhöhen. Laut der Studie kann Clustertraining zu stärkeren neuralen Anpassungen und zur Rekrutierung von mehr Fasern vom Typ II führen.

Bei einer Studie von 2010 zum Clustertraining für den Oberkörper schafften die Teilnehmer mehr Wiederholungen bei gleicher Hebegeschwindigkeit, wo bei traditionellen Programmen der Einfluss der Erschöpfung greift. Die Forscher schlossen daraus, dass Clustertraining Schnellkraft und Tempo im Sport verbessert und deshalb eingesetzt werden sollte.

Clustertraining für den Oberkörper eignet sich für Wrestling, Boxen oder Judo, das für den Unterkörper für Rugby, Football, Fußball oder Leichtathletik. Hier folgt ein Muster-Workout für das Armtraining:

A1. Bankdrücken mit engem Griff auf Zehn-Grad-Negativbank
3–5 Cluster (5 x 1) mit Tempo 50X0, Pause zehn Sekunden zwischen Wiederholungen und 120 Sekunden zwischen Sätzen

A2. Scott-Curls mit SZ-Stange und halbem Kammgriff
3–5 Cluster (5 x 1) mit Tempo 50X0, Pause zehn Sekunden zwischen Wiederholungen und 120 Sekunden zwischen Sätzen

Wollen Sie das Clustertraining ausprobieren, erhöhen Sie das Gewicht nur, wenn Sie alle Wiederholungen und Sätze schaffen. Eine Gewichtserhöhung sollte in der Regel ein bis drei Prozent betragen.

Sie sollten bei der Aufstellung ihres Trainingsprogramms die vielen empirischen und wissenschaftlichen Belege über die Bedeutung der Pausenlänge berücksichtigen. Optimale Pausen helfen Ihnen, Ihre Ziele zu erreichen.

KAPITEL 5

FREQUENZ, DAUER UND VOLUMEN

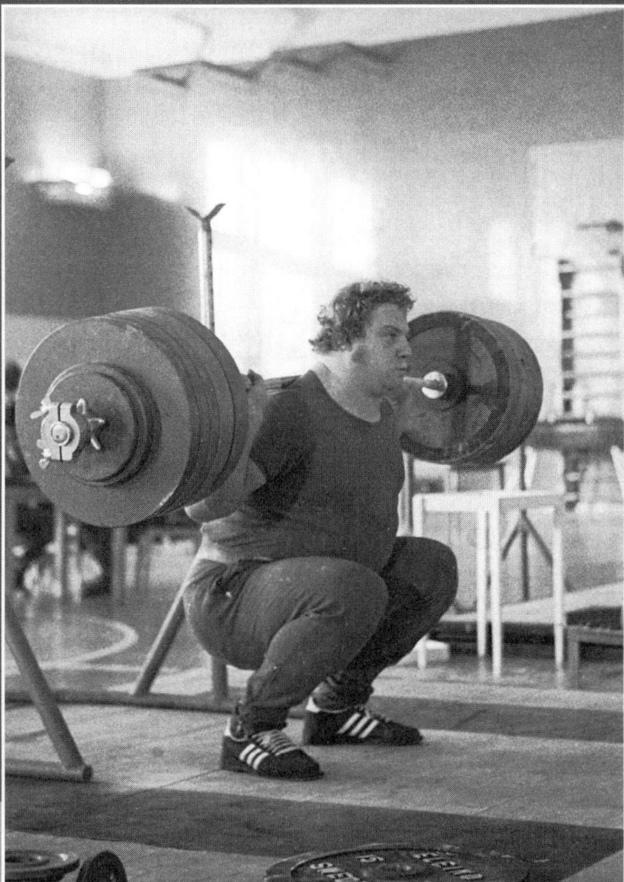

Gerd Bonk aus der früheren DDR konnte als erster 250 Kilogramm umsetzen und stoßen. Er gewann bei den Olympischen Spielen 1976 eine Silbermedaille und 1972 eine Bronzemedaille.

Heutzutage hat der Tag nicht genügend Stunden, um alles zu schaffen. Wir müssen Opfer bringen und Kompromisse eingehen. Wollen Sie ein Weltklasse-Bodybuilder werden, vergessen Sie alles Produktive im Leben und essen, schlafen und trainieren Sie ausschließlich. Aber eigentlich wollten Sie damit ja gesund leben.

In ganz seltenen Fällen sollte es sogar möglich sein, dass Sie ein Weltklasse-Bodybuilder werden und trotzdem noch ein Privatleben haben. Klingt interessant, oder nicht? … Wir wollen Ihnen jetzt nicht vorschreiben, wie Sie Ihre Zeit außerhalb des Gyms verbringen, aber wir sagen Ihnen, wie Sie die Zeit im Gym optimal für maximale Zuwächse nutzen. Zu diesem Zweck müssen Sie die drei folgenden Variablen beeinflussen: Frequenz, Trainingsdauer und Volumen.

Trainingsfrequenz

Um ihr höchstes körperliches Potenzial zu erreichen, achten die meisten Bodybuilder auf den optimalen Stimulus für ihre Muskeln. Hartes Training mit erzwungenen Wiederholungen. Härteres Training mit Negativen. Sie und Ihr Trainingspartner treiben sich gegenseitig an. Die Intensität steht heute im Fokus. Natürlich müssen Sie für Resultate hart trainieren. Aber die Intensität ist nur die eine Seite der Medaille. Die Erholung ist die andere.

Zur optimalen Erholung gehören eine gute Ernährung mit hochwertigen Supplementen wie Fischöl und Post-Workout-Shakes sowie die Einschätzung, was der Körper leisten kann. Wer zu viel trainiert, riskiert Verletzungen und Übertraining. Sind die Workouts zu kurz oder zu selten, wachsen die Muskeln nur langsam oder gar nicht. Beeinflussen können Sie die Erholungsfähigkeit durch die Senkung oder Erhöhung der Trainingsfrequenz, also die Anzahl der Workouts pro Woche.

Die Älteren unter uns erinnern sich wohl noch an die Artikel über den »blonden Bomber« Dave Draper in *Muscle Builder/Power*. Er trainierte fast jeden Tag und machte 20 Sätze oder mehr pro Körperpartie. Mit diesen extremen Trainingsmethoden wurde er einer der besten Bodybuilder seiner Zeit. Gegen Erfolge kann man schlecht etwas einwenden, aber die Frage ist doch, ob diese Methoden bei Ihnen auch funktionieren würden.

In der Leichtathletik brachte Charlie Francis seine Sportler mit einem intelligenten Trainingsansatz an die Spitze. Damit wurde er zu einem der großen Innovatoren im Sport. Selbst in der DDR wurden seine Fähigkeiten anerkannt. Ein Teil seines Erfolges beruhte darauf, dass er für jeden seiner Sportler die optimale Trainingsfrequenz fand. Seiner Meinung nach macht es keinen Sinn, ins Gym zu gehen, wenn man keine Fortschritte macht. Wenn Sie also nicht eine Wiederholung mehr machen oder ein höheres Gewicht stemmen wollen, können Sie auch daheimbleiben.

Im Gewichtheben sind die Experten unterschiedlicher Meinung über die Trainingsfrequenz. So empfiehlt Rick Weil, Weltrekordler im Bankdrücken, eine Einheit pro Woche und Körperpartie. Am anderen Ende des Spektrums sind russische Gewichtheber, die bis zu zwölfmal wöchentlich trainieren. Die Bulgaren, die 30 Jahre lang den Russen ebenbürtig waren, sind noch weiter gegangen – oft trainierten sie vier- bis fünfmal täglich.

Der Erfolg dieser so unterschiedlichen Sportler lässt Zweifel daran aufkommen, ob wirklich ein Zusammenhang zwischen der Anzahl der Workouts für die maximale Kraftentfaltung und der Anzahl der Workouts für maximale Hypertrophie besteht.

Profi-Bodybuilder machen oft mehrere Workouts in einer Split-Aufteilung (jeden Tag andere Muskeln) oder Split-Programme (verschiedene Übungen für dieselbe Muskelgruppe an einem Tag oder aufeinanderfolgenden Tagen). Unabhängig vom System sollte eine Muskelgruppe in der Regel aber nicht mehr als dreimal wöchentlich trainiert werden.

Ein klassischer Ansatz sind drei Workouts pro Woche an wechselnden Tagen für jede Muskelgruppe. So wird jede Muskelgruppe alle 48 Stunden trainiert. Die Befürworter dieser Theorie meinen, dass, wenn das nächste Workout durch Muskelkater behindert wird, die Intensität des Trainings zu hoch war und folglich reduziert werden sollte. Dieser grob vereinfachende Ansatz findet sich auch heute noch in der Theorie vieler Ausbildungskurse zum Personal Trainer.

Bei den meisten Menschen ist es ratsam, drei bis vier Tage Pause zwischen den Workouts für dieselbe Muskelgruppe einzulegen. Für optimale Fortschritte müssen Sie aber die Prinzipien der Trainingsfrequenz kennen. Hier sind acht davon:

Acht Prinzipien der Trainingsfrequenz

1. Die Frequenz ist abhängig von der Erholung: Es herrscht immer noch der Irrglaube, dass man einen Muskel alle 48 Stunden trainieren muss, um optimale Fortschritte zu erzielen. Dabei beweisen viele Elite-Bodybuilder und -Powerlifter immer wieder, dass ihnen ein Workout pro Woche und Körperpartie genügt.

Die Frequenz richtet sich nach der aktuellen Erholungsfähigkeit. Wer sich nicht danach richtet, riskiert ein Übertraining, das Kraft und Masse kosten könnte und zu vielerlei Beschwerden wie Lethargie und chronischen Erkältungen führen kann (Abb. 2). Die meisten Bodybuilder trainieren zu viel, weil sie ihre Erholungsfähigkeit nicht einschätzen können oder weil sie von dem Motto »ohne Fleiß kein Preis« überzeugt sind. Wenn Sie aber ehrlich zu sich sind und die richtige Zahl an Sätzen und Wiederholungen machen, liegen Sie mit »jede Muskelgruppe zweimal wöchentlich« nicht ganz falsch. Für einen erfahrenen Bodybuilder ist ein Workout alle fünf Tage wahrscheinlich optimal.

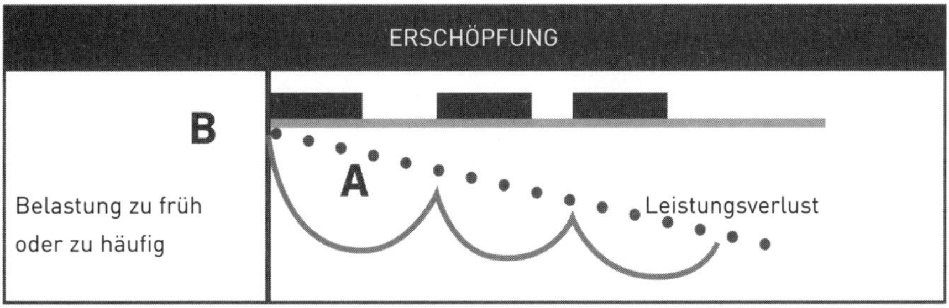

Abbildung 2

2. Die Frequenz ist abhängig von der Kraft: Je schwächer der Sportler, desto öfter kann er trainieren. Bei der Rehabilitation, wie nach Operationen, kann man durchaus vier- bis sechsmal wöchentlich trainieren. Frauen, die zunächst weniger Maximalkraft haben, müssen für optimale Fortschritte häufiger trainieren. Wenn sie aber ein höheres Kraftniveau erreicht haben, verschwinden die Unterschiede in der Trainingsfrequenz zu einem großen Teil. Das geschieht in der Regel nach zwei Jahren Training (und was die Unterschiede zwischen den Geschlechtern betrifft, so hat bei Olympia 2012 eine Frau 150 Kilogramm gerissen und 184,5 Kilogramm umgesetzt und verloren!).

3. Die Frequenz ist abhängig von der Muskelgruppe: Große Muskelgruppen erholen sich langsamer als kleine und Muskeln mit vielen schnell kontrahierenden Fasern brauchen mehr Zeit als Muskeln mit vielen langsam kontrahierenden Fasern. Das hat Auswirkungen auf die Praxis. Während der Soleus (ein großer Muskel mit vielen langsam kontrahierenden Fasern) zwei- bis dreimal wöchentlich trainiert werden kann, reagieren die hinteren Oberschenkel (eine große Muskelgruppe mit vielen schnell kontrahierenden Fasern) besser auf ein bis zwei Workouts pro Woche.

4. Die Frequenz ist abhängig von der Übung: Übungen, die wenige Motoreinheiten ansprechen, wie Wadenheben oder Handgelenkcurls, können häufiger absolviert werden als Übungen, die viele Motoreinheiten ansprechen, wie Kniebeugen. Die vielen Motoreinheiten fordern das zentrale Nervensystem stärker und brauchen deshalb mehr Erholung – Powerlifter machen durchaus zehn Tage Pause nach intensivem Kreuzheben. Und da Verbundübungen mehr Muskeln beanspruchen, geben sie genug Stimulus, um Masse und Kraft in den kleineren Muskelgruppen zu erhalten. So kann jemand, der dreimal in der Woche Bankdrücken macht, deutliche Fortschritte bei seinem Trizeps sehen, obwohl er diesen isoliert nur einmal wöchentlich trainiert – er wird beim Bankdrücken mittrainiert.

5. Die Frequenz ist individuell: Die Frequenz hängt von der Arbeitsfähigkeit ab. Einige schaffen ein enormes Trainingsvolumen, andere eher ein minimales. Wir sehen uns die Workout-Tagebücher unserer Klienten an und gestalten die Frequenz in Abhängigkeit von ihren Fortschritten. So machte die Powerlifterin Cathy Miller in der Spitzenphase alle fünf Tage Bankdrücken, alle sieben Tage Kniebeugen und alle zehn Tage Kreuzheben. Sie war Weltmeisterin und Weltrekordlerin in allen drei Übungen. Die früheren IFBB-Profis Joe Spinello und André Bilodeau trainierten vier Tage lang zweimal täglich und machten dann einen Tag Pause. Einige Bodybuilder können nicht mehr als zwei Tage in Folge trainieren, ohne in das Übertraining zu geraten.

Sie müssen sich nur fragen, ob Sie besser werden. Ist die Antwort »Nein«, müssen Sie etwas an der Frequenz ändern. Ein guter Krafttrainer braucht in der Regel sechs bis acht Wochen, um festzustellen, welche Methode für einen Klienten am besten geeignet ist.

Eines der größten Hemmnisse für die Arbeitsfähigkeit ist die Fähigkeit, Nährstoffe in die Muskelzellen zu bringen. Dies erfolgt über eine Vielzahl hormoneller Interaktionen, unter anderem mit Insulin, Wachstumshormon und IGF-1. Bodybuilder mit vielen schnell kontrahierenden Muskelfasern können kaum zwei Tage in Folge trainieren, ohne Übertraining zu riskieren.

6. Die Frequenz ist abhängig vom Wiederholungsbereich: Je höher die Intensität, desto mehr Pause brauchen Sie zwischen den Workouts. Da die Intensität von der Wiederholungszahl abhängt, brauchen Sie zwischen Workouts mit wenigen Wiederholungen mehr Pausentage. Ein Workout mit zwei bis drei Wiederholungen pro Satz kann frühestens nach vier bis fünf Tagen wiederholt werden, manchmal erst nach zehn! Bei 15 bis 20 Wiederholungen pro Satz sind Sie nach zwei bis drei Tagen wieder einsatzbereit.

Bleiben Fortschritte aus, ändern Sie die Frequenz. Da die meisten Bodybuilder zu viel trainieren, versuchen Sie es erst einmal mit weniger. Nur wenige Bodybuilder erzielen nach mehreren Wochen Heavy-Duty-Training noch Fortschritte, weil sie so übertrainiert sind, dass ihre wahre Fitness nicht erkennbar ist. Erst nach der Reduzierung des Trainings kommt es zur Hypertrophie. Es gibt nicht viele Bodybuilder, die jede Muskelgruppe zwei- bis dreimal wöchentlich trainieren und das mit ihrem Berufs- und Privatleben vereinbaren können.

Es gibt nicht nur die eine richtige Frequenz für Sie. Abwechslung stimuliert mehr Zuwächse. Um es mit Nietzsche zu sagen: »Was mich nicht umbringt, macht mich stärker!«.

7. Die Frequenz hängt von der adrenalen Belastung ab: Alle Stressoren haben allgemeine und spezifische Auswirkungen. Kniebeugen haben Auswirkungen auf die Muskelfasern, sorgen aber auch für eine allgemeine Belastung, welche neurale und hormonale Reaktionen auslöst. Ist die Belastung aber zu hoch, kann der Körper sich nicht mehr anpassen und er stagniert oder baut sogar ab.

Gerade aerobes Training führt zu adrenaler Belastung. Ein Marathonläufer braucht natürlich viel aerobes Training, um gut zu sein. Dieses belastet aber wiederum das adrenale System sehr stark, was den Fortschritt beim Krafttraining signifikant behindern kann. Studien mit dem Ergebnis, dass etwas aerobes Training dem Kraftzuwachs nicht schadet, wurden oft an Anfängern oder über kurze Zeit durchgeführt. Das ist schwer auf erfahrene Sportler zu übertragen.

8. Die Frequenz hängt von der Ernährung ab: Viele Studien belegen, dass eine optimale Erholung von der Post-Workout-Ernährung abhängt. Sie brauchen Kohlenhydrate zur Senkung des Cortisolspiegels und zur Erhöhung des Muskelglykogens. Bei guter Ernährung vertragen Sie eine höhere Frequenz.

Trainingsdauer

Der nächste Aspekt des Zeitmanagements ist die Trainingsdauer. Das ist die Zeit zwischen Anfang und Ende des Workouts ohne Aufwärmen, Dehnen und Herunterkühlen. Sie errechnet sich aus der Zahl der Übungen, der Zahl der Sätze, der Dauer der Sätze (Tempo mal Wiederholungszahl) und der Dauer der Pausen.

Die Trainingsdauer ist wichtig für die körperliche Gesundheit. Eine Studie aus dem International Journal of Epidemiology hat festgestellt, dass Krafttraining wegen der Schutzeffekte für den Körper zu einem längeren Leben führen kann. Es handelte sich um eine Metaanalyse aller Studien zur Verbindung zwischen Sport und Mortalitätsrate, klassifiziert nach Todesursache und Todesalter. Analysiert wurden mehr als 1,3 Millionen Menschen. Festgestellt wurde eine starke Beziehung zwischen der Langlebigkeit und einem regelmäßigen starken Training von mehr als 150 Minuten pro Woche. Uns interessiert hier aber, wie die Trainingsdauer zu dem Ziel beitragen kann, größer und stärker zu werden.

Aktuell geht der Trend zu einer Verkürzung der Trainingsdauer, was auch als »Bulgarisierung« des Gewichthebens bezeichnet wird. Die von den russischen, rumänischen und ungarischen Gewichthebern bevorzugte Methode gilt oft als das vom bulgarischen Trainer Iwan Abadschiew entwickelte »moderne« Training, dabei wurde sie bereits in den frühen 1950er-Jahren vom US-Gewichtheber Charles Ross propagiert.

Workouts von über einer Stunde führen zur raschen Absenkung des Androgenspiegels. Das bringt vermutlich das Verhältnis zwischen Testosteron und Cortisol durcheinander. Da dieses starke Auswirkungen auf die Kraftzuwächse hat, ist Training mit niedrigem Androgenspiegel eher kontraproduktiv, da der katabole Effekt der Glucocorticoide den anabolen Effekt des Androgens aufhebt. Eine Stunde Pause reicht aber anscheinend, um den Testosteronspiegel wiederherzustellen. Deshalb gibt es heute eher mehrere Workouts täglich als die zermürbenden Zwei-Stunden-Trainings aus Arnolds Zeiten.

Empirisch sorgen die Mehrfach-Workouts für bessere Erholung und mehr Konzentration beim Training. Da die maximale neurale Aktivierung wichtig für relatives Krafttraining ist, optimiert die Konzentration die Effektivität des Trainingsstimulus. Ein über den Tag verteiltes Training können sich aber wohl nur Elitesportler mit Sponsoren leisten.

Wenn Sie nach dem Aufwärmen länger als eine Stunde trainieren, ist das ein Gesellschaftsereignis und kein Training! Wir haben Bodybuilder erlebt, die konnten zwei Stunden hochintensiv trainieren, aber auch sie hatten mit kürzeren Workouts bessere Ergebnisse. Die meisten, die nicht wachsen, trainieren einfach zu lange.

Trainingsvolumen

Das dritte Element des Zeitmanagements, das die anderen zusammenführt, ist das Volumen. Beim Krafttraining ist das Volumen die Gesamtzahl der Wiederholungen in einer bestimmten Zeit. Machen Sie in einem Workout drei Sätze zu zehn von sechs verschiedenen Übungen, beträgt das Volumen 180 Wiederholungen (3 x 10 x 6 = 180). Diese Berechnung wird auf Trainingswochen, -monate und -jahre angewandt. Machen Sie das eben angeführte Workout viermal wöchentlich, beträgt das Volumen 720 Wiederholungen (4 x 180). Über vier Wochen beträgt das Volumen 2880 Wiederholungen (4 x 720), über ein Jahr 34 560 (12 x 2880).

Das Volumen kann auch als Zeitdauer der Übung, Zeit unter Spannung oder Zahl an Sätzen beschrieben werden. Die russische Literatur beschreibt das Volumen als die gesamte Arbeit in einer bestimmten Zeit wie einem Workout oder einer Trainingswoche. Es werden nur Übungen ab 60 Prozent gezählt, alles darunter fällt unter Aufwärmen. Fünf Sätze Kniebeugen zu fünf Wiederholungen mit 50 Kilogramm ergeben ein Gesamtvolumen von 1250 Kilogramm. Die Russen haben präzise Volumina für alle Leistungsklassen, Übungen, Fähigkeitsklassen und bestimmte Zeitpunkte in der Trainingsperiode. Bei vier Workouts pro Woche könnte das Volumen folgendermaßen aufgeteilt sein:

Tag 1: 15 Prozent
Tag 2: 23 Prozent
Tag 3: 37 Prozent
Tag 4: 25 Prozent

In der Woche des Wettkampfs (der Wettkampf ist Tag 4) sollte der Großteil des Trainingsvolumens am Wochenanfang liegen. So ist der Sportler zum Wettkampf auf dem Höhepunkt. Die Verteilung sieht dann so aus:

Tag 1: 54 Prozent
Tag 2: 30 Prozent
Tag 3: 16 Prozent

Diese Volumenberechnung wird im Gewichtheben mit großem Erfolg durchgeführt. Will man sie aber auf das Krafttraining für die Hypertrophie anwenden, kann man auf Probleme stoßen. So geht die Methode davon aus, dass jede Wiederholung gleich schnell und mit gleicher metaboler Belastung durchgeführt wird.

Auch wenn es gelegentlich behauptet wird, erhöht langsames Training nicht die Intensität. Es verlängert die Dauer des Trainingsstimulus und damit die Zeit unter Spannung, was zur Hypertrophie führt. Fünf Wiederholungen mit konzentrischen Konzentrationen von sechs Sekunden und exzentrischen Kontraktionen von sechs Sekunden bringen eine Zeit unter Spannung von 60 Sekunden. Das entspricht 15 Wiederholungen mit konzentrischen Konzentrationen von drei Sekunden und exzentrischen Kontraktionen von einer Sekunde: [15 x 3] + [15 x 1] = 60 Sekunden. Aber die Sätze unterscheiden sich deutlich, einer hat fünf Wiederholungen, der andere 15.

Die metabole Belastung steht in der Regel in Verbindung mit der Größe der trainierten Muskelmasse. 300 Kniebeugen entsprechen nicht 300 Curls, sondern eher 1200 Curls. Beim Zählen der Wiederholungen geht man davon aus, dass jede Übung die gleiche metabole Belastung mit sich bringt. Das gilt eher für das Gewichtheben, wo Varianten des Umsetzens, Reißens, Stoßens und Kniebeugen trainiert werden. Beim Bodybuilding hingegen werden kleinere Muskelgruppen wie Bizeps und Trizeps mit Dutzenden zusätzlicher Übungen trainiert.

Eines der wichtigsten Prinzipien beim Volumen ist, dass es stets im umgekehrten Verhältnis zur Intensität steht. Sie können nicht viel und gleichzeitig hochintensiv trainieren. Ist das Volumen hoch, ist die Intensität niedrig und umgekehrt. Bei Belastungen von über 90 Prozent wird man selten über 20 Wiederholungen pro Übung gehen. Im Bereich von 60 Prozent schaffen einige das Zehnfache (200 Wiederholungen).

Es gilt auch, dass für die maximale Hypertrophie mehr Volumen erforderlich ist. Wenn man die Trainingsvolumina von Bodybuildern mit denen von Powerliftern und Gewichthebern vergleicht, haben die Ersteren mehr Volumen, was zu mehr Hypertrophie führt. Das liegt hauptsächlich daran, dass sie mehr Übungen machen, um verschiedene Motoreinheiten zu rekrutieren, also mehr Fasern zur Hypertrophie bringen.

Bei einem Programm für die Hypertrophie-Phase sollte das Volumen gemessen werden. Wenn Sie hier die Wiederholungen zählen, kommen Sie auf etwa 200 Wiederholungen. Nehmen Sie die Zeit als Indikator für das Volumen, messen Sie die Länge des Workouts oder die Zahl der wöchentlichen Trainingsstunden. Bei der Zeit unter Spannung sind 24 Minuten ein guter Wert (24 Sätze x 60 Sekunden = 24 Minuten).

Forschungsergebnisse zeigen einen höheren Spiegel an Wachstumshormonen bei mehreren Sätzen gegenüber einem Satz, was die anabole Umgebung fördern kann. Maximales Krafttraining (85 Prozent vom 1RM) mit hochintensivem Widerstand und wenig Volumen führt nicht zu viel Hypertrophie. Ein höheres Volumen (Mehrfachsätze zu sechs Wiederholungen oder mehr) sorgt für die kritische Konzentration der intrazellulärem Aminosäuren zur Stimulierung der Proteinsynthese. Dieser Ansatz hat aber Grenzen: Er setzt voraus, dass jede Wiederholung gleich schnell und mit gleicher metaboler Belastung durchgeführt wird.

Die Zwei-Prozent-Regel für den Fortschritt

Nun haben Sie eine Menge Informationen über Trainingsfrequenz, -dauer und -volumen, aber wichtig ist, dass das Programm bei Ihnen funktioniert. Die Zwei-Prozent-Regel für den Fortschritt ist ein praktischer Anhaltspunkt dafür.

Sie trifft auf Sie zu, solange Sie kein fortgeschrittener Sportler sind. Sie besagt, dass Sie bei einem Folge-Workout die gleiche Wiederholungszahl mit zwei Prozent mehr Gewicht schaffen oder eine weitere Wiederholung mit dem gleichen Gewicht. Schaffen Sie also beim Bankdrücken acht Wiederholungen zu 100 Kilogramm, sollten Sie beim nächsten Workout acht Wiederholungen zu 102 Kilogramm oder neun zu 100 Kilogramm schaffen. Wenn Sie diesen oder einen besseren Fortschritt erzielen, stimmt Ihre Trainingsfrequenz.

Dabei sollten Sie immer die gleichen Sätze einer bestimmten Übung vergleichen. Wenn Sie fünf Sätze zu acht Wiederholungen machen, vergleichen Sie Satz 5 des ersten Workouts mit Satz 5 des zweiten Workouts. Wenn Sie stärker werden, sind solche Fortschritte schwerer zu erzielen. Trainieren Sie schon sieben Jahre, wird aus der Zwei-Prozent-Regel eine Ein-Prozent-Regel.

Die Philosophie dahinter ist, dass Sie hart trainieren, aber nur ein weiteres Workout machen, wenn Sie mehr schaffen. Das heißt, Sie müssen auf die Superkompensation warten. Diese tritt je nach Übung nach drei, vielleicht auch erst nach zehn Tagen ein.

Dabei gilt gleichzeitig, was viele der besten Bodybuilder wie Bill Pearl und Reg Park wussten, dass die Zeit unter Spannung entscheidend für den Aufbau von Muskelmasse ist. Schaffen Sie eine Wiederholung Kniebeugen zu 190 Kilogramm und zehn zu 150 Kilogramm, wird ein Einer-Maximum von 240 Kilogramm weniger Massezuwächse bringen als zehn Wiederholungen zu 175 Kilogramm.

Im nächsten Schritt sehen wir uns drei Optionen für die Trainingsfrequenz an, die auf verschiedene Erholungsfähigkeiten eingehen. Diese Beispiele gehören zur Akkumulationsphase (hohes Volumen) eines Trainingszyklus.

Frequenzoption 1

Diese Option, die bei 20 Prozent aller Menschen funktioniert, trainiert den gesamten Körper an drei nicht aufeinanderfolgenden Tagen pro Woche. Sie ist ideal für alle mit wenig Zeit, also Montag, Mittwoch und Freitag oder Dienstag, Donnerstag und Samstag.

Montag und Freitag

A1. Kniebeugen 3 x 15–20, 2010, Pause 90 Sekunden
A2. Beincurls im Liegen, Füße nach innen, 3 x 6–8, 4010, Pause 75 Sekunden
B1. Dips an der Parallelstange, 3 x 10–12, 3010, Pause 75 Sekunden
B2. Parallele Klimmzüge mit engem Griff, 3 x 8–10, 4010, Pause 75 Sekunden
C1. Kurzhanteldrücken auf der Schrägbank, 2 x 10–12, 3010, Pause 75 Sekunden
C2. Rudern am Kabel sitzend, 2 x 8–10, 4010, Pause 75 Sekunden
D1. Trizepsstrecken mit der SZ-Stange auf der Negativbank, 2 x 10–12, 3110, Pause 75 Sekunden
D2. Kurzhantelcurls auf der Schrägbank, 2 x 8–10, 4010, Pause 75 Sekunden
E1. Wadenheben im Stehen, 2 x 10–12, 2210, Pause 60 Sekunden
E2. Pull-ins am unteren Kabel, 2 x 10–12, 2020, Pause 60 Sekunden

Mittwoch

A1. Ausfallschritt mit Langhantel nach hinten, 3 x 15–20, 2010, Pause 90 Sekunden
A2. Kreuzheben mit Kurzhanteln, 3 x 12–15, 3010, Pause 75 Sekunden
B1. Step-ups nach hinten, 3 x 15–20, 1010, Pause 75 Sekunden
B2. Rückenstrecken, 3 x 12–15, 2012, Pause 75 Sekunden
C1. Kurzhanteldrücken auf der Schrägbank, 2 x 10–12, 3010, Pause 75 Sekunden
C2. Rudern am Kabel sitzend, 2 x 8–10, 4010, Pause 75 Sekunden
D1. Kurzhanteldrücken auf der Negativbank, 2 x 10–12, 3010, Pause 75 Sekunden
D2. Einarmiges Kurzhanteldrücken, 2 x 10–12, 3010, Pause 75 Sekunden
E1. Wadenheben im Sitzen, 2 x 15–20, 2010, Pause 60 Sekunden
E2. Eingedrehte Crunches auf dem Gymnastikball, 2 x 10–12, 2020, Pause 60 Sekunden

Frequenzoption 2

Diese Option funktioniert bei 60 Prozent aller Menschen und besteht aus einem Split-Workout mit vier Einheiten pro Woche. Es gilt zwei Tage Training, ein Tag Pause, dann zwei Tage Training, zwei Tage Pause: Montag, Dienstag, Donnerstag und Freitag oder Dienstag, Mittwoch, Freitag und Samstag.

Montag und Donnerstag

A1. Radfahrer-Kniebeugen, 10, 12, 14, 20 bei Tempo 2010, Pause 90 Sekunden
A2. Beincurls im Liegen, Füße nach innen, 4 x 6–8, 40X0, Pause 75 Sekunden
B1. Ausfallschritt, 4 x 10, 12, 15, 20, 20X0, Pause 90 Sekunden
B2. Rumänisches Kreuzheben , 4 x 10–12, 4020, Pause 75 Sekunden
C1. Wadenheben im Stehen, 3 x 12, 15, 20, 1110, Pause 60 Sekunden
C2. Pull-ins am unteren Kabel, 2 x 10–12, 2020, Pause 60 Sekunden

Dienstag und Freitag

A1. Kurzhanteldrücken auf der Schrägbank, 8, 10, 12, 15 bei Tempo 3010, Pause 75 Sekunden
A2. Parallele Klimmzüge mit engem Griff, 4 x 8–10, 4010, Pause 75 Sekunden
B1. Kurzhanteldrücken auf der Negativbank, 3 x 10–12, 3010, Pause 75 Sekunden
B2. Einarmiges Kurzhanteldrücken, 3 x 10–12, 3010, Pause 75 Sekunden
C1. Trizepsstrecken auf der Negativbank, 3 x 10–12, 3110, Pause 75 Sekunden
C2. Kurzhantelcurls mit Offset-Griff, 3 x 8–10, 3010, Pause 75 Sekunden

Frequenzoption 3

Diese Option, die bei 20 Prozent aller Menschen funktioniert, eignet sich für alle mit höchster Erholungsfähigkeit. Dieser Split enthält drei Tage Training pro fünf Tage, sodass jede Körperpartie alle fünf Tage trainiert wird. So ist immer auch ein Wochenendtag dabei, z. B.: Montag, Dienstag, Pause Mittwoch, Donnerstag, Pause Freitag, gefolgt von Samstag, Sonntag, Pause Montag, Dienstag, Pause Mittwoch usw. Dabei wird oft das Volumen für eine Körperpartie weggelassen oder drastisch reduziert, um mehr Erholung zu haben oder sich auf bestimmte Partien zu konzentrieren.

Tag 1
A1. Kurzhanteldrücken auf der 25-Grad-Schrägbank, 6, 8, 10, 12 bei Tempo 2210, Pause 100 Sekunden
A2. Parallele Klimmzüge im Untergriff weggebeugt, 4 x 7–9, 5010, Pause 100 Sekunden
B1. Kurzhanteldrücken auf der Flachbank, 3 x 10–12, 3010, Pause 10 Sekunden (!)
B2. Flys am Kabel auf der Schrägbank, 3 x 10–12, 5010, Pause 100 Sekunden
B3. Rudern am Kabel bis zum Hals sitzend, 3 x 8–10, 3110, Pause 90 Sekunden
B4. Überzüge mit der Langhantel auf der Negativbank, 3 x 15–20, 2010, Pause 90 Sekunden
C1. Aufrecht Rudern am Seil, 3 x 12–15, 3010, Pause 75 Sekunden
C2. Kurzhanteldrücken im Sitzen, 3 x 8–10, 2012, Pause 10 Sekunden (!)

Tag 2
A1. Radfahrer-Kniebeugen, 10, 12, 15, 20 bei Tempo 2210, Pause 100 Sekunden
A2. Beinpresse mit Hebel, 4 x 4–6, 5010, Pause 100 Sekunden
B1. Beincurls im Liegen, Füße nach innen, 3 x 4–6, 5010, Pause 100 Sekunden
B2. Rumänisches Kreuzheben, 3 x 4–6, 5010, Pause 100 Sekunden
C1. Wadenheben im Stehen, 3 x 7–9, 3110, Pause 90 Sekunden
C2. Wadenheben im Sitzen, 3 x 7–9, 5010, Pause 90 Sekunden

Tag 3
A1. Kurzhanteldrücken auf der 10-Grad-Schrägbank, 6, 8, 10, 12 bei Tempo 3210, Pause 75 Sekunden
A2. Zottmann-Curls sitzend, 6, 8, 10, 12 bei Tempo 3210, Pause 75 Sekunden
B1. Trizepsdrücken hinter dem Kopf am Seil, 3 x 10–12, 3110, Pause 10 Sekunden (!)
B2. Trizepsdrücken am Kabelzug mit eingedrehtem Griff, 3 x 15–20, 3010, Pause 90 Sekunden
B3. Umgekehrte Scott-Curls mit Gorilla-Hantel, 3 x 7–9, 4010, Pause 10 Sek (!)
B4. Curls mit Kammgriff am unteren Seil, 3 x 12–15, 3010, Pause 90 Sekunden

C1. Handgelenkcurls mit eingedrehtem Griff auf der Negativbank, 3 x 12–15, 2010, Pause 60 Sekunden
C2. Griffmaschine, 3 x 15–20, 2010, Pause 60 Sekunden

Damit haben Sie drei Optionen für die Trainingsfrequenz. Eine davon wird zu Ihnen passen.

Und denken Sie bei Ihren Entscheidungen stets an die Zwei-Prozent-Regel für den Fortschritt.

KAPITEL 6

ÜBUNGSAUSWAHL UND REIHENFOLGE

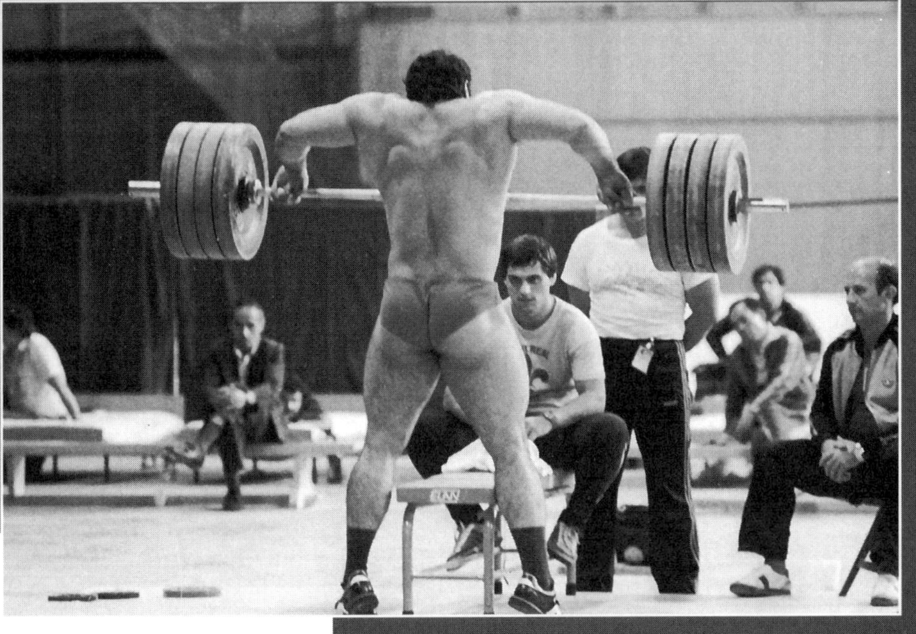

Dieses Foto von Bruce Klemens zeigt die mächtigen Rückenmuskeln des russischen Gewichthebers Anatolij Pyssarenko. Zu seinen Bestleistungen zählen 206 Kilogramm im Reißen und 265 Kilogramm im Umsetzen und Stoßen, beides damals Weltrekorde.

Es gibt viele Diskussionen darüber, welche Übung für einen bestimmten Muskel am besten ist. Sie finden solche Übungen in Teil 2, aber zunächst müssen Sie die hier dargelegten Prinzipien der Übungsauswahl verstehen.

Endziel: Sie müssen ein Endziel haben. Bei schwachen Quadrizepsen sind vielleicht die oberen Quadrizepse besser entwickelt als die unteren. Dann sollten Sie sich auf Übungen für den *M. vastus medialis obliquus* (VMO) und auch die Waden konzentrieren. Arnold hatte in seinen ersten Profijahren keine tollen Beine. Später waren seine VMO und Waden enorm entwickelt, was ihm mehr Symmetrie gab. Und wenn Ihre Taille zu dick ist, können breite Schultern eine bessere V-Form bringen.

Als Arnold in die USA kam, waren die Waden seine Schwäche. So verlor er den NABBA Amateur Mr. Universum 1966 an den kleineren, aber symmetrischen Chet Yorton. Auf den Rat seines Vorbilds Reg Park hin priorisierte er das Wadentraining. Er trainierte die Waden so hart wie alle anderen Muskeln und begnügte sich nicht mit ein paar leichten Sätzen Wadenheben am Ende des Workouts. Dazu schnitt er seine Hosen am Knie ab, um die Schwachstelle bloßzustellen. Sein Einsatz lohnte sich: Schließlich hatte er ein paar eisenharte Waden von 50 Zentimeter Durchmesser.

Keine »beste« Übung: Es gibt keine »beste« Übung für eine Körperpartie. Fast alle Übungen sind gut, wenn Volumen und Intensität stimmen. Wenn die Zeit knapp ist, gibt es Übungen, die mehr Motoreinheiten rekrutieren.

So rekrutieren Dips an der Parallelstange mehr Motoreinheiten im Trizeps als Trizeps-Kickbacks. Kanadische Sportphysiologen haben bewiesen, dass Curls auf der Schrägbank und Scott-Curls mehr Motoreinheiten rekrutieren als Langhantelcurls im Stehen, die in manchen Bodybuilding-Kreisen als »König der Bizeps-Masseübungen« gelten. Das liegt vermutlich daran, dass die ersteren Übungen einen größeren neuralen Antrieb an die Ellenbogenflexoren ermöglichen, weil die Haltemuskulatur aufgrund der Unterstützung durch die Bänke nicht so stark arbeitet.

Mit moderneren Geräten wie MRI und der integrierten EMG fällt die Übungsauswahl heute viel leichter. (Ein ausgezeichnetes Buch über den Einsatz von MRI ist Target Bodybuilding von Per Tesch.) Diese Geräte zeigen, wie viel vom Muskel bei bestimmten Übungen aktiviert wird. Daten aus

Studien mit diesen Geräten zeigen, dass Trizepsstrecken mit Ketten auf der Negativbank für den Trizeps viel besser ist als Trizeps-Kickbacks.

Wir zeigen hier aber keine »besten« Übungen, sondern nur die besseren für jede Muskelgruppe. Drei gute Übungen für den Trizeps sind Trizepsstrecken mit Ketten im Liegen, Dips an der Parallel- oder V-Stange und Trizepsdrücken über dem Kopf. Drei gute Übungen für den Bizeps: Schrägbankdrücken mit der Kurzhantel, Scott-Curls mit engem Griff und 80-Grad-Zottman-Curls im Sitzen.

Hormonale Reaktion: Ein weiterer Faktor bei der Übungsauswahl ist die hormonale Reaktion. Kniebeugen und Beinpressen trainieren zwar viele gleiche Muskelgruppen, aber die Reaktion des Wachstumshormons ist unterschiedlich. So bringt eine Belastung von 10RM die beste Reaktion bei den Beinpressen, bei den Kniebeugen ist es 25RM. Das liegt wahrscheinlich an der unterschiedlichen Mechanik der beiden Übungen. Die stärkere hormonale Reaktion bei Übungen unter Beteiligung vieler Muskeln wie Kniebeugen sorgt mit für die indirekte Kraft untrainierter Muskelgruppen, selbst der Unterarmflexoren. Was bringt das für unser Training?

Wollen Sie maximal Gewicht abbauen, wählen Sie Übungen mit starker hormonaler Reaktion. Hier eignen sich besonders Verbundübungen, die den Unterkörper fordern. Um dabei eine hohe Intensität aufrechtzuerhalten und weil die Erholung bei Unterkörperübungen länger dauert, sollten Sie zwischen Übungen für den Ober- und Unterkörper wechseln.

Agonisten und Antagonisten: Es ist wichtig, die Antagonisten der Zielmuskeln zu trainieren. Der Muskel, der die Hauptbewegung durchführt, wird als Agonist bezeichnet, seine Kontraktion ist Auslöser der Bewegung. Während dieser Kontraktion entspannt sich sein Gegenspieler, der Antagonist. Beim Curlen ist also der Bizeps der Agonist und der Trizeps der Antagonist. Beim Trizepsdrücken ist es genau umgekehrt. Lässt man Agonisten und Antagonisten abwechselnd kontrahieren (z. B. ein Satz Ellenbogenflexionen gefolgt von einem Satz Ellenbogenstrecken) können Sie die vollständige Aktivierung der Motoreinheiten im Muskel verbessern.

Programme nur für bestimmte Muskelgruppen sorgen für Dysbalancen zwischen Agonist und Antagonist. Das sorgt für Unausgewogenheit und erhöht die Verletzungsgefahr. Wer die Antagonisten nicht trainiert, kann die Maximalkraft, Startkraft und Explosivkraft nicht optimal entwickeln. Ein schwacher Antagonist sendet ein Hemmsignal an das Hirn, welches die Krafterzeugung im Agonisten bremst. Verbundübungen wie Kniebeugen und Kreuzheben trainieren viele Muskelgruppen gleichzeitig; hier ist die Gefahr einer Dysbalance geringer. Meiden Sie aber überlappende Verbundübungen, also verschiedene Übungen für die gleiche Muskelgruppe. Das wären Kniebeugen und Kreuzheben, Stoßen und Überkopfdrücken sowie Bankdrücken und Bankdrücken mit engem Griff. Diese Überlappung ist oft die Ursache von Verletzungen und extrem langsamen Fortschritten.

Stabilisatoren und Fixatoren: Sie müssen wissen, welche Muskeln bei Ihrem Trainingsziel als Stabilisatoren oder Fixatoren agieren. Stabilisatoren und Fixatoren sind Muskeln, die einen Körperteil stützen, damit der Agonist eine stabile Basis zum Drücken oder Ziehen hat. Ein Nachteil von Maschinen ist, dass die Bewegungsmuster vorgegeben sind, was die Arbeit der Stabilisatoren und Fixatoren einschränkt und damit auch ihre Möglichkeit zu wachsen.

Oft verhindern schlecht trainierte Stabilisatoren, dass der Trainierende die Belastung bei einer Verbundübung erhöht. Sobald nämlich die Stabilisatoren eine übermäßige Spannung der Agonisten spüren, stoppen sie den neuralen Ausstoß dort. Dagegen hilft, die Schwachstelle zu identifizieren und am Ende des Workouts separat zu trainieren.

Adam Nelson, Olympiasieger im Kugelstoßen, vernachlässigte seine äußeren Rotatoren und bekam dadurch Probleme. Die durch das unvollständige Training entstandenen Dysbalancen hinderten ihn daran, wichtige Übungen wie das Standreißen durchzuführen. Nachdem er aber die äußeren Rotatoren gezielt trainiert hatte, schaffte er im Standreißen drei Wiederholungen zu 130 Kilogramm, nach sechs Monaten ging er im Schrägbankdrücken mit einer 7,5-Zentimeter-Hantel von 174,5 auf 238 Kilogramm!

Kraftkurve: Für eine nachhaltige Entwicklung müssen Sie Kraftzuwächse über die gesamte natürliche Kraftkurve aufweisen, also die Kraft, die ein Muskel in einem bestimmten Winkel ausüben kann. Die Kraft steigt nicht gleichmäßig über die Kraftkurve, denn bestimmte Winkel lassen sich besser trainieren. Wenn Sie bei Winkel X der Lendenstreckung x Prozent an Kraft zulegen, sind es bei Winkel XXX dann y Prozent.

Sportler, die unter Tendonitis leiden, haben oft unnatürlich starke Spannungen im Weichgewebe, die sich an der Sehne zeigen, obwohl die Sehne an sich gesund ist. Es gibt Techniken, um diese Schmerzen zu lindern, aber das Problem wird immer wieder auftreten, bis der Sportler darangeht, die Unausgewogenheit der Kraftkurve auszugleichen. Bodybuilder, die den mittleren Bereich der Kraftkurve überbetonen, z. B. mit ausschließlich Langhantelcurls und Kurzhantelcurls im Sitzen, haben oft Spannungen im Weichgewebe, die Symptome einer Tendonitis aufweisen. Oft hilft es schon, den Drehpunkt des Curls zu ändern. So betonen Scott-Curls mit engem Griff den Anfang der Ellenbogenflexion, während Spider-Curls eher das Ende des Bewegungsbereichs beeinflussen.

Dicke Hanteln: Die Bedeutung von Geräten mit dicken Griffen kann man gar nicht überbetonen. Wir sind von dicken Kurzhanteln (5–6 cm) und Langhanteln (7,5 cm) fest überzeugt. Dieses Konzept ist keineswegs neu. Alan Calvert, einer der Pioniere des Gewichtstrainings, empfahl es 1924 in seinem Buch SuperStrength. Wir empfehlen dicke Lang- und Kurzhanteln für alle Oberkörperübungen, auch für das Kreuzheben. Drückübungen mit dicken Hanteln (Drücken im Sitzen, auf der Schrägbank oder der Flachbank) sollten in einem Power-Rack mit Sicherheitsstreben gemacht werden, da die ungewohnte Hantel herunterfallen kann. Selbst erfahrene Sportler erleben nach dem Wechsel zu dicken Hanteln neue Zuwächse an Masse und Kraft.

Wir empfehlen die dicken Hanteln aus zwei Gründen: Zunächst verbessern sie die Aktivierung der Motoreinheiten. Je mehr sie davon aktivieren und je stärker diese feuern, desto schneller legen Sie an Kraft zu. Diese verbesserte Rekrutierung kann durchaus an der Angst liegen: Wenn Sie diese 7,5 Zentimeter drücken, müssen Sie aufpassen, dass Sie die Hantel nicht fallen lassen. Chiropraktiker und Neurologen wurden nach dem Mechanismus für diesen Kraftzuwachs gefragt. Einer meinte, dass die dicken Hanteln vielleicht einen Hemmreflex hemmen. Wenn Sie eine Hemmung hemmen, sind Sie stärker. Mit der dicken Hantel können Sie nicht einfach den Autopiloten einschalten, der Ihre Wiederholungen sonst steuert. Aus unserer Erfahrung schaffen Sportler, die mit dicken Hanteln trainieren, anschließend mit dünneren Hanteln zehn bis zwölf Prozent mehr Gewicht.

Dazu fördern die dicken Hanteln die Griffkraft und die Unterarmentwicklung, weil den Fingern, Handgelenken, Daumen und Unterarmen mehr abverlangt wird. Sie werden feststellen, dass die Adduktoren der Daumen zunächst an Muskelkater leiden. Bei Klimmzügen und beim Rudern können Sie auf Zugbänder verzichten. Sie entwickeln also mehr funktionale Kraft. Klimmzüge oder Curls mit dicken Stangen bringen einen ganz neuen Trainingseffekt für die Ellenbogenflexoren. Sie können die Hanteln mit Tape, Schaumstoff oder Kunststoffrohren (oder allen zusammen) dicker machen. Eine bei uns trainierende Elite-Judoka schaffte fünf Klimmzüge im Untergriff. Nachdem sie sechs Wochen lang den Durchmesser ihrer Hantel mit Tape gleichmäßig erhöht hatte, schaffte sie fünf Klimmzüge im Untergriff mit 20,5 Kilogramm Gewicht am Gürtel.

ALLGEMEINE RICHTLINIEN	
TRAININGSERFAHRUNG (Jahre)	WECHSEL DER ÜBUNGEN
1	6–8 Wochen
2	4–6 Wochen
3	2–4 Wochen
7	5–7 Tage
	Hinweis: Hier handelt es sich um allgemeine Richtlinien

Tabelle 5

Wechsel der Übungen: Für den optimalen Fortschritt sollten Sie die Übungen in der Regel alle sechs Wochen wechseln (Tab. 5).

Die genaue Zahl hängt natürlich von der individuellen Situation ab. Elitesportler wie Adam Nelson müssen die Übungen häufiger wechseln, weil ihr Körper sich so schnell anpasst. Anfänger und etwas Fortgeschrittene können einen Monat bei ihren Übungen bleiben, ohne dass der Fortschritt stockt. Wie oft sie wechseln sollten, hängt aber auch von den Übungen ab. Der Oberkörper benötigt häufigere Wechsel als der Unterkörper. Ein Zyklus für die Verbesserung beim Bankdrücken benötigt daher mehr Abwechslung als einer für das Kreuzheben oder Kniebeugen (Tab. 6).

Da Maschinen bei Bodybuildern sehr beliebt sind, sehen wir uns kurz die populärsten Geräte für den Ober- und den Unterkörper an.

ÜBUNGEN, DIE BESTIMMTE BEREICHE DER KRAFTKURVE DER ELLENBOGENFLEXOREN ÜBERLASTEN					
Tag	Übung	Wdh./ Sätze	Tag	Übung	Wdh./ Sätze
1	Bankdrücken mit der Kurzhantel	10 x 3	1	Kniebeuge	8 x 4
2	Bankdrücken mit der Kurzhantel	10 x 3	2	Kniebeuge	8 x 4
3	Bankdrücken mit der Kurzhantel	10 x 3	3	Kniebeuge	8 x 4
4	Bankdrücken mit der Kurzhantel	10 x 3	4	Kniebeuge	8 x 4
5	Schrägbankdrücken	4 x 5	5	Kniebeuge	8 x 4
6	Schrägbankdrücken	4 x 5	6	Kniebeuge	3 x 6
7	Schrägbankdrücken	4 x 5	7	Frontkniebeuge	3 x 6
8	Schrägbankdrücken	4 x 5	8	Frontkniebeuge	3 x 6
9	Bankdrücken	8 x 4	9	Frontkniebeuge	3 x 6
10	Bankdrücken	8 x 4	10	Frontkniebeuge	3 x 6
11	Bankdrücken	8 x 4	11	Frontkniebeuge	3 x 6
12	Bankdrücken	8 x 4	12	Frontkniebeuge	3 x 6

Tabelle 6

Maschinen für das Widerstandstraining

In unserem Gym finden Sie Gewichtheber-Plattformen, olympische Hanteln mit Bumpern, dicke Kurz- und Langhanteln (viele davon!) und Strongman-Geräte. Aber wir haben auch zahlreiche Maschinen, oft ein halbes Dutzend oder mehr für eine Muskelgruppe. Für diese Maschinen gibt es gute Gründe.

Oft sind sie die wichtigsten Geräte, mit denen unsere Trainer arbeiten. Und viele unserer Seminarteilnehmer besitzen Gyms oder sind Trainer, die einen Einfluss auf die Ausstattung ihrer Gyms haben. Da diese Geräte mehrere Tausend Euro kosten können (ein hochwertiges Pec Deck kann bis zu 3000 US-Dollar kosten!), ist es gut für unsere Trainer, dass sie diese Maschinen testen und Merkmale und Funktionen vergleichen können. Scheiben oder einstellbare Hanteln? Feste oder verstellbare Griffe? Verchromt oder im Chrom-Look? Es gibt so viele Merkmale und Funktionen und wer daran trainieren kann, wird eine bessere Entscheidung treffen.

Oft haben die Entwickler dieser Maschinen keine Kenntnisse der Biomechanik oder lassen sich von keinem Experten beraten. So wird eine Maschine billiger, wenn sie weniger Teile hat. Eine feste Rückenlehne kostet weniger als eine einstellbare, feste Griffe weniger als verstellbare. Das mag vom finanziellen Standpunkt eine clevere Lösung sein, beeinträchtigt aber die Funktion der Maschine. Sehen Sie sich nach Herstellern um, die bei der Entwicklung ihrer Maschinen die Biomechanik berücksichtigen und nicht wegen ein paar Euro faule Kompromisse eingehen.

Auch wenn man die Übungstechnik an den Maschinen rasch erlernt, sollte man doch ein paar Regeln beachten, um optimal zu trainieren und seine Sicherheit nicht zu gefährden. Hier sind einige Regeln für die beliebtesten Maschinen zum Widerstandstraining:

Bauchcrunch und Oberkörperdrehung: An Crunch-Maschinen machen Sie Bauchübungen mit Widerstand – im Sitzen oder zurückgelehnt. Anders als bei freien Gewichten können Sie mit dem zusätzlichen Widerstand gut trainieren. Bei den meisten dieser Maschinen sind aber die Beine verankert. Damit erhöhen Sie die Aktivierung der Muskeln, welche die Hüfte beugen und können die Wirbelsäule überstrecken. Um die Hüftflexoren möglichst aus dem Spiel zu lassen, trainieren Sie langsam und greifen nicht mit den Fersen zu. Geräte für die Drehung des Oberkörpers bringen enorme Scherkräfte auf die Bandscheiben und belasten die Schrägmuskeln kaum, da diese diagonal zum Oberkörper angeordnet sind.

Bizepscurls und Trizepsstrecken: Hier wird häufig aus Sparsamkeitsgründen auf die optimale Anpassung an unterschiedliche Körpertypen verzichtet. Diese Sitze sollten stets verstellbar sein und auch die Griffe sollten möglichst für verschiedene Armlängen einstellbar sein. Sorgt eine Maschine für Handgelenk- oder Ellenbogenschmerzen, sind Griffe an einem Kabel angenehmer für die meisten Menschen.

Hackenschmidt-Kniebeugen: Diese Übung, die Tom Platz besonders schätzte, spannt die Hüfte viel stärker ein als die Beinpresse. Eine EMG-Studie zeigte, dass sie im Vergleich mit konventionellen Kniebeugen einen ähnlichen Effekt auf den *M. vastus lateralis* hat und das Gesäß sowie die hinteren Oberschenkelmuskeln viel stärker fordert. Was den unteren Rücken (*M. erector spinae*) betrifft, so fordert ihn die Hackenschmidt-Kniebeuge weniger als die Kniebeuge, aber mehr als die Beinpresse.

Für effektive Hackenschmidt-Kniebeugen an der Maschine brauchen Sie einen starken *M. vastus medialis* und extrem stabile Kniegelenke. Leider trifft das auf weniger als fünf Prozent aller Trainierenden zu und deshalb erlebt kaum jemand an der Maschine signifikante Zuwächse. Effektiv ist diese Übung nur, wenn man sie über den maximalen Bewegungsbereich durchführt. Dieser ist oft durch verschiedenste Gründe eingeschränkt: Faulheit, eine niedrige Schmerzschwelle oder das Bedürfnis, mit dem Gewicht anzugeben. Und damit sind schlechte Resultate fast automatisch garantiert.

Hackenschmidt-Kniebeugen an der Maschine sind effektiver, wenn Sie beim Absenken langsam auf den Fußballen hochgehen. Sind Sie ganz unten, drücken Sie sich von den Fußballen ab, um den *M. vastus medialis* noch mehr einzuspannen. Beim Hochgehen senken Sie die Fersen langsam auf die Plattform ab. Meiden Sie Maschinen mit zu kurzer Rückenstütze, die den unteren Rücken nicht optimal stützen. (Bei einigen Geräten aus den 1970er-Jahren war sie so kurz, dass das Becken herunterrutschte und für eine Überstreckung der Wirbelsäule sorgte.)

Beckenheben: Das sieht ähnlich aus wie angewinkelte Kniebeugen, aber der Sportler steht gegenüber der Maschine. Diese Übung war bei Football-Trainern sehr beliebt, weil sie ihrer Meinung nach das Tackling nachempfindet. Es gelten die gleichen Sicherheitsregeln wie bei allen Maschinen mit Hüftschlitten. Da aber beim Beckenheben der Rücken nicht gestützt wird, kann er einfacher angespannt werden.

Beincurls: Zu den ersten Beincurl-Maschinen zählte der »Iron Boot« (eiserner Schuh). Dieser Schuh wurde am Fuß befestigt und hatte ein Loch, durch das eine Stange geschoben wurde. Daran wurden die Gewichte befestigt. Dann kam die Schwerkraft ins Spiel und die Sportler beugten aus dem Stand die Knie, um die hinteren Oberschenkel zu aktivieren.

Bald kamen Maschinen mit einer flachen Bank, auf der man die Übung auf dem Bauch liegend durchführen konnte. Bei dieser Maschine wurde aber der untere Rücken überstreckt. Reduzieren lässt sich das Problem durch ein aufgerolltes Handtuch unter der Hüfte und das Anspannen der Bauchmuskeln zur Stabilisierung des Beckens, aber sicher ist das auch nicht. Schließlich kam eine v-förmige Bank, die nur minimalen Druck auf den Rücken ausübt. Rückenfreundlich sind auch Maschinen für Beincurls im Stehen, Sitzen oder Knien.

Beinpresse: In den Pioniertagen wurden vertikale Beinpressen ausgeführt, indem man das Gewicht auf den nackten Füßen balancierte (schlimmer noch waren Kniebeugen auf einem Gymnastikball!). Bald aber gab es Maschinen für vertikale Beinpressen, bei denen die Gewichte an Stangen geführt wurden. Dann kamen horizontale Maschinen, am beliebtesten aber sind die schrägen Versionen. Diese Maschinen sind aufgrund unterschiedlicher Konstruktionen schwer zu vergleichen, aber sie alle ermöglichen wesentlich höhere Gewichte als die Kniebeugen. Mr. Olympia Ronnie Coleman machte Kniebeugen mit 363 Kilogramm und acht Wiederholungen schräge Beinpressen mit 1043 Kilogramm.

Die Beinpresse betont den Quadrizeps, besonders den *M. vastus lateralis*. Und der untere Rücken wird weniger belastet, weil der Rücken stabilisiert ist. So können Sportler, die wegen Problemen mit dem unteren Rücken wie einer Skoliose keine Kniebeugen machen können, oft problemlos Beinpressen machen. Da schwere Kniebeugen den Rücken arg belasten, nehmen viele Powerlifter Beinpressen mit hinzu, um genug Beinarbeit zu machen. Zu ihnen zählen Steve Goggins, der bei 110 Kilogramm Körpergewicht Kniebeugen mit 500 Kilogramm schaffte, und der Superschwergewichtler Andy Bolton mit Kniebeugen zu 550 Kilogramm.

Bei diesen Maschinen muss man aufpassen, dass man das Gewicht nicht so weit absenkt, dass sich der untere Rücken unten wölbt – das wäre zu vergleichen mit der Belastung beim Kreuzheben mit gewölbtem Rücken. Deshalb sollten Sie nur Maschinen benutzen, bei denen Sie mit geraden Beinen anfangen, denn so können Sie entscheiden, wie weit Sie Ihre Knie sicher beugen können. Wenn Sie mit gebeugten Knien starten, neigen Sie dazu, das Gewicht ruckartig zu bewegen, und belasten den unteren Rücken dabei ungünstig.

Die Maschinen haben aber ihren Platz im Gym, schon allein als Abwechslung zur Steigerung der Motivation. Sie werden damit nicht zum Hulk, aber sie können damit weitertrainieren, während sich Ihr Körper von Schäden erholt, die durch zu harte Arbeit im Training oder im Alltag entstanden sind. Damit kommen wir zur Übungsreihenfolge.

Die Wissenschaft der Reihenfolge

Der Begriff »Zirkeltraining« wurde 1953 von Physiologen der Universität Leeds für ein System eingeführt, bei dem mehrere Fitness-Komponenten zu einem Workout kombiniert wurden. Das war ein radikaler Bruch mit dem damals vorherrschenden Training.

Traditionell wurden Krafttraining und das Training für die Energiesysteme in separaten Blocks durchgeführt. So lief der Sportler vielleicht morgens und machte nachmittags Gymnastik oder Widerstandstraining. Oder er teilte es auf unterschiedliche Tage auf: Krafttraining montags, mittwochs und freitags und Laufen dienstags, donnerstags und samstags. Der Sonntag war frei.

Beim traditionellen Krafttraining werden alle Wiederholungen einer Übung absolviert, bevor die nächste Übung folgt. Dieses Stationstraining ist ideal für komplexe Übungen wie die olympischen Hebedisziplinen. Der Sportler kann sich auf die Technik einer Übung konzentrieren. So macht ein Gewichtheber vielleicht zehn Sätze Reißen, dann zehn Sätze Umsetzen und Stoßen und schließlich zehn Sätze Kniebeugen. Da die Pausen zwischen den Sätzen oft zwei bis vier Minuten betragen, kann das Workout zwei Stunden dauern. Das Zirkeltraining hat einen anderen Ansatz.

Statt der Pausen zwischen den Sätzen besteht ein Zirkel aus mehreren Übungen, in der Regel etwa zehn, sodass nie zwei Muskeln gleichzeitig trainiert werden. Die Workouts sind schneller und aerobisch effektiver. Und Sie sparen

Zeit. Während der olympische Gewichtheber für seine 30 Sätze etwa zwei Stunden braucht, schaffen Sie 30 Sätze im Zirkeltraining in 45 Minuten.

Zwei Nachteile gibt es allerdings: Erstens: Jede Pause zwischen den Übungen bringt den Körper aus der aeroben Zone. Zweitens: Wegen der fehlenden Pausen schaffen Sie keine schweren Gewichte. Daher eignet sich das Zirkeltraining als allgemeines Fitnesstraining, ist aber dem separaten Krafttraining und Training für die Energiesysteme unterlegen.

Besser ist eine Variante des Zirkeltrainings, die sogenannten Supersätze. Dabei werden zwei verschiedene Übungen kombiniert. In der Regel werden Agonisten und Antagonisten kombiniert, aber Sie können auch Supersätze für die gleiche Muskelgruppe durchführen, um den Trainingsstimulus zu erhöhen. Die beiden wichtigsten Formen der Supersätze arbeiten mit Vorermüdung und Nachermüdung.

Supersätze mit Vorermüdung: Bei der Vorermüdung wird der Muskel mit einer Isolationsübung gefordert und dann mit einer Verbundübung weiter ermüdet. So können Sie Klimmzüge im Untergriff nach Bizepscurls machen oder Nackendrücken nach Seitheben. Dieses System ist für das Wachstum extrem effektiv.

Das Konzept der Vorermüdung stellte Robert Kennedy 1968 im Magazin *Iron Man* vor. Nautilus-Gründer Arthur Jones machte es bekannt und er suchte wie besessen nach den schmerzhaftesten Anwendungen.

Jones mochte die Vorermüdung so gern, dass er einige seiner ersten Nautilus-Maschinen auf zwei Übungen auslegte, um die Pausen zwischen den Sätzen möglichst kurz zu halten. So gab es eine Maschine für Beinstrecken/Beinpressen und eine für Seitheben und Überkopfdrücken. Da diese Maschinen aber viel teurer waren als Stationen für nur eine Übung und immer nur ein Sportler gleichzeitig daran trainieren konnte, werden sie nicht mehr hergestellt.

Bedenken Sie bei der Übungsauswahl, dass Isolationsübungen, die nur wenige Motoreinheiten rekrutieren, nicht so effektiv für den Masseaufbau sind wie Verbundübungen. So ist Bankdrücken mit engem Griff effektiver für die Vorermüdung als Kickbacks mit Kurzhanteln. Das heißt nicht, dass

Sie keine Isolationsübungen machen sollten, aber sie sollten nicht im Vordergrund stehen.

Supersätze mit Nachermüdung: Supersätze mit Nachermüdung können ein Plateau durchbrechen. In dieser Form des Supersatzes machen Sie zunächst eine Verbundübung und dann eine Isolationsübung, welche die gleichen Muskeln attackiert.

Um davon optimal zu profitieren, wählen Sie eine Übung, die viele Motoreinheiten rekrutiert und dann eine gute Isolationsübung wie Scott-Curls oder Kniebeugen im Ausfallschritt. Kümmerliche Übungen wie Trizeps-Kickbacks oder Seitheben für die Adduktoren sind nicht erlaubt. Effektive Kombinationen für Supersätze mit Nachermüdung sind Klimmzüge mit engem Griff, gefolgt von Kurzhantelcurls auf der niedrigen Schrägbank, und Dips an der Parallelstange, gefolgt von Überkopfstrecken mit dem Seil.

Für eine effektive Programmgestaltung müssen Sie wissen, wie Supersätze funktionieren. Wenn Sie diesen Aspekt beherrschen, werden Sie Ihre Ziele schnellstmöglich erreichen.

KAPITEL 7

ERHOLUNG

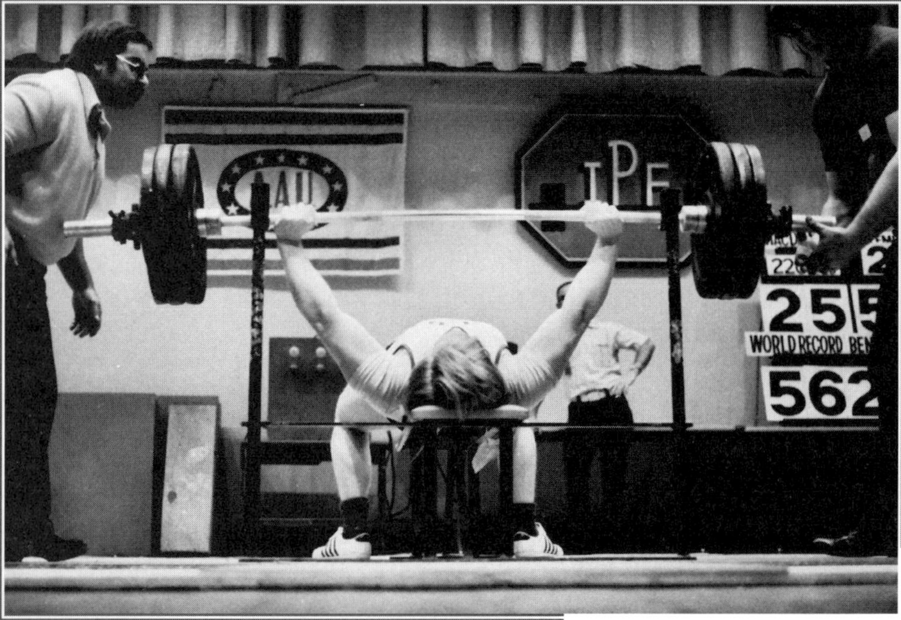

Mike MacDonald hatte den Weltrekord im Bankdrücken in vier Gewichtsklassen gleichzeitig! Er machte die gebogene Hantel beim Bankdrücken bekannt. Sie ist in der Mitte U-förmig gebogen, damit die Ellenbogen weiter herunterkommen, wenn die Hantel die Brust berührt.

Beim Workout ist man schnell auf die »Arbeit« fokussiert, die heraussstehenden Adern, die schweißtreibende letzte Wiederholung und die mit Schmerz erkauften Zugewinne. Dabei vergessen wir oft, dass die Muskeln erst danach wachsen. Wer die Erholungszeit vergisst oder unterschätzt, bezahlt mit stagnierenden Workouts und mageren Zugewinnen.

Wenn es um optimale Ergebnisse aus der Erholung geht, setzen die fortschrittlichsten Systeme auf kurze Workouts. Fast jeder Experte sagt, dass man weniger als eine Stunde im Gym sein sollte. Unterschiedliche Meinungen gibt es nur über die Zahl der Workouts pro Woche oder sogar pro Tag.

Die Forschungsergebnisse über die hormonale Reaktion sagen uns, dass Sie nach dem Aufwärmen nicht länger als eine Stunde im Gym bleiben sollten. Die physiologische Begründung basiert auf der Androgenschwankung während des Workouts.

Bei Workouts von über einer Stunde sinkt der Androgenspiegel rasch ab. Das bringt vermutlich das Verhältnis zwischen Testosteron und Cortisol durcheinander. Da dieser Wert starke Auswirkungen auf die Kraftzuwächse hat, ist Training mit niedrigem Androgenspiegel kontraproduktiv, da der katabole Effekt der Glucocorticoide den anabolen Effekt des Androgens aufhebt. Studien zeigen, dass eine Stunde Pause wohl reicht, um den Testosteronspiegel wiederherzustellen. Deshalb hat der Ansatz zum Krafttraining sich seit den 1970er-Jahren von zweistündigen Workouts zu mehreren Workouts täglich verschoben.

Extrem lange Workouts wirken immununterdrückend, sie schwächen das Immunsystem. Deshalb leiden übertrainierte Sportler so oft an Erkältungen und anderen Viruserkrankungen. Eine Studie aus Australien zeigte, dass Pfeiffer'sches Drüsenfieber in erster Linie bei Triathleten, Schwimmern und Ruderern auftritt, die alle ein sehr hohes Trainingsvolumen haben.

Je nach Sportler und Trainingsintensität sind zwei bis zehn Tage für die Gewebeheilung und die Proteinsynthese erforderlich. Liegen die Stimuli zu weit auseinander, schwindet die Überkompensation (Involution). Sind sie aber zu nah beisammen, tritt die Überkompensation nicht ein und man verliert Kraft. Und wenn Stimuli mit maximaler Intensität überbetont werden, kann eine allgemeine Erschöpfung eintreten. Daher sollte man die Belastung nicht durch zu lange Workouts erhöhen. Besser ist es, die Überkompensation durch den Wechsel von hoch, und niedrigintensiven Stimuli zu optimieren.

Alle Stressoren haben allgemeine und spezifische Auswirkungen. So löst ein Bodybuilding-Workout spezifische Anpassungen im Körper aus (größere und stärkere Muskelfasern und mehr weiße Blutkörperchen). Diese Effekte sind aber auch Stressoren und lösen durch verschiedene neurale, hormonale und andere biochemische Mittel eine allgemeine Reaktion Ihres Körpers aus. Wirken mehrere Stressoren auf den Körper gleichzeitig – die sogenannte Kreuzsensibilisierung –, kann der Gesamteffekt Ihr System überfordern. Dann kommt es zur Erschöpfung und beeinträchtigter Erholung.

Jetzt, wo wir wissen, wie wichtig die Erholung ist, schauen wir uns an, wie wir sie optimieren können. Sie könnten zweimal täglich trainieren oder die richtigen Supplemente nehmen.

Zweimal täglich: mehr Zuwächse, mehr Erholung

Vor einigen Jahrzehnten, als 250 Kilogramm im Bankdrücken oder zehn Sekunden auf 100 Meter das Maß der Dinge waren, reichte es, einmal täglich und vielleicht drei Tage in der Woche zu trainieren. Heutzutage ist weit mehr Training erforderlich, um an der Spitze mitzuhalten. Sie werden sich fragen, ob Ihr Training mit längeren Workouts an Qualität gewinnt. Die Antwort ist Nein, aber Sie können auch ohne Marathon-Workouts härter und länger trainieren. Dazu erhöhen Sie einfach die Trainingsfrequenz.

Im Football wird vor der Saison traditionell zweimal täglich trainiert. Dabei geht es vor allem darum, möglichst viele Fertigkeiten und Spielzüge zu erlernen, aber auch, dass die Sportler begreifen, dass es langsam ernst wird.

In anderen Sportarten setzt man ebenfalls auf Mehrfach-Workouts, aber aus anderen Gründen. So brauchen Langstreckenläufer viel Training, das man nicht auf einmal auf hohem Niveau durchführen kann. Statt 15 Kilometer auf einmal zu laufen, laufen sie vormittags fünf Kilometer und nachmittags beim Hauptworkout dann zehn Kilometer. Das verhindert auch eine gewisse Trägheit. Wer lange nicht gelaufen ist, überlegt sich gründlich, ob er Zeit und Energie wirklich darauf verwenden sollte. Auch das bulgarische Gewichtheben hat zur Entwicklung des Erholungsmechanismus beigetragen. Ab den

1970er-Jahren haben Russen und Bulgaren drei Jahrzehnte lang das Gewichtheben dominiert.

Das bulgarische Training setzt auf die Tatsache, dass der Testosteronspiegel 15 Minuten nach dem Beginn des Workouts am höchsten ist und etwa 30 Minuten so hoch bleibt. Daher halten die bulgarischen Trainer 45 Minuten für die optimale Trainingsdauer. Nach 45 Minuten wird eine Pause eingelegt. Iwan Abadschiew, der dieses Konzept bekannt gemacht hat, ließ seine Sportler 45 Minuten mit den schwerstmöglichen Gewichten trainieren. Um aber das für den ständigen Fortschritt erforderliche Volumen zu erreichen, mussten seine Sportler mindestens zweimal täglich trainieren – manchmal sogar bis zu fünfmal.

Fast alle Elite-Olympiasportler trainieren mehrmals täglich (und unterliegen einer strengen Dopingkontrolle). Aber bleiben wir auf dem Boden: Fünf Workouts pro Tag sind für die meisten Sportler einfach nicht praktikabel. Zweimal täglich ist aber oft möglich.

Und zahlreiche Faktoren tragen dazu bei, dass man so Zuwächse erzielt. Dieses Training optimiert den Anabolismus. Da Testosteron und Cortisol beide auf dem Pregnenolon basieren, sollten Sie lange Workouts meiden, die den Pregnenolonspiegel senken und die Testosteronproduktion beeinträchtigen. Psychologisch ermöglichen zwei Workouts täglich eine bessere Konzentration. Ganz gleich wie motiviert Sie sind, zu lange Workouts schaden der Einstellung. Irgendwann freuen Sie sich nicht mehr auf die Workouts und haben keine Lust mehr zu trainieren.

Eine Studie aus dem *European Journal of Applied Physiology* von 2012 zeigt, dass zweimal Training am Tag die Fähigkeit steigert, Kraft bei hohem Tempo zu erzeugen. Durch die kürzeren Einheiten können Sie die maximale Krafterzeugung besser aufrechterhalten als bei einem langen Workout pro Tag. Die Forschung vermutet, dass Zweifach-Workouts so effektiv sind, weil sie die neuromuskuläre Funktion stärken und die Motoreinheiten besser synchronisieren, sodass das Nervensystem mehrere Muskelgruppen gleichzeitig aktivieren kann, um immer wieder schnell Kraft zu erzeugen.

Da das Trainingsvolumen den Hormonausstoß erhöht, sind Mehrfach-Workouts ideal für natürliche Sportler. Der von den Befürwortern hoher Intensität befürwortete eine Satz bis zum Versagen sorgt dagegen für eine schlechtere Hormonreaktion. Deshalb empfehlen wir Bodybuildern oder Kraftsportlern so ein Training über längere Zeit nicht, auch wenn es kurzfristig Fortschritte bringen kann, gerade bei übertrainierten Sportlern.

Wir sind fest überzeugt, dass Sportler mit zwei Workouts pro Tag mehr aus ihrem Training machen können. Leider ist das oft aufgrund von Beruf oder Familie im Zeitplan nicht unterzubringen. Wenn Sie die Zeit haben, zweimal täglich zu trainieren, bieten wir Ihnen diverse Optionen und Anleitungen für optimale Resultate.

Haben Sie Geduld: Es kann bis zu sechs Monate dauern, sich an zwei Workouts pro Tag zu gewöhnen. Hoch motivierte Sportler schaffen es vielleicht in drei Monaten. Steigern Sie das Volumen langsam, beginnend mit zwei 20-minütigen Workouts täglich. Oder Sie beginnen mit den schwachen Körperpartien, die vielleicht in einem Test der strukturellen Balance festgestellt wurden. Die Resultate werden Sie ermutigen, auch die anderen Muskeln so zu trainieren.

Trainieren Sie kurz: Nach dem Aufwärmen sollte Ihr Training nicht mehr als 40 Minuten dauern. Mehr wäre kontraproduktiv. Wenn Ihre Erholungsfähigkeit besser geworden ist, können Sie auf 60 Minuten gehen, aber auf keinen Fall mehr.

Lange Pausen zwischen den Workouts: Für einen optimalen Effekt brauchen Sie lange Pausen. Wir raten zu vier bis sechs Stunden zwischen den Workouts. Diese Zeitspanne ist wichtig. Ist sie kürzer, sind Sie zu erschöpft. Ist sie aber länger, verschwinden die Effekte der Aktivierung des Nervensystems aus dem Morgentraining.

Sportwissenschaftler bezeichnen das als Superkompensation. Dieses theoretische Modell beschreibt die Reaktion des Körpers auf eine Belastung: ein anfänglicher Verlust an Fitness gefolgt von einer Widerstandsphase, in der der Körper sich an eine höhere Fitness anpasst (Abb. 3). Die Superkompensation bezieht sich zwar eigentlich auf einen längeren Zeitraum wie einige Wochen, aber sie kann auch nach einem Workout auftreten (denn nach ein paar Stunden ist das Nervensystem auf einem höheren Niveau).

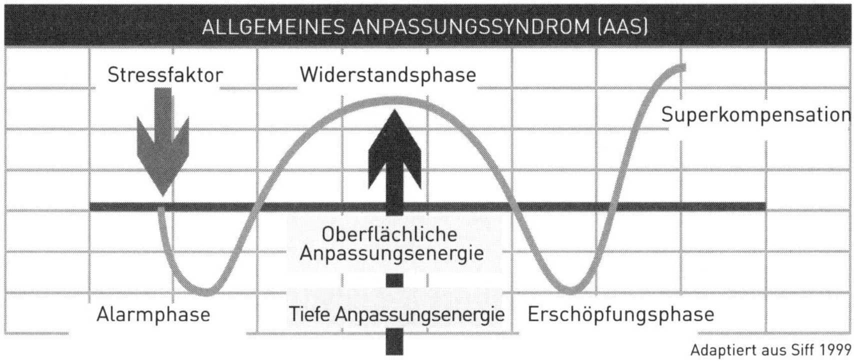

Adaptiert aus Siff 1999

Abbildung 3

Trainingsschwankungen verstehen: Für zwei Workouts pro Tag ist eine Anpassungsphase nötig. Zu Beginn kann man durchaus etwas magere Muskelmasse verlieren, in den ersten Tagen manchmal zwei bis 4,5 Kilogramm. Und in Studien an finnischen und US-Gewichthebern, die kurzzeitig zweimal täglich trainierten, wurde festgestellt, dass die Testosteronproduktion zunächst unterdrückt werden kann. Aber während des Entlastungszyklus kommt das Testosteron sofort zurück.

Zunächst am Wochenende zweimal täglich trainieren: Für diesen Versuch ist ein Samstag ideal, denn so können sie an den ersten beiden Tagen ein Nickerchen zwischen den Workouts einlegen.

Entlastungszeiten planen: Bei zwei Workouts täglich funktioniert ein Plan mit drei Zyklen zu fünf Tagen recht gut. In den ersten beiden Zyklen trainieren Sie zweimal täglich. Der dritte mit einem Workout pro Tag dient zur Entlastung.

Für zwei Workouts pro Tag benötigen Sie die richtige Sequenz. Die besten Resultate erhalten Sie, wenn Sie die gleiche Körperpartie zweimal täglich trainieren. Dafür gibt es mehrere Optionen, darunter folgende:

Option A: Hypertrophie
Vormittags: Verbundübungen

Nachmittags: Isolationsübungen
Beim Brusttraining beispielsweise könnten Sie vormittags Schrägbankdrücken und Dips machen und nachmittags Isolationsübungen wie Flys an der Kurzhantel und diverse Kabelübungen.

Powerlifter können mit einem ähnlichen Ansatz nach dem Wettkampf eine Gewichtsklasse aufsteigen. Hier ist ein Beispiel:

Option B: Hypertrophie
Vormittags: vier bis sechs Wiederholungen
Nachmittags: zwölf bis 20 Wiederholungen
Schwere Arbeit vormittags und viele Wiederholungen nachmittags funktioniert ganz gut; Sie können vormittags Sätze zu vier bis sechs Wiederholungen machen und nachmittags Sätze zu zwölf bis15.

Option C: Hypertrophie/Kraft
Vormittags: wenige Wiederholungen, hohes Tempo
Nachmittags: wenige Wiederholungen, niedriges Tempo
Sie können auch bei gleichen Wiederholungen nur das Tempo variieren, z. B. vier bis sechs Wiederholungen mit Tempo 20X0 vormittags und vier bis sechs Wiederholungen mit Tempo 4210 nachmittags. Die explosive Arbeit morgens macht das Workout am Nachmittag einfacher, daher können Sie dann schwerere Gewichte nehmen als sonst. Es kommt dabei auf die Art der Übung an.

Eine praktische Anwendung dafür wäre Standumsetzen vormittags und Kreuzheben mit Ketten nachmittags. Wollen Sie Ihre Sprungkraft verbessern, machen Sie vormittags plyometrische Übungen und nachmittags Kniebeugen.

Option D: Schnelle Kraftzuwächse
Vormittags: Methoden für die relative Kraft
Nachmittags: Methoden für die funktionale Hypertrophie
Sind Sie mehr an Kraftzuwächsen interessiert, sollten Sie vormittags eine bis drei Wiederholungen machen, am Nachmittag hingegen acht.

Option E: Schnelle Kraftzuwächse
Vormittags: Training für die relative Kraft

Nachmittags: nur exzentrisches Training
Hier trainieren Sie vormittags schwer und machen nachmittags ausschließlich exzentrisches Training, z. B.: vormittags schwere Frontkniebeugen, sechs Sätze zu zwei bis drei Wiederholungen mit Tempo 5011, nachmittags exzentrische Kniebeugen, sieben Sätze zu einer Wiederholung mit Tempo 10:0:1:1. Nehmen Sie dafür exzentrische Haken.

Option F: Olympisches Gewichtheben oder Powerlifting
Vormittags: Wettkampfübung oder Variante
Nachmittags: Hilfsübungen
Bei einem olympischen Gewichtheber wären das Reißen vormittags und Frontkniebeugen nachmittags. Ein Powerlifter könnte vormittags Kreuzheben machen und nachmittags umgekehrtes Rückenstrecken.

Bei der Übungsauswahl für beide Workouts gilt, dass Sie für Kraftzuwächse die gleichen Übungen machen und für Hypertrophie völlig unterschiedliche. So würden Gewichtheber zweimal täglich Kniebeugen machen, ein Bodybuilder hingegen Bankdrücken vormittags und Kurzhanteldrücken auf der Schrägbank nachmittags. Leichte Varianten sind denkbar, Kniebeugen mit flachen Fersen vormittags und mit angehobenen Fersen nachmittags.

Das Volumen erhöhen

Wenn Sie beim Training zweimal täglich das Volumen erhöhen wollen, müssen Sie vorsichtig vorgehen. Hier ist eine nützliche Formel dafür. (Workout steht hier für ein Workout für eine bestimmte Körperpartie, z. B. die Beine.)

WORKOUT	EINHEIT VORMITTAG	EINHEIT NACHMITTAG
1	40–50 Minuten	20 Minuten
2	50–60 Minuten	20–30 Minuten
3	40 Minuten	keine
4	50–60 Minuten	25–35 Minuten

Fortsetzung der Tabelle nächste Seite >>

WORKOUT	EINHEIT VORMITTAG	EINHEIT NACHMITTAG
5	50–60 Minuten	30–40 Minuten
6	40 Minuten	keine
7	50–60 Minuten	40–50 Minuten
8	50–60 Minuten	40 Minuten
9	50–60 Minuten	keine

Ernährungsplan: Sie müssen auf Ihre Ernährung achten, damit Sie für das Workout genügend Reserven haben. Wer zu wenig und zu selten isst, bringt seine Zuwächse von vornherein in Gefahr und kann zu der falschen Annahme kommen, er sei übertrainiert. Dabei ist er nicht übertrainiert, er ist untererholt. Wenn es Ihnen schwerfällt, in der Entlastungsphase Muskelmasse aufzubauen, nehmen Sie an den trainingsfreien Tagen Postworkout-Shakes. Fehlende Kalorien während der Superkompensation sind der häufigste Grund für ausbleibende Kraftzuwächse.

KAPITEL 8

FORTSCHRITTLICHE TRAININGSMETHODEN

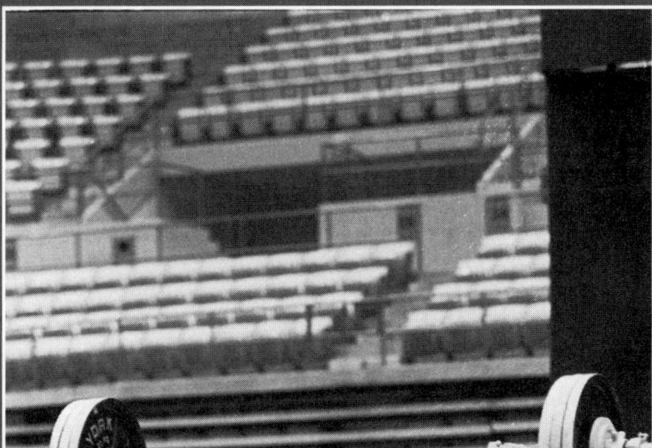

Al Feuerbach stellte einen Weltrekord im Kugelstoßen auf und war nationaler Meister im Gewichtheben.

Spannung wird meist mit negativen Erscheinungen wie Bluthochdruck, Schlaflosigkeit, Verdauungsstörungen, Fingernägelkauen, Schwitzen und einer ungesunden Gesichtsfarbe in Verbindung gebracht. Im Krafttraining – einem eigenen Mikrokosmos mit eigenen Regeln – ist die Spannung etwas Gutes.

Sie finden sie in unserem Wörterbuch vor den Supersätzen, definiert als »der Grad, zu dem einzelne Muskelfasern bewusst aktiviert werden«. Die Erhöhung der Muskelspannung bedeutet harte Arbeit und hohe Schmerztoleranz. Ohne Fleiß kein Preis. Und wenn man sich die Körper von Aerobictrainern ansieht, ist es in erster Linie die Qualität und nicht die Quantität der Spannung, die entscheidet, wie groß und stark Sie werden.

Sie können beim Heben die Qualität der Muskelspannung und damit Ihres gesamten Trainings auf drei Arten steigern: mit erhöhter Belastung, mit langsamerer Geschwindigkeit und mit einer Kombination aus beidem. Wir sehen uns jede dieser Methoden näher an und untersuchen dann zwei fortgeschrittene Methoden der Spannungserhöhung: Reduktionssätze und exzentrisches Training.

Erhöhung der Muskelspannung
Option 1: Die Belastung erhöhen

Die Muskelfasern, die am besten wachsen, sind die schnell kontrahierenden vom Typ IIa und IIb. Für die optimale Entwicklung müssen Sie beide trainieren.

Gewichte von 90 bis 100 Prozent Ihres 1RM sorgen für maximale Hypertrophie in den Fasern vom Typ IIb. Der beste Beweis für diese Theorie sind die Körper von legendären Sportlern wie dem Powerlifter Roger Estep und den olympischen Gewichthebern David Rigert und Victor Sots.

Diese großartigen Sportler machten selten mehr als drei Wiederholungen nacheinander in ihrem Training, hatten aber Körper, um die sie viele aktive Bodybuilder beneiden würden. Ein weiterer Kraftsportler mit beeindruckendem Körper ist der britische Strongman Gary Tailor. Tailor hat sechs Wiederholungen Schwungdrücken hinter dem Nacken mit 225 Kilogramm und ohne Superanzug und Kniebandagen drei Wiederholungen Kniebeugen mit

310 Kilogramm geschafft. Der 178 Zentimeter große und 135 Kilogramm schwere Tailor ist mit schwerem Gewichtstraining einer der stärksten Männer der Welt geworden.

Das Training mit schweren Gewichten wird auch Sie größer machen, aber es dient eigentlich eher zur Steigerung der Maximalkraft. Schwere Gewichte sind nämlich effektiver für die intramuskuläre Koordination, also die Fähigkeit des Nervensystems, Motoreinheiten zu rekrutieren. Die Sportler, die mit solchem Training eine außergewöhnliche Hypertrophie erzielen, haben in der Regel viele Muskelfasern vom Typ IIb. Muskelbiopsien an finnischen Gewichthebern haben gezeigt, dass sich die Hypertrophie dieser Sportler hauptsächlich in den Fasern vom Typ IIb abspielt.

Wenn Sie wenige Wiederholungen bevorzugen und dennoch Muskelmasse aufbauen wollen, müssen Sie folgende Faktoren berücksichtigen:

Sie brauchen mehr Sätze für genügend Stimulus: Da Sie bei weniger Wiederholungen weniger mechanische Arbeit leisten, wird auch weniger kontraktiles Protein aufgespalten. Die Kraftexperten Dr. Jürgen Hartmann und Dr. Harold Tünnemann aus der ehemaligen DDR meinen, dass man bei wenigen Wiederholungen für die optimale Überlastung acht bis 15 Sätze braucht. Die meisten von uns haben weder Zeit noch Lust, so viele Sätze pro Übung zu machen, aber Sie kommen auch mit weniger Sätzen aus, wenn Sie die weiter unten beschriebenen Reduktionssätze machen.

Es dauert länger: Gewichtheber haben zwar meist extrem gut entwickelte Gesäße, Quadrizepse, Trapezmuskeln und *M. erector spinae*, brauchen aber viel Zeit für diese Entwicklung. Gewichtheber, die bei internationalen Wettbewerben antreten, trainieren oft seit über zehn Jahren und sind auf dem Höhepunkt ihrer Karriere. Am Anfang war ihre Muskulatur wesentlich bescheidener entwickelt. In den ersten Jahren konzentrieren sich Gewichtheber auch eher auf die Technik als auf die Kraft.

Die Entwicklung läuft in erster Linie in den Fasern vom Typ IIb: Durch die Betonung auf hohe Gewichte mit wenigen Wiederholungen ist das Nervensystem der Gewichtheber so gut entwickelt, dass es die Rekrutierung der Fasern vom Typ IIa umgehen kann. Obwohl jahrelanges Training mit Betonung der Fasern vom Typ IIb für bemerkenswerte Muskeln sorgen kann, muss ein Bodybuilder für die maximale Entwicklung auch Programme benutzen, die Fasern vom Typ IIa ansprechen.

Bei diesen Methoden ist die Gefahr des Übertrainings groß: In die Erforschung des Übertrainings wurden Millionen und zahllose Arbeitsstunden investiert. Wladimir Satziorski, Kraftexperte aus der ehemaligen Sowjetunion, sagt, dass das Übertraining aufgrund weniger Wiederholungen sich in Schlaflosigkeit, Ängsten, Depressionen, Morgenmüdigkeit, Ruhebluthochdruck und einer überzogenen wahrgenommenen Anstrengung manifestiert. Dieses Training kann auch die Nebennieren austrocknen. Es ist nicht gesagt, dass diese Methoden bei Ihnen zum Übertraining führen, aber auf dem Eliteniveau ist solch ein Training ungemein komplex.

Option 2: Langsamere Geschwindigkeit

Dieses Konzept wurde von Arthur Jones, Ken Hutchins and Ellington Darden befürwortet. Aber es kommt nicht allein aus den USA. Programme mit langsamer Geschwindigkeit finden sich schon 1968 in europäischen Lehrbüchern für das Gewichtheben. Die deutschen Trainer Spitz und Feser haben ihre Sportler oft langsame Sätze zu sechs Wiederholungen für den Aufbau magerer Muskelmasse machen lassen.

Ein Problem ist, dass langsames Training hauptsächlich Motoreinheiten mit niedrigem Schwellenwert rekrutiert. Die Fasern vom Typ IIb werden allenfalls in den letzten Wiederholungen aktiviert und bei erfahrenen Sportlern eher noch weniger. Wenn Sie schneller laufen oder höher springen wollen oder in Ihrer Sportart Gewichtsklassen haben wie im Gewichtheben, ist das Training der Fasern vom Typ IIb gerade wichtig. Die Fasern vom Typ IIa tragen wenig zu diesen Aktivitäten bei und beeinträchtigen eher die Leistung durch ein höheres Körpergewicht.

Option 3: Kombination

Unserer Meinung nach ist die optimale Lösung für maximale Aktivierung der Motoreinheiten und maximale Spannung die Veränderung der Belastung im Satz. Sehen wir uns einen konventionellen Satz für einen Bodybuilder an, der auf der Bank 150 Kilogramm drücken kann (bei vier Sekunden Absenken) und sieben Wiederholungen mit 120 Kilogramm schafft.

Nun lassen wir ihn sieben Wiederholungen machen, aber 150 Kilogramm in der ersten, 142,5 Kilogramm in der zweiten und dann jeweils fünf Kilogramm weniger für jede folgende Wiederholung. Bei den meisten Sportlern beträgt der Unterschied zwischen 1RM und 2RM und 2RM und 3RM etwa fünf Prozent, zwischen 4RM und 12RM sind es nur noch etwa zwei Prozent. Die Gewichtsreduzierung erfolgt am besten durch zwei Partner, die am Ende jeder konzentrischen Kontraktion Gewichte von der Hantel nehmen.

Bei diesem zweiten Programm ist die durchschnittliche Belastung über sieben Wiederholungen 7,4 Prozent höher als beim ersten, was zu einer höheren Muskelspannung beiträgt. Dazu ist im zweiten Programm die konzentrische Geschwindigkeit stets langsamer, weil jede Wiederholung 100 Prozent der aktuellen Maximalkraft darstellt.

Einer der Schlüssel zu optimalen Massezuwächsen liegt in der richtigen Kombination der Programme für die Muskelspannung. Dazu gibt es weniger empfehlenswertere Methoden wie die Elektrostimulation (angewandt vom verstorbenen belgischen Gewichtheber Serge Reding, der als erster Mensch 182,5 Kilogramm im Reißen schaffte), aber auch den intelligenten Einsatz von Supersätzen. Die Muskelspannung ist eine Trainingsvariable. Die effektivste Spannung zu finden, erfordert etwas mehr Nachdenken als eine Wiederholungszahl festzulegen und sich von den Gurus anzuhören »Trainiere hart, aber kurz«.

Weiterentwicklung der Reduktionssätze

Reduktionssätze sind eine beliebte Methode, einen Satz und damit auch die Muskelspannung zu verlängern. Dabei machen Sie mehrere Sätze der gleichen Übung, aber ohne Pause zwischen den Sätzen und mit von Satz zu Satz abnehmenden Gewichten. Um damit optimale Resultate zu erzielen, müssen Sie überlegen, wie effizient Ihr Nervensystem schnell kontrahierende Fasern rekrutiert.

Die Hauptfaktoren für die neurologische Effizienz sind die Trainingserfahrung und das Verhältnis von schnell zu langsam kontrahierenden Fasern. Anfänger, ganz besonders Frauen, sind oft weniger neurologisch effizient als erfahrene Bodybuilder. Damit schaffen sie mehr Wiederholungen in der Nähe des 1RM. So schafft der durchschnittliche Bodybuilder zehn Wiederholungen bei 80 Prozent seines 1RM, ein fortgeschrittener Bodybuilder aber allenfalls drei bis fünf. Dass das Nervensystem nicht effizient ist, heißt aber notwendigerweise nicht, dass der Bodybuilder nicht stark ist.

Wer an große Beine denkt, kommt sofort auf Tom Platz. Seine Beine sind der Standard geworden, an dem alle anderen gemessen werden und den, wenn überhaupt, nur wenige erreicht haben. Platz schaffte 1979 den dritten Platz bei Mr. Olympia. Bei einer Messe in Deutschland im Jahr 1993 schlug er Fred Hatfield, der den Weltrekord bei den Kniebeugen hatte. Platz schaffte 23 Kniebeugen zu 230 Kilogramm, Hatfield nur zwölf. Dafür schaffte Hatfield eine Wiederholung mit 393 Kilogramm, bei Platz waren es 349 Kilogramm.

Reduktionssätze für neurologisch ineffiziente Bodybuilder: Wir zeigen, wie ein neurologisch ineffizienter Bodybuilder Reduktionssätze machen sollte. Es geht um das Schrägbankdrücken und sein 1RM liegt bei 175 Kilogramm.

Alle Wiederholungen sind im Tempo 2020. Das sorgt für konstante Spannung auf den Muskeln und rekrutiert hauptsächlich Fasern vom Typ IIa. Während der Reduzierung gibt es keine Pause, denn solche Bodybuilder verfügen über mehr Muskelausdauer.

Reduktionssätze für neurologisch effiziente Bodybuilder: Wir zeigen, wie ein neurologisch effizienter Bodybuilder Reduktionssätze machen sollte. Es geht wieder um das Schrägbankdrücken und sein 1RM liegt bei 175 Kilogramm. Hier gibt es eine Pause von zehn Sekunden während der Reduzierung, damit dieser Bodybuilder genug Zeit hat, die Fasern mit hohem Schwellenwert zu aktivieren.

Alle Wiederholungen sind im Tempo 31X1: flüssiges Absenken über drei Sekunden für die exzentrische Kontraktion, eine Sekunde Pause zur Eliminierung der myotatischen Komponente, eine explosive Kontraktion zur Aktivierung der Fasern mit hohem Schwellenwert und eine Sekunde Pause vor der nächsten Wiederholung. Die Pause sollte in einer Position mit günstiger Hebelwirkung erfolgen (beim Bankdrücken durchgestreckt), um die Muskeln zu entspannen und die Blutzufuhr zu verbessern. Der australische Experte für Kraft und Biomechanik Dr. Greg Wilson sagt, dass bei diesem Tempo mehr schnell kontrahierende Fasern mit hohem Schwellenwert aktiviert werden.

Das Heben soll explosiv erfolgen, ist aber in der Praxis wegen des hohen Gewichts doch nicht so schnell. Die Hantel soll aber im konzentrischen Bereich beschleunigt werden. Bei Übungen mit größerem Bewegungsbereich wie Kniebeugen und Kreuzheben kann das exzentrische Absenken vier bis fünf Sekunden dauern.

Die Wissenschaft des exzentrischen Trainings

In den populären Bodybuilding-Videos heben die Stars ihre Hanteln oft sehr explosiv. Sie curlen und drücken rasant, quälen sich zum Monster-Pump und rammen dann die Gewichte erschöpft zurück in das Rack. Da ist sicherlich ein bisschen Hollywood dabei, aber irgendwo haben Bodybuilder, Personal Trainer und Krafttrainer zwar gelernt, Gewichte zu heben und abzusenken, aber das exzentrische Training haben sie vergessen.

Sehen wir uns also an, was während einer exzentrischen Kontraktion passiert: Der Muskel längt sich und produziert Spannung und bremst oder steuert dadurch die Geschwindigkeit der Bewegung. Beim Bankdrücken besteht die exzentrische Kontraktion aus dem Absenken des Gewichts auf die Brust. Studien zeigen, dass von den drei Arten der Kontraktion die exzentrische den stärksten Muskelkater und die meiste Muskelmasse bringt. So betonen Sie die exzentrische Kontraktion bei den folgenden vier populären Übungen:

Beincurls: Maschinen bieten mehr Stabilität als freie Gewichte. Das kann man bei dieser Übung nutzen, um die Gewichte mit zwei Beinen anzuheben und einzeln abzusenken. Das geht natürlich auch beim Beinstrecken. Machen Sie das aber nicht mit einer konventionellen Beinpresse. Sie übt starke Scherkräfte auf das Becken aus.

Rückenstrecker: Um die exzentrische Überlastung in dieser Übung gemäß der Kraftkurve zu erhöhen, halten Sie die Hantel dicht vor die Brust, gehen in die obere Position und strecken die Hantel nach vorn. Senken Sie sie langsam ab. Durch die Änderung der Hebelwirkung wird der Widerstand im oberen Bewegungsbereich erhöht. Das ist schwieriger, als Sie denken. Für die meisten Trainierenden reicht ein leichtes Gewicht (1–2,5 Kilogramm).

Klimmzüge im Untergriff: Viele Menschen, besonders Frauen und Übergewichtige, schaffen keinen einzigen Klimmzug im Untergriff (Handfläche zum

Körper) oder Klimmzug (Handfläche weg vom Körper) in guter Form. Dafür ist exzentrisches Training ideal. Ein Trainingspartner hebt eines Ihrer Beine (das sie nach hinten stellen), damit Sie das Kinn über die Stange bekommen. Dann lässt der Partner los (oder hält Sie, ohne Sie zu stützen) und Sie gehen herunter, bis die Arme gestreckt sind. Oder Sie platzieren eine Langhantel auf Hüfthöhe (oder etwas tiefer) in ein Power-Rack und legen den hinteren Knöchel auf die Hantel. So müssen Sie weniger Körpergewicht heben. Wenn jemand seinen Körper absenken kann, während er bis 30 zählt, schafft er eine konzentrische Wiederholung in guter Form.

Außenrotation mit der Schulter: Die Rotatorenmanschetten sind wichtig für Wurfsportarten, denn sie unterstützen die Bremsung des Armes. Sie sind auch wichtig für Sportarten mit wenig exzentrischer Bewegung wie Schwimmen. Hier entwickeln sich oft strukturelle Dysbalancen, die die Verletzungsgefahr erhöhen. Mit dieser Übung im Stehen für die äußeren Rotatorenmanschetten ziehen Sie mit der freien Hand das Gewicht in die mittlere Position, lassen los und lassen den Kabelgriff langsam in die Ausgangsposition zurückgehen. So schaffen Sie wesentlich mehr Gewicht als bei der konventionellen Durchführung der Übung.

Es gibt zwei Arten der exzentrischen Kontraktion, die schnelle und die langsame. Bei schweren Kniebeugen kontrahieren die hinteren Oberschenkelmuskel langsam, beim Sprinten hingegen schnell. Da langsames exzentrisches Training die Rate der Kraftentwicklung senkt, sollte man es überwiegend in der Vorbereitungsphase einsetzen. Schnelles exzentrisches Training wie plyometrisches Training ist besser für die Wettkampfphase.

In vielen Sportarten braucht man exzentrische Kraft. In der Folgebewegung nach dem Abwurf beim Baseball müssen die beteiligten Muskelgruppen stärkere abbremsende Kontraktionen durchführen, um die Gelenke zu schonen (Arthrokinematik). In vielen Fachbüchern wird häufig exzentrisches Training bei der Rehabilitation von Überlastungsverletzungen empfohlen, aber niemals exzentrisches Training zur Vorbeugung.

Exzentrisches Training ist auch wichtig für Sportarten mit extremen Sprüngen wie Eistanz und Turnen. Hier brauchen die Sportler viel exzentrische Kraft, um die Landung abzufedern und die Gelenke zu schonen. Der neuseeländische Sportwissenschaftler Warren Frost hat populäre Sportarten nach dem Umfang an exzentrischer Aktivität klassifiziert. Die meiste exzentrische Kraft fordern Sportarten wie Football, Eistanz, Turnen und die Abfahrt im Skisport. Für Golf, Hockey und Baseball braucht man eher konzentrische Kontraktionen. (Warren hat sogar Poker und Schach untersucht. Er kam zu dem Schluss, dass beide weder viel exzentrische noch konzentrische Kraft benötigen – gut zu wissen!)

Da bei einer exzentrischen Kontraktion weniger Motoreinheiten eines Muskels kontrahieren, kann exzentrisches Training 1,3-mal mehr Muskelspannung erzeugen als konzentrisches. Mehr Spannung bedeutet mehr Stimulus für die Muskelfasern, und das wiederum eine stärkere biologische Anpassung. Der renommierte norwegische Kraftexperte Per Egil »Pella« Refsnes behauptet, dass exzentrisches Training die beste Methode zur Steigerung der Kraft bei Elite-Kraftsportlern ist. Exzentrische Kraft steigert die Leistung bei vielen Übungen. Studien belegen, dass Powerlifter, die beim Bankdrücken die schwersten Gewichte schafften, diese auch langsamer absenken konnten.

Ein paar Nachteile hat das exzentrische Training aber. Wer zu früh in seiner Karriere damit beginnt, kann das Bindegewebe schädigen und das Risiko von Muskelverletzungen erhöhen. Zudem dauert die Erholung von Workouts mit der Betonung auf exzentrische Kontraktionen länger. Es kann bis zu sieben Tage dauern, sich von einem exzentrischen Workout völlig zu erholen. Daher sollte man dieses Training während der Saison meiden.

Bei Übungen mit schweren Gewichten wie Kniebeugen braucht man mehrere gut trainierte Helfer. Es gibt auch mehrere Maschinen speziell für exzentrisches Training, z. B. exzentrische Haken, die zusätzliche Gewichte freigeben, wenn die angehängten Gewichte den Boden berühren (so ist der Widerstand im exzentrischen Bereich höher als im konzentrischen). Es gibt sogar Griffmaschinen speziell für exzentrisches Training. Da der Wert dieses Trainings immer mehr anerkannt wird, werden sicher noch mehr entsprechende Geräte auf den Markt kommen.

Praktische Anwendung des exzentrischen Trainings

Krafttrainer empfehlen zwischen 100 und 175 Prozent des Maximums als optimale Belastung beim exzentrischen Training. Das optimale Gewicht beim exzentrischen Training hängt allerdings vom Tempo ab. Sie sollten sich vor dem Satz eine feste Zeit für das Absenken vornehmen (z. B. sechs Sekunden). Bei einer richtig durchgeführten exzentrischen Übung äußert sich das Muskelversagen durch ein unwillkürliches Zittern der Muskeln während des Absenkens. Sehen Sie Ihre Muskeln als ein gigantisches Bremssystem, das den Widerstand aufhält. Senken Sie das Gewicht schneller ab als geplant, sollten Sie den Satz beenden. Und je größer der Bewegungsbereich, desto länger sollte die Zeit für das Absenken sein.

Neben dem langsamen Absenken supramaximaler Gewichte gibt es viele andere Formen des exzentrischen Trainings. Mit dem sogenannten komplexen Training erreicht man die Hypertrophie durch eine Kombination aus maximaler Belastung und schnellem exzentrischen Training (Plyometrie). Das wären z. B. Supersätze aus sechs Sätzen Kniebeugen zu fünf mit fünf Wiederholungen Hürdenspringen. Die schweren Sätze sollen die Motoreinheiten mit hohem Schwellenwert attackieren und die Plyometrie für Muskelschäden sorgen, die zur Hypertrophie der schnell kontrahierenden Fasern vom Typ IIb führen.

Aber bevor Sie sich in ein derartiges Training stürzen, sollten Sie Ihr exzentrisches Training allmählich und kontinuierlich aufbauen. Sie können diese Progression in sechs Phasen durchführen:

Phase 1: Sportler mit weniger als zwei Jahren Trainingserfahrung. Kein Bedarf an exzentrischer Belastung, es genügt das kontrollierte Absenken von Gewichten.

Phase 2: 70 Prozent der maximalen Belastung (1RM). Bis zum konzentrischen Muskelversagen und dann zwei bis drei erzwungene Wiederholungen mit demselben Gewicht. Machen Sie zwei bis drei Sätze. Als Variante nur eine erzwungene Wiederholung, aber beim Absenken dreimal für vier Sekunden innehalten.

Phase 3: 70 Prozent der maximalen Belastung. Bis zum konzentrischen Muskelversagen und dann zwei bis drei erzwungene Wiederholungen mit 15 Prozent mehr Gewicht. Machen Sie zwei bis drei Sätze.

Phase 4: 80 Prozent der maximalen Belastung. Bis zum konzentrischen Muskelversagen und dann zwei bis drei erzwungene Wiederholungen mit

20 Prozent mehr Gewicht. Machen Sie drei bis vier Sätze. Als Alternative zu den Phasen 3 und 4 kann ein Helfer im exzentrischen Teil statt des Zusatzgewichts manuell den Widerstand erhöhen (z. B. Drücken auf die Hantel). Die zusätzlichen negativen Wiederholungen ermüden die exzentrische Kraft nach dem konzentrischen Muskelversagen.

Phase 5: 110–120 Prozent der maximalen Belastung, vier bis sechs Sätze zu vier bis sechs rein exzentrischen Wiederholungen, Pause zwischen Sätzen vier bis fünf Minuten. Acht bis zehn Sekunden für das Absenken der Gewichte.

Phase 6: 125–140 Prozent der maximalen Belastung, fünf bis sechs Sätze zu zwei bis drei rein exzentrischen Wiederholungen, Pause zwischen Sätzen vier bis fünf Minuten. Vier bis sechs Sekunden für das Absenken der Gewichte.

Dieser exzentrische Trainingszyklus führt zu mehr Schäden am Bindegewebe und myofibrillaren Schäden sowie zu einem höheren Cortisonspiegel. Dagegen helfen drei Supplemente: BCAA (verzweigtkettige Aminosäuren); Beta-Alanin und Vitamin C. Sie sehen, dass Sie das Element der Spannung in Ihren Workouts sorgfältig planen müssen, aber die Ergebnisse rechtfertigen den Aufwand.

KAPITEL 9

DAS KAIZEN-PRINZIP

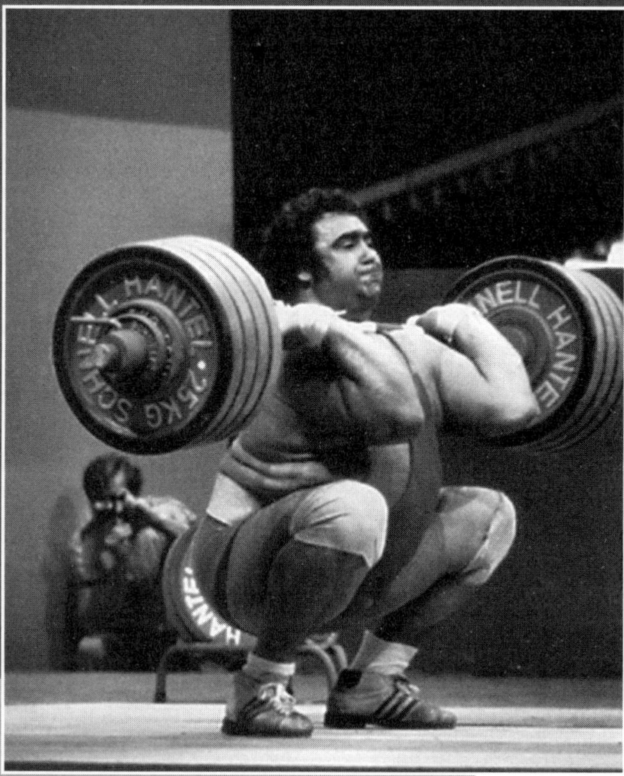

Der Russe Wassili Alexejew war zweifacher Olympiasieger, stellte 80 Weltrekorde auf und war der Erste, der 227 Kilogramm im Umsetzen und Stoßen schaffte.

Es gibt eine Trainingsmethode, die unabhängig von Ihrer Trainingserfahrung die Effektivität fast jedes Programms verbessert.

Jeder, der länger trainiert, kommt an einen Punkt, wo die Fortschritte kleiner werden. Es wird dann schwierig, bei einer Übung auch nur zwei Kilogramm zuzulegen. Der nächste persönliche Rekord kommt einfach nicht, jedenfalls nicht so schnell wie erwartet und wie es zuvor stets eingetreten war. Wenn Sie fünf Wiederholungen Bankdrücken mit 120 Kilogramm schaffen, bleiben Sie bei 122 Kilogramm wochenlang bei vier Wiederholungen hängen. Selbst die bescheidenen zwei Kilogramm sind zu viel. Noch frustrierender ist das bei Übungen, die nur kleine Gewichte ermöglichen.

So schaffen Sie bei den äußeren Rotatoren der Deltamuskeln vielleicht zehn Wiederholungen zu fünf Kilogramm bei einer Übung, aber mit sieben Kilogramm keine einzige mehr. Bei Maschinen mit einstellbaren Gewichten haben Sie oft nur Schritte von fünf oder zehn Kilogramm. So bleiben Sie monatelang an demselben Gewicht hängen.

Die Kaizen-Methode

Das japanische Wort Kaizen steht für »konstante, unaufhörliche Verbesserung«. In Japan wird es auf alles angewandt – von Beziehungen über das Judo bis hin zur Außenhandelsbilanz. Die Japaner sind auf konstante, allmähliche Verbesserungen aus. Sie glauben, dass tägliche kleine Verbesserungen sich sozusagen verzinsen und langfristig zu einem beneidenswerten Fortschritt führen. In der westlichen Kultur haben wir kein Wort dafür.

Aber mit dieser Philosophie wurde Japan nach dem verheerenden Zweiten Weltkrieg zu einer führenden Wirtschaftsmacht. Ähnlich hat aber auch der Ringer Milo von Kroton der Legende nach seine enorme Kraft und Muskulatur aufgebaut. Angeblich trug er ein Kalb jeden Tag, bis es ein Bulle war. Sie können diese Geschichte glauben oder nicht, aber mit diesem Trainingsansatz können Sie Ihre Ziele erreichen.

Der berühmte Basketball-Trainer Pat Riley hat die Kaizen-Methode ebenfalls eingesetzt. Er forderte von seinen Spielern keine starken Weiterentwicklungen. Jeder Spieler sollte seine Fähigkeiten nur um ein Prozent steigern.

Wenn man das mit der Zahl der Spieler multipliziert, erkennt man sein Erfolgsgeheimnis.

Auf das Gewichtstraining übertragen bedeutet das, dass Sie das zusätzliche Gewicht nicht nur auf 2,5 Kilogramm beschränken, sondern vielleicht auf noch weniger wie etwa 500 Gramm. Dieses zusätzliche Gewicht ist physiologisch und vor allem psychologisch leichter zu bewältigen. Die Organisation Bigger Faster Stronger nutzt den persönlichen Rekord als Motivationsfaktor für Jugendliche. Wer die Programme mitmacht, kann »acht persönliche Rekorde pro Woche brechen«. Die Organisation wendet sich zwar hauptsächlich an Jugendliche, aber mit Kaizen sind in jedem Alter derartige Resultate möglich. Und bedenken Sie: Wenn Sie jede Woche 250 Gramm zulegen, sind das am Ende des Jahres 13 Kilogramm! Klingt nicht schlecht, oder?

In der Praxis benutzen Sie dafür eine Kombination aus Ein-Kilogramm- sowie 500-Gramm-Scheiben und den massiven Verschlüssen von SZ-Stangen. So ein Verschluss wiegt knapp 700 Gramm. Wenn Sie 112,5 Kilogramm auf der Hantel haben und Ihr persönlicher Rekord bei 120 Kilogramm steht, können Sie nach Kaizen das Gewicht folgendermaßen erhöhen:

Muskeln treffen auf Magnete

Am einfachsten geht es mit magnetischen Zusatzgewichten wie etwa den PlateMates von Benoit. Ihr Erfinder Ken Benoit kam auf die Idee, als er bei einem schweren Kurzhantelcurl auf der Scott-Bank seinen Bizeps verletzte. Während der Rehabilitation stellte er fest, dass die 2,5-Kilogramm-Sprünge bei den Standardscheiben zu groß waren. Er befestigte an jedem Hantelende ein 0,675-Kilogramm-Gewicht mit Klebeband und konnte so mit Steigerungen um 1,35 Kilogramm sichere Fortschritte erzielen.

Später kam er auf Magnetgewichte. Das war schneller und der Aufwand mit dem Klebeband fiel weg. Die Gewichte fanden sich zunächst in Gyms an der US-Ostküste und wurden dann weltweit verkauft. Später brachte Benoit noch kleinere Magnetscheiben heraus. Sie sind für kleinere Muskeln mit bescheidener Hebelwirkung wie die hinteren Deltas und die Rotatorenmanschetten.

Dazu können Sie mit diesen Gewichten Scheiben schlechter Qualität korrigieren. Wenn Ihre 12,5-Kilogramm-Kurzhantel tatsächlich nur zwölf

Kilogramm wiegt, können Sie das mit einer 500-Gramm-Scheibe ausgleichen. Nun sind 500 Gramm kein großes Drama, aber unterbewusst wächst die Furcht vor Verletzungen, wenn man weiß, dass die Gewichte nicht stimmen. Diese Furcht kann dann tatsächlich zu einer Verletzung führen, wenn sie Ihre Konzentration während der Übung stört.

Mit magnetischen Gewichten lässt sich die Kaizen-Methode auch auf andere Weise anwenden. Wir zeigen Ihnen, wie sie bei Reduktionssätzen und Wellenzyklen einsetzbar sind und sogar für die Veränderung von Kraftkurven.

Reduktionssätze: Hier machen Sie mit einem Gewicht möglichst viele Wiederholungen, gehen dann zum nächstniedrigeren Gewicht und machen damit so viele Wiederholungen wie möglich. In der Regel macht man dann mindestens noch einen Satz. Das ermüdet noch mehr Motoreinheiten und verschafft Ihnen einen großartigen Pump. Machen Sie das mit Kurzhanteln, müssen Sie mehrere Sätze dazu bereit haben. Bei einer einstellbaren Kurzhantel kann die Änderung mehrere Minuten dauern, was dem Ziel der Übung widerspricht. Bei magnetischen Gewichten hingegen brauchen Sie nur ein paar Sekunden, um das Gewicht abzuziehen.

Dazu kommt, dass bei manchen Übungen der übliche 2,5-Kilogramm-Sprung für Reduktionssätze zu groß ist. Sie schaffen mehr Wiederholungen als Ihrem Trainingsziel guttut. Das gilt besonders ab dem dritten Reduktionssatz. Magnetische Gewichte ermöglichen einen exakten Widerstand für einen optimalen Trainingseffekt.

Wellenzyklen. Bei Wellenzyklen arbeiten Sie sich zu einer bestimmten Zahl an Wiederholungen mit einem Gewicht hoch, reduzieren es für einen oder mehrere Sätze und machen dann mit noch schwereren Gewichten weiter. Das funktioniert besonders bei Elite-Sportlern, die so höhere Gewichte schaffen als auf andere Weise möglich.

Einer unserer Trainer sah, wie ein Gewichtheber aus einer leichteren Klasse das mit Frontkniebeugen machte. Bei der ersten Welle des Workouts schaffte er kaum 160 Kilogramm, aber nach mehreren Wellen hob er 187,5 Kilogramm. Man möchte meinen, dass der Sportler nach der ersten Welle erschöpft ist, aber diese Schwankung in der Intensität stimuliert das Nervensystem derart, dass man im Verlauf des Workouts immer höhere Gewichte schafft – von wegen maximale Überlastung in einem Satz!

Stellen Sie sich einen männlichen Powerlifter vor, der auf der Bank 200 Kilogramm drücken kann. Für ihn wäre folgender Wellenzyklus geeignet:

Erste Welle: 67,5 x 5, 112,5 x 3, 157,5 x 3, 177,5 x 2, 187,5 x 2, 195 x 1, 200 gescheitert
Zweite Welle: 162,5 x 3, 182,5 x 2, 192,5 x 2, 200 x 1, 202,5 gescheitert
Dritte Welle: 167,5 x 3, 195 x 2, 405 x 1

Nun kommt die Kaizen-Methode. Mit magnetischen Gewichten hätte der Sportler in der zweiten Welle einen persönlichen Rekord von 200,25 Kilogramm erreichen können, um sich für die 202,5 Kilogramm (oder mehr) der nächsten Welle hochzuputschen.

Veränderung von Kraftkurven: Viele Maschinen haben oft sehr schlechte Kraftkurven. Das gilt auch für die Maschine für Beincurls im Liegen. Bei den meisten Geräten kann das Gewicht zu Beginn der Bewegung einfach gehoben werden, zum Schluss ist es aber fast unmöglich. Die meisten Bodybuilder nehmen ein möglichst schweres Gewicht und beschleunigen es zu Beginn, um mit dem Schwung die Bewegung durchzuziehen. So überlasten Sie unabhängig vom Gewicht eigentlich nur einen Teil des Bewegungsbereichs.

Bringen Sie aber magnetische Gewichte am Hebelarm der Maschine an, machen Sie die Übung zu Beginn der Bewegung schwerer. Ist der Hebelarm über die neutrale Stellung hinaus, sorgt die Schwerkraft dafür, dass der Widerstand abnimmt. Angenommen, Sie haben beim Beincurl ein Gewicht von 25 Kilogramm und bringen auf jeder Seite des Hebelarms 2,5 Kilogramm an. So beträgt der Widerstand auf dem Weg nach oben 30 Kilogramm und nach unten 20 Kilogramm. Sie haben die Kraftkurve an die natürliche Kraftkurve der hinteren Oberschenkel angepasst und können den Muskel so effektiv überladen.

Mit Kaizen bringen Sie Sicherheit in Ihr Training, denn Sie wissen, dass Sie jeden Tag irgendeinen Fortschritt machen. Über die Qualität Ihrer Workouts brauchen Sie sich nicht zu sorgen, solange Sie jeden Tag daran arbeiten, sie zu verbessern. Lang lebe Kaizen!

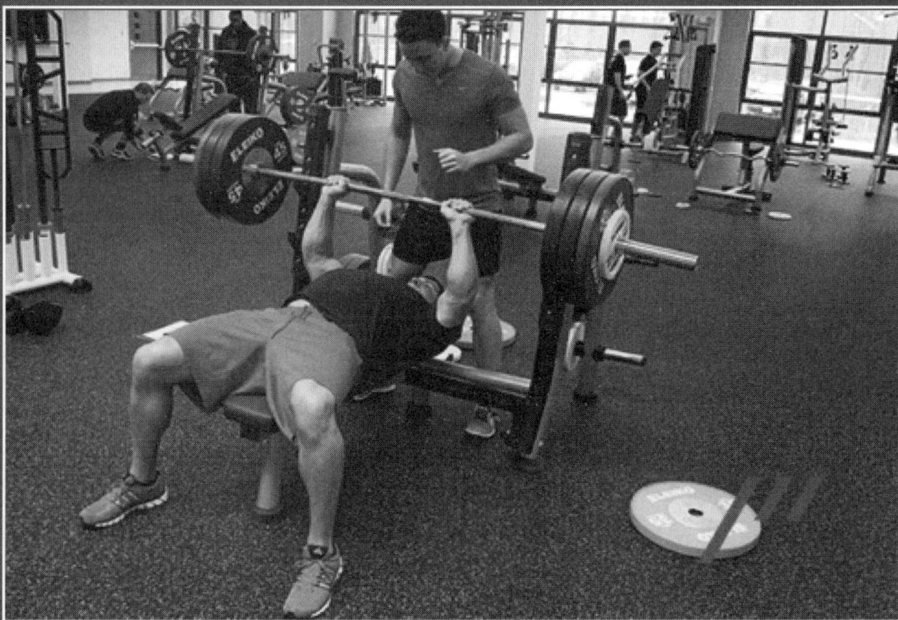

Gym der Poliquin Group, East Greenwich, Rhode Island

TEIL 2

ANWENDUNG DER POLIQUIN-PRINZIPIEN

KAPITEL 10

QUADRIZEPSE

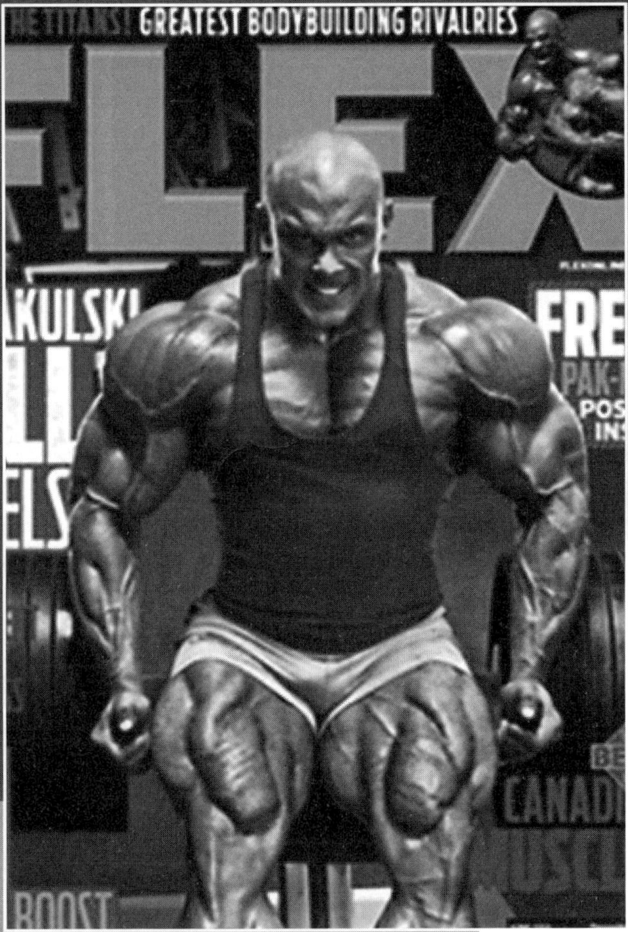

Joe Weider brachte das Magazin *Flex* 1983 auf den Markt. Viele Trainer der Poliquin-Gruppe haben Beiträge für dieses Magazin für Hardcore-Bodybuilder verfasst.

Alle Bodybuilding-Autoren sind sich einig, dass sie bei jeder Erwähnung des Beintrainings sagen müssen: »Die Kniebeuge ist die Königin aller Beinübungen«. Dieser berüchtigte Satz steht neben ähnlichen überstrapazierten Sprüchen wie: »Ein Programm ohne Kniebeugen ist kein Programm«, »Wer keine Kniebeugen macht, versteht nichts vom Beintraining« und »Maschinen halten Schwächlinge vom Kniebeugen-Rack fern«. O. K., wir haben verstanden.

Die einfache tiefe Kniebeuge ist zweifellos die produktivste Beinübung überhaupt. Keine andere Übung trainiert so viele große Muskelgruppen einschließlich der Quadrizepse so gründlich und so intensiv. Und aufgrund der vielen beteiligten Muskelgruppen verbrennt die Kniebeuge mehr Kalorien als jede andere Gewichtsübung und stimuliert das Herz-Kreislauf-System positiv. Trotz ihrer Vielseitigkeit und Effektivität gibt es aber auch Kritik an der Kniebeuge.

Kniebeugen oder nicht

Ein prominenter Kritiker der Kniebeuge war der Bodybuilding-Guru der 1960er-Jahre, Vince Gironda. Er galt als Trainer der Stars, weil Hollywood-Größen wie Cher, Denzel Washington und Clint Eastwood bei ihm trainierten. Zu seinen Klienten zählten aber auch Larry Scott, der erste Mr. Olympia von 1965, und Mohamed Makkawy, 1983 und 1984 Zweiter bei Mr. Olympia. Gironda leistete wertvolle Beiträge zum Bodybuilding, aber seine Vorstellung, dass Kniebeugen die Hüften breiter machen, zählt nicht dazu. Anatomisch macht das nämlich keinen Sinn.

Klar, die Kniebeuge trainiert den *M. gluteus maximus*, aber weder dessen Ansatz noch dessen Ursprung liegen an der Hüfte. Wenn er sich entwickelt, wächst er nach hinten, nicht in die Breite. Olympische Gewichtheber verbringen bis zu 25 Prozent ihres Trainings mit Kniebeugen, aber sie haben nicht unbedingt breite Hüften.

Kritiker der Kniebeugen sind auch Professor Karl K. Klein und der Arzt Fred L. Allman jr. In einer Studie von 1961 behauptete Klein, dass Kniebeugen die Stabilität des Knies verringern und Verletzungsgefahr heraufbeschwören. 1971 erschien *The Knee in Sports* von Klein und Allman. Viele meinen, dass Klein und Allman generell etwas gegen Kniebeugen hatten, dabei haben sie parallele Kniebeugen (Oberschenkel parallel zum Boden) für Powerlifter befürwortet und deren Vorzüge für den Sport anerkannt. Sie waren nur gegen die tiefen Kniebeugen, wie Gewichtheber sie machen.

Die Studie von Klein wurde ein großartiges Martketinginstrument für die Hersteller von Beinstreckmaschinen. Dabei zeigt jede anerkannte Studie zu dem Thema, dass Kniebeugen die Stabilität des Knies verbessern und so das Verletzungsrisiko reduzieren. Weitere Informationen finden Sie in einem ausgezeichneten Positionspapier der National Strength and Conditioning Association und Dr. Terry Todd zeigt in einem Artikel die Fehler von Kleins Arbeit auf, vor allem dass die Ergebnisse nicht reproduzierbar sind. So belegen auch Daten der kanadischen Nationalmannschaft im alpinen Skirennen, dass regelmäßige Kniebeugen nicht nur die Zahl der Verletzungen reduzieren, sondern auch die Genesung verkürzen.

Die Behauptung, dass Kniebeugen den Knien schaden, lässt sich kaum aufrechterhalten, aber einige meinen auch, sie schaden dem Rücken. Wenn aber jemand von Kniebeugen Rückenprobleme bekommt, liegt das meinst an schlechter Form. So lassen einige Aerobic-Trainer ihre Schüler Kniebeugen mit dem Steißbein nach unten machen, um das Gesäß zu kräftigen (was nicht funktioniert). Diese Position belastet die Bänder und das Bindegewebe des Rückens übermäßig, besonders in der untersten Position der Übung.

Einige Trainer, meist im Aerobic, empfehlen Kniebeugen mit flachem Rücken. In seinem selbst verlegten Buch *Facts and Fallacies of Fitness* (1998) schrieb Dr. Mel Siff dazu: »In Gyms wird oft dazu geraten, den Rücken ›flach‹ zu halten, aber die Gültigkeit dieser Empfehlung wird selten hinterfragt. Ein normaler Mensch kann seinen Rücken gar nicht völlig flach machen und dazu kann die Wirbelsäule in dieser Position Stöße und Belastungen kaum absorbieren oder ableiten. Eine gesunde Wirbelsäule ist mehrfach gebogen, eine gerade deutet auf ein vorhandenes pathologisches Problem hin.«

Um die Bänderstrukturen des Rückens zu schonen, halten Sie den unteren Rücken bei der Kniebeuge immer leicht gewölbt. Das belastet zwar die Lendenmuskeln mehr, aber ein Muskel erholt sich in drei bis acht Tagen von einem leichten Riss, bei einer Bänderzerrung dauert es mindestens 21 Tage. Und mit einem vernünftigen Trainingsprogramm kann man viele Muskelverletzungen vermeiden.

Verletzungen am oberen Rücken oder am Nacken sind meist auf schlechte Technik zurückzuführen, z. B. wenn man übertrieben nach oben oder unten blickt. Manche Anfänger rollen ein Handtuch um die Hantel, damit sie nicht auf den oberen Rücken drückt. Das ist keine gute Idee. Die nunmehr dickere Hantel kann dem Nacken schaden und erhöht das Risiko, dass die Hantel den Rücken hinunterrollt. Um sich an die bloße Hantel auf dem Rücken zu gewöhnen, bauen Sie Ihre Trapezmuskeln auf und denken daran, dass man sich an einen Fahrradsattel auch erst gewöhnen muss.

Dem Herzen schaden Kniebeugen bestimmt nicht. Sie lassen zwar den Blutdruck vorübergehend ansteigen, aber das Herz passt sich daran an, indem die linke Herzkammer größer wird. Übrigens ist der Anstieg des Blutdrucks bei 45-Grad-Beinpressen dreimal höher als bei Kniebeugen. Sollten Sie aber an einer Herz-Kreislauf-Erkrankung leiden oder diese in Ihrer Familie vorkommen, fragen Sie einen erfahrenen Sportarzt, bevor Sie ernsthaft mit einem Kniebeugen-Programm beginnen.

Obwohl wir oben die Kniebeuge als Königin der Übungen gefeiert haben, wollen wir eine weitere Übung zur Diskussion stellen: das Kreuzheben.

Kniebeugen oder Kreuzheben?

Paul Anderson machte die Kniebeuge populär und stellte sagenhafte Rekorde auf. Obwohl seine Rekorde inzwischen eingestellt wurden, wird Anderson für alle Zeiten als einer der stärksten Männer gelten. Und so wie Anderson die Kniebeuge bekannt gemacht hat, hat auch das Kreuzheben seinen Verfechter: Bob Peoples, der erste Mann, der 318 Kilogramm hob.

Der am 2. August 1910 im nördlichen Tennessee geborene Peoples wollte immer stark sein. Er musste sich auch nicht als Schwächling hocharbeiten, denn sein Körper war von vornherein stark. In der Nähe der kleinen Farm der Familie gab es kein Gym und er begnügte sich mit den Kurzhanteln seines Vaters. Später baute er improvisierte Geräte für das Widerstandstraining, unter anderem zwei 90-Liter-Fässer, die er mit Steinen füllte und mit einem Rohr verband.

Mit 25 schaffte Peoples beim Kreuzheben 227 Kilogramm. 1940 stellte er mit 272,5 Kilogramm einen Südstaaten-Rekord im Kreuzheben auf, 1946 gar einen Weltrekord mit 295,5 Kilogramm bei 79,5 Kilogramm Körpergewicht. Am 4. Oktober schaffte er dann 700 amerikanische Pfund (318 Kilogramm). Leider ergab die offizielle Nachmessung nur 699 Pfund. Seinen berühmtesten Rekord stellte er aber am 5. März 1949 bei einem Wettkampf in Johnson City, Tennessee, mit 329,5 Kilogramm bei 81 Kilogramm Körpergewicht auf. Dieser Rekord hielt zwei Jahrzehnte.

Mit seinen Leistungen beim Kreuzheben hat Peoples sich seinen Platz in der Geschichte des Kraftsports gesichert. Aber was bringt das Kreuzheben wirklich? Sehen wir, wie es im Vergleich zur Kniebeuge abschneidet.

Zweckmäßigkeit: Da Sie bei Kniebeugen höhere Gewichte schaffen, als Sie vom Boden heben können, brauchen Sie ein Power-Rack oder zwei Kniebeugen-Racks. Gewichtheber nehmen Scheiben und lassen das Gewicht bei einem gescheiterten Versuch einfach fallen. Das erfordert aber Übung. Helfer wären hier angebracht. Beim Kreuzheben brauchen Sie keine Helfer – Sie heben das Gewicht einfach.

Technik: Das Kreuzheben ist einfacher zu beherrschen. Sich vorzubeugen und ein Objekt hochzuheben, ist eine ganz natürliche Bewegung, anders als Kniebeugen. Manchen Sportlern fehlt das Körperbewusstsein (Propriozeption), den unteren Rücken in der Ausgangsposition zu wölben, aber das lässt sich problemlos erlernen. Wer Probleme hat, den Rücken zu wölben, nimmt eine Hex-Bar, bei der die Hände an den Seiten bleiben und der Rücken sich einfacher wölbt. Wie bei der Kniebeuge haben relativ große Sportler oder Sportler mit angespannten Waden Probleme mit der Übung.

Vielseitigkeit: Wie bei den Kniebeugen gibt es auch beim Kreuzheben viele Varianten. Mit der Hex-Bar können Sie die Quadrizepse besser betonen und Kreuzheben mit großem Bewegungsbereich (mit breitem Griff auf einer Plattform stehend) spannen den *M. vastus medialis obliquus* (VMO) stärker ein. Auch exzentrische Konzentrationen sind recht einfach durchzuführen.

Stimulation von Muskelgruppen: Das Kreuzheben trainiert die gleichen Muskeln wie Kniebeugen, aber da Sie hier die Hantel halten, werden auch Oberkörpermuskeln wie die Trapezmuskeln und der Griff trainiert. Für

Kniebeugen muss der obere Rücken zwar stark sein, aber man braucht oft noch Hilfsübungen, weil die Kniebeugen für den oberen Rücken nicht ausreichen.

Kraftkurve: Mit Kreuzheben im Power-Rack können Sie alle Bereiche der Kraftkurve überlasten. Sie können bei Kniebeugen Negative machen, aber das ist nicht so einfach und sollte nur mit Helfern durchgeführt werden. Nach der letzten Wiederholung eines Satzes Kreuzheben können Sie die Hantel langsam absenken und sich auf die exzentrische Kontraktion konzentrieren.

Wiederholungen: Viele Wiederholungen sind beim Kreuzheben einfacher. Kniebeugen, speziell Frontkniebeugen, sorgen für Atemnot.

Rumpfentwicklung: Versuchen Sie zur Entwicklung der Rumpfmuskeln einarmiges Kreuzheben mit der Hantel an der Seite. Bei Kniebeugen können Sie eine Seite stärker belasten, was aber wegen des Druckes auf der Bandscheibe nicht ratsam ist.

Ehrlichkeit: Das Kreuzheben ist eine pure Kraftübung, wo Hilfsmittel wenig bewirken. Das macht es so attraktiv. Diese Hilfsmittel sind mit ein Grund, weshalb im Kreuzheben seltener Weltrekorde aufgestellt werden als bei Kniebeugen. Aber mit den Hilfsmitteln und der Schwierigkeit, die Tiefe zu bewerten, lässt sich nur schwer bestimmen, wie stark ein Sportler wirklich ist. Beim Kreuzheben schaffen Sie es oder Sie scheitern.

Intensität: Beim Kreuzheben können Sie einfach alles geben. Sie heben einfach. Bei den Kniebeugen müssen Sie überlegen, wie viel Sie heben können.

Das Kreuzheben ist eine wertvolle Übung, die signifikante Zuwächse in der Gesamtkraft und der Muskelmasse ermöglicht. Ja, die Kniebeuge ist die Königin unter den Übungen, aber wie Bob Peoples zeigte, liegt das Kreuzheben knapp dahinter.

Die Kniebeuge beherrschen

Viele Bodybuilder glauben immer noch, dass es nur eine Art gibt, eine Übung auszuführen. Dabei erzwingen Abwandlungen in der Technik Anpassungen für das Wachstum, also sollten Sie hier variieren. Die beiden häufigsten

Formen der Kniebeugen werden als olympische Kniebeuge (Bodybuilder-Kniebeuge) und Powerlifter-Kniebeuge bezeichnet. Bei der olympischen Kniebeuge bleibt der Rücken möglichst senkrecht und die Knie gehen weit nach vorn. Bei der Powerlifting-Kniebeuge beugt man sich aus der Taille nach vorn, die Knie rücken nur ganz leicht vor. Oft gehen Powerlifter nicht so tief herunter, um schwerere Gewichte zu schaffen.

Was ist nun besser? Keines von beiden. Aus der Biomechanik und der Neurophysiologie wissen wir, dass schon geringe Änderungen (wie tief man heruntergeht, wie weit man sich vorbeugt oder die Knie bewegt) unterschiedliche Rekrutierungsmuster der Muskeln stimulieren. Um möglichst viele Motoreinheiten und damit mehr Wachstum zu stimulieren, sollten Bodybuilder ab und zu Powerlifter-Kniebeugen machen. Tiefe Kniebeugen wiederum helfen Powerliftern, weil sie die Entwicklung des *M. vastus medialis obliquus* und damit die Stabilität der Knie verbessern. Wenn Ihr Beintraining überwiegend aus Kniebeugen besteht und Sie die Rekrutierung des *M. vastus medialis* verbessern wollen, können Sie (a) eine spezielle Fußposition wählen oder (b) die untere Position überlasten.

Um den *M. vastus medialis* optimal zu rekrutieren, muss das Gewicht über dem Fußgewölbe liegen. Das erreichen Sie am besten mit einer engen Beinstellung und durch Anhebung Ihres Körperschwerpunkts nach vorn, indem Sie etwas unter die Ferse legen. Mehr Arbeit in der unteren Position verbessert die Rekrutierung des *M. vastus medialis*, der als Hauptakteur Ihren Körper in die Höhe bringt.

Zur Entwicklung des *M. vastus medialis* zeigen wir Ihnen zwei Techniken, die von Olympia-Sportlern eingesetzt werden.

Radfahrer-Kniebeugen: Elite-Radfahrer steigen damit ihre Leistungen bei Rekordversuchen. Bei dieser Variante der Kniebeuge stehen die Fersen eng beieinander (zehn bis15 Zentimeter) auf einem Brett. Idealerweise ist das Brett keilförmig, um den Druck auf das Fußgewölbe zu mindern. Je höher der Keil, desto stärker wird der *M. vastus medialis* rekrutiert. Mit dem Keil machen Sie Ihre Kniebeugen aufrechter, sodass die Gesäßmuskeln weniger rekrutiert werden.

Eineinviertel-Kniebeugen: Olympia-Skifahrer machen diese Übung als Ausgleich für die enorme Entwicklung ihres *M. vastus lateralis* und zur Vorbereitung der Knie auf die seitliche Belastung beim Skifahren. Gehen Sie über fünf Sekunden in die Kniebeuge herunter, bis Sie unten sind. Gehen Sie dann langsam um ein Viertel des Weges hoch und wieder hinunter. Dann gehen Sie hoch, bis die Knie fast gestreckt sind. Diese Bewegung zählt als eine Wiederholung. Vier bis fünf Sätze zu vier bis acht Wiederholungen Eineinviertel-Kniebeugen sorgen für ein Rekordwachstum im *M. vastus medialis*.

Unabhängig von der Art der Kniebeuge muss es aber nicht sein, dass Sie sich nach dem Workout übergeben, was von Hardcore-Magazinen oft behauptet wird. Eine detaillierte Abhandlung dazu finden Sie in Samuel Wilson Fussells umstrittenem Buch *Muscle: Confessions of an Unlikely Bodybuilder*. Dem Übergeben können Sie vorbeugen, indem Sie nicht zu kurz vor dem Kniebeugen-Workout essen und keine langsam verdaulichen Proteine nehmen.

Plädoyer für Frontkniebeugen

Die normale Kniebeuge gilt als beste Übung für die gesamte Körperkraft. Zur Bewertung der Beinkraft eignen sich aber Frontkniebeugen am besten. Das hat fünf gute Gründe:

1. Die Kraft-Geschwindigkeits-Kurve, die ein umgekehrtes Verhältnis zwischen Kraft und Geschwindigkeit zeigt. Die Geschwindigkeit nimmt also ab, wenn man das Gewicht erhöht. Beim Standreißen wird die Geschwindigkeit geprüft, bei der Frontkniebeuge die Kraft.

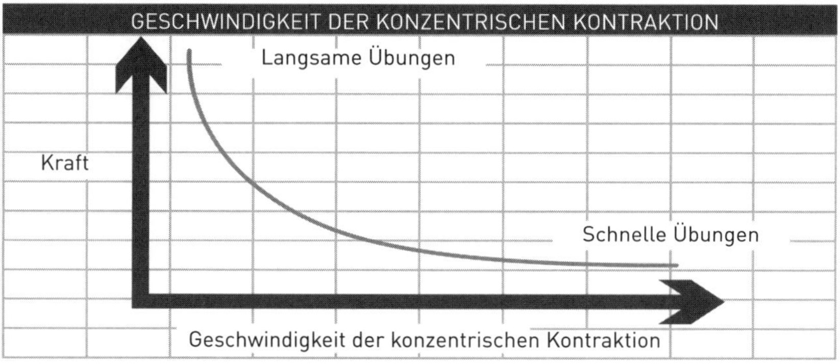

Abbildung 4

2. Die Frontkniebeuge ist der ehrlichste Test Ihrer Beinkraft. Wer hier schummelt, kann sich ernsthaft verletzen. Wenn Sie z. B. während der konzentrischen Kontraktion die Hüften zurücknehmen, werden Sie die Hantel wohl fallen lassen. Dabei können Sie sich schwer verletzen, so sind Sie von selbst ganz ehrlich bei der Frontkniebeuge. Bei der normalen Kniebeuge können Sie eher schummeln, daher liefert die Frontkniebeuge eine objektivere Bewertung Ihrer maximalen Kraft.

3. Dazu prüfen Sie mit der Frontkniebeuge auch Ihre Beweglichkeit, denn um die Übung richtig durchzuführen, müssen alle größeren Gelenke absolut beweglich sein. Bei Krafttests, die Beweglichkeit erfordern, hat man auch einen Ansporn, die Beweglichkeit zu trainieren. Das gilt natürlich nicht für die normale Kniebeuge, aber ganz besonders hingegen für Bankdrücker, die Probleme haben, die Hantel korrekt auf den Schlüsselbeinen zu positionieren. Wenn die Unterarme und die äußeren Rotatoren der Schulter schlecht beweglich sind, lässt sich die Hantel kaum halten. Die richtige Technik lernen Sie bei einem erfahrenen Gewichtheber-Trainer.

4. Den vierten Grund liefert die Sportwissenschaft. EMG-Daten legen nah, dass die Frontkniebeuge den *M. vastus lateralis* und den *M. rectus femoris* effektiver aktiviert als die normale Kniebeuge. Und biomechanische Analysen zeigen, dass die Frontkniebeuge weniger Druck auf die Knie ausübt. So arbeiten Sie härter und schonen gleichzeitig Ihre Knie.

5. Die Frontkniebeuge ist bei Krafttrainern in aller Welt populär. Bei einer Umfrage unter den Elite-Krafttrainern Europas nannten sie das Standreißen, das Schrägbankdrücken und die Frontkniebeuge als ihre liebsten Kraftübungen. Und wenn man sich bei den US-Krafttrainern umsieht, speziell an den Universitäten, so setzen sie eher auf die Frontkniebeuge als auf die normale Kniebeuge.

Sie sind der Meinung, dass die Frontkniebeuge mehr Transferpotenzial für Verbesserungen im Umsetzen und im Standumsetzen hat. Das ist logisch, denn die Ausgangsposition der Frontkniebeuge ähnelt der Ausgangsposition des Umsetzens eher, weil der Oberkörper aufrechter ist als bei der normalen Kniebeuge. Die Kniebeuge entspricht eher dem Reißen, denn der breitere Griff zwingt den Sportler dazu, mit einem Rückenwinkel zu beginnen, der eher parallel zum Boden ist. Dem Gewichtheber hilft die Frontkniebeuge beim Hochkommen aus der unteren Zwischenposition beim Umsetzen. Wenn ein Sportler beim Umsetzen oder Standumsetzen schlechter abschneidet als bei anderen Krafttests, sollte er sich mehr auf die Frontkniebeuge konzentrieren.

Aber was sind gute Werte bei der Frontkniebeuge? Elite-Gewichtheber im Schwergewicht wie Paul Anderson, Wladimir Martschuk, Aljaksandr Kurlowitsch und Mark Henry schafften mindestens 318 Kilogramm. Der Weltrekordhalter im Umsetzen und Stoßen, Leonid Taranenko, schaffte drei Wiederholungen mit 301 Kilogramm. Erwähnenswert sind auch der dreimalige Olympiasieger Pyrros Dimas aus Griechenland und Dursun Sevinc aus der Türkei. Beide wogen 85 Kilogramm und machten Frontkniebeugen mit über 272 Kilogramm. Den absoluten Rekord hält anscheinend Derek Kendall, der mit vor dem Körper gekreuzten Armen 373 Kilogramm geschafft hat.

Wie sollte das Verhältnis zwischen Frontkniebeuge und Kniebeuge aussehen? Wenn Sie bei beiden ganz nach unten gehen, liegt die Frontkniebeuge etwa bei 85 Prozent der Kniebeuge. Wer bei Kniebeugen 100 Kilogramm schafft, sollte Frontkniebeugen mit 85 Kilogramm beherrschen. Viele Sportler erreichen dieses Verhältnis nicht, weil sie bei der Kniebeuge nicht ganz hinuntergehen und so das Gewicht in die Höhe treiben.

Für die Frontkniebeuge wählen Sie einen Obergriff (Handflächen nach unten) wie beim Standumsetzen. Gehen Sie hinunter, bis die hinteren Oberschenkel komplett auf den Waden liegen. Dazwischen darf kein Spalt sein. Halten Sie den Oberkörper aufrecht, die Ellbogen hoch und nach innen. Wenn Ihre Ellbogen das nicht schaffen, sind die äußere Rotatoren des Humerus zu straff. Da brauchen Sie einen Experten für das weiche Gewebe, der Sie beweglicher macht. Es gibt viele Techniken, das Gewebe elastischer zu machen – von der aktiven Entspannung (ART®) über Angewandte Kinesiologie bis hin zum FAT-Stick.

Sportler mit engem Schultergürtel brauchen eventuell Zughilfen. Legen Sie diese auf Schulterbreite oder in einer für sie komfortablen Position um die Hantel. Legen Sie die Schultern unter die Hantel und nehmen Sie die Bänder mit sich gegenüberliegenden Handflächen (halber Kammgriff oder neutral). Von Ihrer Beweglichkeit hängt der Abstand der Zughilfen ab. Wer kaum beweglich ist, hat mehr Abstand zwischen Händen und Hantel. Nun nehmen Sie das Gewicht aus dem Rack und fangen an. So bekommen Sie die Ellbogen hoch, ohne dass es zu sehr spannt.

Bei der Frontkniebeuge sind zwei Helfer ideal, ein erfahrener Trainer reicht auch als einzelner Helfer.

Alternativen zu Kniebeugen

Kniebeugen sind zwar ideal für die Stabilität der Knie, aber manche Sportler können die Übung aufgrund des Druckes auf den unteren Rücken nicht lange durchhalten. Anderen wird es zu fordernd und sie suchen Alternativen, um dabei zu bleiben. Für sie gibt es Übungen, die Abwechslung in das Wachstum der Beine bringen, ohne den unteren Rücken groß zu belasten und ohne ausgefallene Dinge wie Kniestrecken.

Maschinen, die die Kniebeuge imitieren, vermindern vielleicht den Druck auf den unteren Rücken, aber sie belasten die Knie umso mehr. Da wäre die beliebte Smith-Maschine, bei der die Hantel einen geführten, geraden Weg hat.

Bei den meisten Maschinen läuft die Hantel genau senkrecht, manche haben einen leichten Winkel dazu. Bei der Smith-Maschine ist es möglich, dass der Sportler sich gegen die Hantel lehnt, so den Rücken unterstützt und die Streckung der hinteren Oberschenkel minimiert. Damit sind die hinteren Oberschenkel aus dem Spiel. Das ist schlecht, denn sie helfen die Kniescheiben zu stabilisieren. Das führt zu unnatürlich hohen Scherkräften, die versuchen, die Gelenke auseinanderzuziehen, sowie einer enormen Belastung des vorderen Kreuzbands, das maßgeblich zur Stabilität im Knie beiträgt. Daher raten wir, die Smith-Maschine nur selten oder gar nicht zu benutzen.

Alle Alternativen zur Kniebeuge haben eines gemeinsam: Sie verschieben den Schwerpunkt des Widerstands, um die Belastung von Knochen und Muskeln zu reduzieren. Sehen wir uns einige davon an:

Hackenschmidt-Kniebeugen mit der Langhantel: Diese Übung stammt von dem russischen Ringer Georg Karl Julius Hackenschmidt. Als Sohn deutscher und schwedischer Eltern wurde er 1878 in Estland geboren und befasste sich bis zu seinem Tod 1968 in England mit Sport und Fitness. Mit 18 Jahren hob er 90 Kilogramm mit einem Arm über den Kopf und 1898 stellte er den Weltrekord von Eugen Sandow ein. Sandow hatte 116 Kilogramm einarmig gehoben, Hackenschmidt schaffte 122 Kilogramm. Später steigerte er den Rekord auf 126,5 Kilogramm. Im gleichen Jahr riss er 89 Kilogramm mit der rechten Hand, ebenfalls ein Weltrekord.

Als risikoarme Variante zur Kniebeuge sorgt diese Übung für optimales Wachstum des *M. vastus medialis*. Dieser untere Oberschenkelmuskel kreuzt die Kniescheibe. Natürlich macht die Hantel anstelle der Maschine die Übung unbequemer und die Gewichte sind geringer, aber uns geht es ja um die Effektivität.

Für die Hackenschmidt-Kniebeugen brauchen Sie eine Langhantel und ein verstellbares Rack, sodass Sie die Hantel auf einer optimalen Höhe platzieren können. Die Fersen stehen auf einem Keilbrett oder einem Block, damit der Rücken gerade bleibt und die Hüfte unten unter den Schultern ist (ein Keil ist für das Fußgewölbe komfortabler als ein Block).

Stellen Sie den Keil oder den Block mittig in das Power-Rack. Die Hantel sollte etwa zehn bis15 Zentimeter unterhalb der Gesäßlinie im Rack liegen. Mit dem Rücken zur Hantel greifen Sie diese, idealerweise mit Zughilfen. Dies ist einer der wenigen Fälle, wo wir Zughilfen empfehlen.

Gehen Sie nach vorn, bis die Fersen auf dem Brett sind. Beginnen Sie die Kniebeuge, indem die Knie so weit wie möglich nach vorn gehen, ohne dass das Gesäß zurückgeht. Der untere Rücken ist leicht gewölbt. Sind die Knie vorn angekommen, gehen Sie mit der Hüfte in die untere Position der Kniebeuge. Halten Sie den Rücken aufrecht, indem Sie das untere Brustbein hochziehen. Die Schultern dürfen sich nicht nach vorn runden und unten muss die Hüfte unter den Schultern bleiben

Buffalo Bar: Kniebeugen mit einer geraden Hantel führen bei manchen Sportlern zu schmerzenden Handgelenken und Schultern und einem unangenehmen Druck auf den Nacken. Die Buffalo Bar ist eine sehr steife, leicht gewölbte Hantel für Sportler, die mit der geraden Hantel Probleme haben. Sie ermöglicht bequemere Kniebeugen für Sportler mit Problemen mit den Trapezmuskeln.

Sie ist auch ideal für viele Wiederholungen. Bodybuilding-Programme treten in Zyklen auf, alle fünf bis zehn Jahre gibt es angeblich revolutionäre neue Programme. Dazu zählen viele Wiederholungen Kniebeugen, oft im Supersatz mit Überzügen zur Erweiterung des Brustkorbs. Propagiert haben diese Methode in den 1970er-Jahren Peary Reader, Gründer von Ironman, und der verstorbene Don Ross in vielen Büchern und Artikeln. Aufgegriffen hat sie Randall Stross vom Magazin *Milo* in seinem Buch *Super Squats* Ende der 1980er-Jahre. Es gibt zwar keinerlei Belege, dass Überzüge den Brustkorb mehr erweitern als heftiges Atmen nach der Übung. Sie sorgen aber für einen extremen Muskelkater, um Nicht-Bodybuildern zu zeigen, wie hart Gewichtstraining sein kann.

Abgesehen von diesen Supersätzen haben viele Wiederholungen bei Kniebeugen durchaus einen Sinn. Bei vielen Wiederholungen kommen viele Hanteln aber ins Schwingen, worunter das Tempo leidet und was den unteren Rücken mächtig durchrüttelt. Die Buffalo Bar ist aber steif, sie kommt bei schnellen Wiederholungen nicht ins Schwingen. Wir empfehlen sie für viele Wiederholungen Kniebeugen oder Ausfallschritte. Mit ihrer Stabilität ist sie auch ideal für Good Mornings.

Kniebeugen mit dem Magic Circle: Der Magic Circle kam als Douglass Frame auf den Markt. Der rechteckige Rahmen wurde mit Stützgeschirr über die Schultern gelegt. Später machte Erfinder James Douglass einen Ring daraus. Bekannt wurde er durch Perry Reader von Ironman, der ihn über seine Firma Body Culture Equipment verkaufte. Seitdem tauchte er immer wieder bei verschiedenen Autoren auf, in der Mitte der 1970er-Jahre bei US-Gewichtheber-Trainer Carl Miller, später bei Randall Strossen in Super Squats. Der Magic Circle sorgt bei Kniebeugen für einen deutlich niedrigeren Schwerpunkt, was den unteren Rücken schont. Die Befürworter vieler Wiederholungen schwören auf den Magic Circle.

Er eignet sich für das Training zuhause, wird aber in den Gyms nie populär werden, weil er viel Platz braucht und niemand die Haftung für ein Gerät übernehmen möchte, in dem man ohne jegliche Sicherung Kniebeugen macht. Das Hinein- und Herauskommen ist nicht einfach und fordert einen guten Gleichgewichtssinn.

Frontkniebeugen-Harness: Machen Sie bequem Kniebeugen ohne Probleme mit dem Halten der Hantel. Manche setzen das Harness wie eine Smith-Maschine ein, aber davon halten wir ja nicht viel. Es eignet sich gut für Sportler, die wegen schwacher Rhomboiden keine schweren Gewichte schaffen. Für Sportler mit großen Armen (über 46 Zentimeter) ist es unbequem.

Manta Ray: Ursprünglich sollte das Manta Ray die oberen Wirbel von Anfängern schützen. Powerlifter, die ihre Schultern oder den *M. brachialis* durch endlose Wiederholungen tiefer Kniebeugen strapaziert haben, profitieren enorm vom Manta Ray, bis die Verletzungen geheilt sind.

Das ist eine effektive, kostengünstige Variation der Kniebeuge. Durch Verschiebung des Massenschwerpunkts des Widerstands ändern Sie das Rekrutierungsmuster der Motoreinheiten und damit die Anpassung der Muskeln. Für Sportler mit großen Trapezmuskeln mag er unbequem sein, es gibt nur eine Größe.

Safety Squat Bar: Obwohl in den USA einige behaupten, sie vor 15 Jahren erfunden zu haben, wurde die Safety Squat Bar vor über 40 Jahren in Deutschland erfunden. Bob-Superstar Pierre Lueders hat damit seine Resultate bei Kniebeugen verbessert. Sie ist gut für Sportler mit Verletzungen am fünften Lendenwirbel, denn sie senkt den Massenschwerpunkt des Widerstands. Es gibt drei Einsatzmöglichkeiten:

- Festhalten an den vorderen Griffen

- Mit nach vorn gestreckten Armen, parallel zum Boden, mit den Fingerspitzen gegen die Griffe (so bleibt der Rücken optimal aufrecht)

- Festhalten am Joch

Die Beweglichkeit ist allerdings etwas eingeschränkt. Manche Benutzer haben Schmerzen an Handgelenken, Ellbogen oder Schultergürtel. Trotzdem hat die Safety Squat Bar viele Vorteile. Bei einer geraden Hantel kann es passieren, dass man sich vorbeugt oder den Rücken rundet, was eine ernsthafte Verletzungsgefahr für den unteren Rücken bedeutet. Bei der Safety Squat Bar liegt der Massenschwerpunkt des Widerstands eher auf der mittleren

Körperhöhe. Das verhindert übermäßiges Vorbeugen, wie es bei der geraden Hantel vorkommt.

Sportler haben schon das Gleichgewicht nach vorn oder hinten verloren und sich in Gefahr gebracht. Da bei der Safety Squat Bar der Massenschwerpunkt des Widerstands niedriger liegt, lassen sich schwere Lasten besser balancieren. Das gepolsterte Joch senkt den Druck durch Verteilung der Last. Mit der Safety Squat Bar können Sie sich selbst helfen, wenn Sie feststecken, indem Sie auf die Quadrizepse drücken oder sich an der Hantel hochziehen, denn Ihre Hände sind frei, um Sie über den toten Punkt zu bringen. Es sind unterschiedliche Qualitäten auf dem Markt.

Der Zane Leg Blaster: Eingeführt wurde das Gerät als Moore Leg Blaster, aber bekannt wurde es erst durch die Unterstützung von Mr. Olympia Frank Zane. Oder wissen Sie, wer Moore ist? In kurzer Zeit (und nach ein paar Ausgaben von *Muscle and Fitness*) wurde es als Zane Leg Blaster bekannt.

Aber egal, wie Sie es nennen, es ist eher ein Spielzeug. Wer das Gerät hat, kann damit Abwechslung in sein Beintraining bringen. Für die optimale Entwicklung der Beine braucht man den Zane Leg Blaster nicht. Und wenn jemand damit tiefe Kniebeugen schafft, umso besser. Wie der Magic Circle wendet er sich eher an zuhause Trainierende als an die Besitzer von Gyms.

Oder Aufsteigen bzw. Step-ups?

Immer mit der Ruhe. Wir sagen nicht, dass Sie mit Kniebeugen aufhören sollen, aber sehen Sie sich eine Beinübung an, die wir unseren Klienten als Ergänzung oder als Ersatz für die Kniebeuge empfehlen. Wir reden vom Aufsteigen.

Gin Miller hat 1989 das Step-Training erfunden, ein choreografiertes Aerobic-Trainingsprogramm mit niedrigen Step-Plattformen. Dieses Training wurde so populär, dass man es oft mit Aerobic und Muskeltoning in Verbindung bringt. Dabei ist es mit seinen vielen Variationen ein vielseitiges Beintraining für die Rehabilitation, die strukturelle Balance, die Konditionierung und Fitness für den Hochleistungssport.

Crosstraining bezieht sich auf dieses Konzept, denn viele Sportarten konzentrieren sich nur auf bestimmte Muskeln. Mit Crosstraining sorgt man für eine ausgewogene Muskelentwicklung und beugt durch Wechsel der Sportarten Verletzungen, speziell durch Überlastung, vor. So schwimmt ein Langstreckenläufer außerhalb der Saison, um den Oberkörper zu kräftigen, oder ein Golfer spielt Tennis, um die Bauch- und Rückenmuskeln zu entwickeln. Aber unabhängig vom Sport wird der Beinarbeit über den vollen Bewegungsbereich meist nicht viel Bedeutung beigemessen, was zu Dysbalancen führt. Deshalb haben wir stets das Aufsteigen für die strukturelle Balance eingesetzt.

Damit meinen wir, dass die großen Muskelgruppen in einem ausgewogenen Verhältnis zueinander stehen. Das betrifft das Verhältnis zwischen Agonisten und Antagonisten (wie Bizeps/Trizeps und Quadrizeps/hintere Oberschenkel) und zwischen den Gliedern (rechtes und linkes Bein). So genügt nicht allein ein ausgewogenes Kraftverhältnis zwischen Quadrizeps und hinterem Oberschenkel, das rechte Bein sollte genau so stark sein wie das linke.

Die strukturellen Dysbalancen zeigen sich in den häufigen Knieverletzungen bei Sportlerinnen. Die American Orthopedic Society for Sports Medicine berichtet, dass jährlich über 20 000 High-School-Sportlerinnen ernsthafte Knieverletzungen erleiden, meist am vorderen Kreuzband. Um dieses Problem anzugehen, benötigt man eine strukturelle Balance zwischen allen Muskeln, die das Knie beeinflussen. Das Konzept der strukturellen Balance geht aber über die Vorbeugung hinaus, es hilft auch bei der Rehabilitation.

Die bei uns verwendete Progression des Aufsteigens, die wie in der PICP-Klasse Stufe 2 unterrichten, umfasst den Poliquin-Step-up, den Petersen-Step-up, das Aufsteigen und das seitliche Aufsteigen. Den Widerstand steigern wir über Kurzhantel, Langhantel auf dem Rücken und Langhantel vorn. Danach folgen Schritt-Kniebeugen, Ausfallschritte und Kniebeugen. Diese Progression bietet sich am Ende einer Sportsaison an, wenn die strukturellen Dysbalancen am größten sind.

Für Aufsteigen mit Gewichten hat sich der bulgarische Krafttrainer Angel Spassov stark eingesetzt. Allerdings sagt der ehemalige bulgarische Nationaltrainer Iwan Abadschiew, dass seine Mannschaften die Übung nie gemacht haben. Der russische Gewichtheber Leonid Taranenko hingegen, immer noch Weltrekordhalter im Umsetzen und Stoßen mit 266 Kilogramm, soll

Aufsteigen gemacht haben, als sein unterer Rücken von den Kniebeugen extrem erschöpft war. Das klingt vernünftig. Verglichen mit Kniebeugen ist der Oberkörper beim Aufsteigen eher im rechten Winkel zum Boden. Deshalb müssen die *M. erector spinae*, die die Wirbelsäule strecken, weniger arbeiten.

Taranenko soll beim Aufsteigen mit der Langhantel auf der Schulter 178 Kilogramm gehoben haben. Wir empfehlen bei schweren Gewichten aber einen Helfer hinten (idealerweise einen hinten und zwei an der Seite). Die Helfer müssen wissen, dass die seitliche Stabilität nicht sehr groß ist und daher auf Kippbewegungen achten. Optimale Sicherheit bietet schweres Aufsteigen in einem Power-Rack. Die Streben müssen so eingestellt sein, dass die Hantel nur ein paar Zentimeter fallen kann.

Wichtig ist daran zu denken, dass das obere Bein die gesamte Arbeit leistet. Einer unserer Trainer trainierte eine 52 Kilogramm schwere Eistänzerin, die Aufsteigen mit 116 Kilogramm und dem vorderen Bein parallel zum Boden machte. Und sie stieß sich mit dem hinteren Bein ab. Beeindruckend, aber nicht das, was wir brauchen. Das hintere Bein muss gerade bleiben (natürlich wird es bei der Landung leicht gebeugt) und die Zehen des unteren Beines gehen hoch, damit der Sportler nicht abhebt. Das obere Bein wird um fünf Grad nach außen gedreht, was anatomisch dem Ansatz des oberen Oberschenkelknochens an das Becken entspricht.

Mit einigen Ausnahmen ist bei Elite-Sportlern ein Bein signifikant stärker als das andere.

Wenn wir bei diesen Sportlern mit einem Zyklus einbeiniger Übungen beginnen, erzielen sie mehr Fortschritte bei den Kniebeugen als mit Kniebeugen allein. Als Variante setzen wir bei Sportlern gern das seitliche Aufsteigen ein. Hier beginnt man mit dem Körper seitlich zur Plattform, wobei das näher an der Plattform stehende Bein auf der Plattform bleibt. Auch hier steigt der Sportler auf, bis das arbeitende Bein gerade ist. Hier werden neben dem *M. vastus lateralis* auch die inneren Oberschenkelmuskeln, die sogenannten Adduktoren, stärker betont. Das ist wichtig für Sportler, denn sie stabilisieren das Bein in der Bewegung.

Daneben gibt es viele weitere Varianten des Aufsteigens. Es gibt auch einstellbare Plattformen, mit denen man diese Übungen bequem und sicher durchführen kann. Aber nicht alle Plattformen sind sicher: Vor einigen Jahren wurde ein Kollege verklagt, weil eine Sportlerin sich beim Aufsteigen mit der Langhantel auf einer Plattform, die mit einem Power-Rack verbunden war, schwer verletzt hatte.

Diese v-förmige Plattform stützte den Fuß nicht optimal und sie war auch gar nicht für diesen Zweck gedacht. Die Atlantis Leg Platform hingegen lässt sich in Schritten von 18 bis 77 Zentimeter einstellen. Sie ist rutschfest und hat vorn einen Griff, sodass der Oberkörper beim konzentrischen Teil der Übung unterstützen kann, und eignet somit ideal für die Rehabilitation. Die Kniebeuge bleibt Königin, aber mit ihrer Vielseitigkeit ist Aufsteigen eine wichtige Übung für alle Fitness-Programme.

Selten benutzt: Schritt-Kniebeugen

In den PICP-Kursen erklären wir nicht nur den Wert der Schritt-Kniebeuge, wir lassen unsere Schüler im Praxisteil auch viele Varianten dieser Übungen machen, denn sie werden selten richtig durchgeführt.

Der Unterschied zwischen der Schritt-Kniebeuge und dem Ausfallschritt besteht darin, dass Sie bei der Schritt-Kniebeuge an einer Stelle bleiben und auf dem vorderen Bein hoch- und hinuntergehen. Schritt-Kniebeugen und Ausfallschritte sind bei Frauen beliebt, da sie als gut für die Gesäßarbeit gelten. In den 1990er-Jahren propagierte das populäre Frauenprogramm Freestyle Schritt-Kniebeugen und Ausfallschritte als wichtigste Beinübungen für Frauen. Von dem Programm gab es ein Buch (von dem 50 000 Exemplare verkauft wurden), eine DVD und einen Zertifikationskurs.

Unter den Gewichthebern war Angel Spassov, der Ende der 1980er-Jahre in den USA Vorträge hielt, ein starker Befürworter von Schritt-Kniebeugen mit der Langhantel. In seiner Variante steht das hintere Bein auf einer niedrigen Plattform (ca. zehn Zentimeter). Das belastet die Quadrizepse wegen des höheren Gewichts auf dem vorderen Bein stärker. Er hielt Schritt-Kniebeugen für großartige Übungen für Sportler und in seiner Heimat wurden sie eine Zeitlang von Jugendlichen gemacht, um Kraft für die klassischen Übungen aufzubauen. Viele Personal Trainer befürworten hintere Schritt-Kniebeugen, aber mit einer wesentlich höheren Plattform als Spassov oder wir empfehlen würden. Dadurch wird der untere Rücken extrem überstreckt, was den Chiropraktikern viele neue Kunden bescheren dürfte.

Richtig ausgeführte Schritt-Kniebeugen sollten nicht nur Muskelkater im Gesäß bringen, sondern auch in den hinteren Oberschenkeln, den Quadrizepsen und den Adduktoren. Mit Ausfallschritten haben viele Sprinter, Springer und Bobfahrer ihre bereits kräftig entwickelten Beine noch weiter vergrößert.

Wir setzen Schritt-Kniebeugen auch ein, wenn der untere Rücken des Klienten von Kniebeugen oder vom Kreuzheben noch nicht erholt ist. Das ist großartiges Beintraining ohne Überlastung der Wirbelsäule. In beindominierten Sportarten wie Fußball und Football sind sie die ideale Vorbeugung vor Leistenzerrungen.

Unabhängig von den Sätzen und Wiederholungen beginnen Sie stets mit dem schwachen Bein, um Dysbalancen schneller auszugleichen. Und so machen Sie Schritt-Kniebeugen richtig:

Ausgangsposition

- Man steht abgewandt von einer Langhantel, die in einem Kniebeugen-Rack liegt.
- Mit den Zeigefingern einen Punkt an der Hantel festlegen (die Riffelung dient als Anhaltspunkt für die Griffbreite).
- Die Zeigefinger befinden sich so nah wie möglich an der Außenseite der Schultern.
- Unter die Hantel gehen und diese auf den dicken Bereich des Trapezmuskels legen.
- Das Kinn leicht hochnehmen.
- Einen Punkt auf der Wand gegenüber etwas über Augenhöhe fixieren, damit die Ausrichtung des Halses stimmt.

- Die Füße stehen schulterbreit auseinander.
- Durch einen großen Schritt direkt nach vorn mit dem nicht dominanten Bein in die Ausgangsposition gehen.

Abwärtsbewegung

- Vor dem Absenken der Hüfte das vordere Knie möglichst weit nach vorn bringen.
- Die Hüfte absenken, den Oberkörper möglichst aufrecht hslten und die Brust hoch.
- Den Körper kontrolliert absenken, bis die Oberschenkel die Waden berühren.
- Die Ellbogen bewusst stets unter der Hantel lassen. So bleibt das Gewicht so nahe wie möglich am Schwerpunkt.
- Darauf achten, dass während des Absenkens das Knie nach vorn über die Zehen hinausgeht.
- Während des Absenkens durch den Mund einatmen.

Aufwärtsbewegung

- Zuerst die Hüfte anheben.
- Der Oberkörper bleibt möglichst im rechten Winkel zum Boden, besonders am toten Punkt.
- Während des Aufrichtens ausatmen.

Achtung

- Der Rumpf bleibt während der gesamten Bewegung so aufrecht wie möglich.

Sicherheit

- Kontrolliert exzentrisch absenken.
- Nicht nach vorn beugen.
- Da bei schweren Gewichten die seitliche Stabilität gefährdet ist, machen Sie die Übung in einem Power-Rack und setzen die Sicherheitsstreben so, dass die Hantel aufgefangen wird, wenn Sie die Balance verlieren. Auch ein Helfer kann bei der Kontrolle unterstützen.

Zur Änderung der Widerstandskurve legen Sie die Hantel mit einem Frontkniebeugen-Griff auf die Schlüsselbeine. Diese Übung funktioniert auch mit Kurzhanteln oder mit einem Kabel von unten mit einem Griff, das Sie mit der gegenüberliegenden Hand greifen.

Die Kniebeuge ist sicherlich die effektivste Übung für die Vergrößerung der Muskelmasse des Unterkörpers. Dazu zählt sie zu den effektivsten Übungen für die Stabilität der Knie, die Rehabilitation von Knieverletzungen und die Entwicklung der Gesamtkraft.

KAPITEL 11

HINTERE OBERSCHENKEL

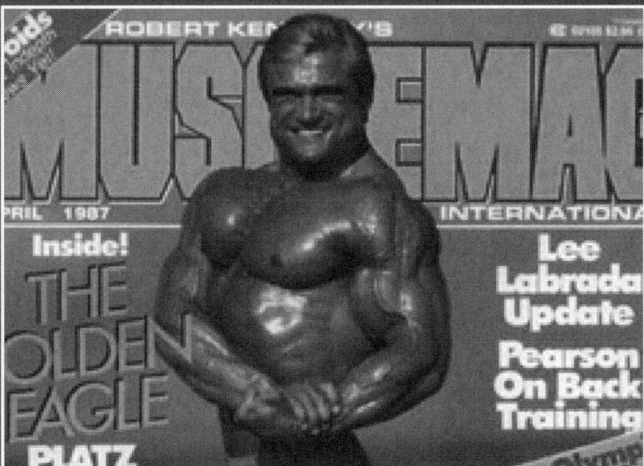

1974 gründete Robert Kennedy das populäre Hardcore-Magazin *MuscleMag International*. Das Magazin wurde 2013, ein Jahr nach Kennedys Tod, eingestellt.

Fragen Sie den Zehnkampf-Olympiasieger Dan O'Brien nach der wichtigsten Muskelgruppe in seinem Gewichtstraining und er wird ohne Zögern die hinteren Oberschenkel nennen. Und er hat recht, denn sie geben dem Leichtathleten Tempo und Schnellkraft.

Auch Top-Bodybuilder wissen, wie wichtig die hinteren Oberschenkel sind, wenn jedes Detail zählt. Viele Bodybuilder aber trainieren das nicht, was sie nicht sehen, und kennen vielleicht auch nur eine oder zwei Übungen für diese Muskeln. Aber dank neuer Informationen und Geräte haben Sie mehr Auswahl als je zuvor.

Mit einem richtigen Programm für die hinteren Oberschenkel können Sie in nur zwölf Wochen das Aussehen Ihrer Beine drastisch ändern. Nicht dass sich bei gespreizten Füßen Ihre inneren Oberschenkel berühren, aber Sie bekommen Muskeln, wo vorher keine waren. Sie können damit auch Ihr Körpergewicht um fünf bis zehn Kilogramm erhöhen und die Verletzungsgefahr reduzieren. Das ist wichtig, wenn Sie Gewichtstraining für eine andere Sportart betreiben. Sehen wir uns also das Training für die hinteren Oberschenkel an.

Funktionelle Anatomie der hinteren Oberschenkel

Die hinteren Oberschenkel bestehen aus drei separaten Muskeln: den mittleren Oberschenkelmuskeln *M. semimembranosus* und *M. semitendinosus* sowie dem *M. biceps femoris*, oft auch als Beinbizeps bezeichnet.

Die mittleren Oberschenkelmuskeln kreuzen Knie und Hüfte und strecken und beugen diese. Dazu drehen sie das Knie nach innen (mediale Rotation). Der Beinbizeps hat wie der *M. biceps brachii* zwei Köpfe: einen langen und einen kurzen. Der lange Kopf kreuzt Knie und Hüfte und ist so beteiligt am Strecken der Hüfte und Beugen der Knie. Der kurze Kopf beugt ebenfalls das Knie, kreuzt aber nicht das Kniegelenk und kann so die Hüfte nicht strecken. Beide unterstützen bei der Drehung des Fußes nach außen (laterale Rotation des Knies).

Neben den drei Muskeln des hinteren Oberschenkels arbeiten weitere Muskeln synergistisch mit diesen und unterstützen das Beugen der Knie und das Strecken der Hüfte. Das Beugen der Knie wird unterstützt von *M. sartorius*, *M. gracilis* und *M. gastrocnemius*. Beim Strecken der Hüfte wirken das Gesäß und die Muskeln des *M. erector spinae* mit. Trainer in der Leichtathletik nutzen die Tatsache, dass die hinteren Oberschenkelmuskeln als Kette mit dem Gesäß und den Rückenstreckern verbunden sind.

Diese Lektion in Anatomie ist keine reine Theorie. Zum einen besagt sie, dass Sie für die komplette Entwicklung Ihrer hinteren Oberschenkel auch Übungen zum Strecken der Hüfte und zum Beugen der Knie machen sollten. Und wenn Sie die Muskelfunktionen kennen, können Sie feststellen, welche Muskeln schwach sind und spezielles Training brauchen. Hier sind ein paar Beispiele.

Ist das Beugen der Knie unterentwickelt, machen Sie verschiedene Beincurls im Sitzen, Liegen, Knien und Stehen. MRI-Untersuchungen zeigen, dass bei diesen Übungen *M. biceps femoris*, *M. semitendinosus*, *M. sartorius* und *M. gracilis* rekrutiert werden.

Gerüchte über die hinteren Oberschenkel

Es gibt unzählige Mythen über das Training der hinteren Oberschenkel, die viele Bodybuilder und andere Sportler an der optimalen Entwicklung hindern. Hier sind die vier häufigsten, die einfach falsch sind.

»Bodybuilder haben die besten hinteren Oberschenkel«: Nicht wirklich. Die Sportler mit den besten hinteren Oberschenkeln sind zweifellos Sprinter – sehen Sie sich so ein Rennen im Fernsehen an. Robby Robinson, Finalist bei Mr. Olympia, hat mit die besten hinteren Oberschenkel im Bodybuilding und er ist in seiner Jugend viel Kurzstrecke gelaufen.

Sprinter haben so gute hintere Oberschenkel, weil diese die wichtigste Muskelgruppe im Sprint sind. Sprints fordern eine extreme Kraftentwicklung, und weil der Sportler sich beim Start nach vorn beugt, müssen die schnell kontrahierenden Fasern der hinteren Oberschenkel maximal kontrahieren, um den Körper nach vorn zu treiben. Auch Bobfahrer haben ausgezeichnete hintere Oberschenkel, denn sie müssen nicht nur spurten, sondern auch einen 300 Kilogramm schweren Schlitten anschieben. Ian Danney, 82 Kilogramm schwerer Bobfahrer schafft zwei Frontkniebeugen mit 190 Kilogramm und hat hintere Oberschenkel wie ein Profi-Bodybuilder. Und er ist einer der gefragtesten Krafttrainer im US-Football. Jedes Jahr trainiert er außerhalb der Saison etwa 600 Spieler aus der NFL.

»Beincurls sind die beste Übung für die hinteren Oberschenkel«: Physiotherapeuten empfehlen für das Kniegelenk ein Kräfteverhältnis von 66 Prozent zwischen hinteren Oberschenkeln und Quadrizepsen, d. h., sie entwickeln 66 Prozent der Kraft der Quadrizepse. Als die kanadischen Olympia-Skifahrer nur halbe Kniebeugen machten, lag ihr Verhältnis bei 58 Prozent. Nach elf Wochen tiefer Kniebeugen kamen sie auf 79 Prozent. (Die besten Sprinter haben 125 Prozent, mehr als das Doppelte des von Physiotherapeuten empfohlenen Wertes.)

Ihr Verhältnis prüfen Sie einfach mit dem Maximum der Frontkniebeuge, das bei 85 Prozent der Kniebeuge liegen sollte. Eine professionelle Bewertung sollten Sie auf einer Kin-Com-Maschine durchführen. Sie ist nicht nur die beste Maschine auf dem Markt, sie misst auch die exzentrische Kraft.

»Nocken bieten die ideale Kraftkurve für die hinteren Oberschenkel«: Bei der Beugung der Knie nimmt die Kraftkurve der hinteren Oberschenkel ab, sie produzieren am Ende der Bewegung weniger Kraft. Die meisten schalenförmigen Nocken bieten steigenden Widerstand. Sie überlasten damit die schwachen Stellen und unterfordern die starken Stellen der Bewegung. Das bringt die Kraftproduktion der hinteren Oberschenkel durcheinander und erhöht die Verletzungsgefahr.

Neben der falschen Kraftkurve hatten die ersten Beincurlmaschinen mit Nocken auch eine flache Fläche, die den unteren Rücken gefährdet, speziell bei Personen mit viel Fett in der Bauchwand. Ein buckelförmiger Nocken hätte die hinteren Oberschenkel besser vorgedehnt.

»Die hinteren Oberschenkel brauchen viele Wiederholungen«: Diese Aussage ist das größte Hindernis für ihre Entwicklung. Wir haben ja die hinteren Oberschenkel der Sprinter gelobt. Wie viel läuft ein Sprinter? 200 Meter oder weniger. Und wie lange dauert das? Der Weltrekord liegt bei 19,9 Sekunden. Trotz der kurzen Zeit unter Spannung haben diese Sportler enorm entwickelte hintere Oberschenkel, denn diese bestehen überwiegend aus schnell kontrahierenden Fasern, die auf hohe Gewichte und wenige Wiederholungen ansprechen.

Zahlreiche Studien über die Maximalkraft und die Wiederholungszahl (bei einem Maximum) zeigen, dass die hinteren Oberschenkel nicht viele Wiederholungen brauchen. Wenn Sie beim Bankdrücken zehn bis zwölf Wiederholungen bei 70 Prozent Ihres RM schaffen, werden es bei den Beincurls nur sieben bis acht bei 70 Prozent sein. Bei 15 bis 20 Wiederholungen, was die Nautilus-Anhänger oft empfehlen, läge Ihre Intensität nur bei 50 bis 55 Prozent Ihres Maximums. Das ist zu wenig Spannung für die schnell kontrahierenden Muskeln, um zu wachsen.

Top-Ten-Trainingstipps für die hinteren Oberschenkel

Sehen wir uns ein paar Trainingsmethoden für die optimale Entwicklung der hinteren Oberschenkel an.

1. **Tipp: Übungen für beide Funktionen der Muskeln.** Die MRI-Technologie zeigt, dass Beincurls nur einen Teil der hinteren Oberschenkelmuskeln rekrutieren. Bei Beincurls auf dem Rücken werden nur *M. biceps femoris*, *M. semitendinosus*, *M. sartorius* und *M. gracilis* eingespannt. Das Kreuzheben mit halb gestreckten Beinen und Good Mornings beziehen *M. adductor magnus*, *M. adductor brevis*, *M. biceps femoris* und *M. semitendinosus* mit ein. Daher brauchen Sie Übungen mit Hüftstreckung (Good Mornings und Kreuzheben mit halb gestreckten Beinen) und Kniebeugung (Beincurls sitzend und liegend).

2. **Tipp: Trainieren Sie auch einmal einbeinig.** Bei Tests von Sportlern an der Kin-Com-Maschine finden wir oft Dysbalancen zwischen den zwei Beinen, auch bei Elite-Sportlern. Oft ist das dominante Bein bis zu 20 Prozent stärker als das nicht dominante. Hier hilft Training der einzelnen Beine, Verletzungen vorzubeugen. (Das dominante Bein muss nicht der dominanten Hand entsprechen. Nicht jeder Rechtshänder hat ein dominantes rechtes Bein.) Dazu kommt der neurologische Effekt des bilateralen Defizits: Die hinteren Oberschenkel kontrahieren härter, wenn sie einzeln trainiert werden.

3. **Tipp: Dehnen Sie die hinteren Oberschenkel am Knie und an der Hüfte, um die Rekrutierung zu erleichtern.** Sie beginnen also mit gestrecktem Knie und gebeugter Hüfte. Bevor Sie bei Beincurls im

Stehen das Gewicht heben, beugen Sie sich aus der Taille vor und beginnen mit geraden Beinen.

4. **Tipp: Zwischen den Sätzen die Quadrizepse dehnen.** Der vergrößerte Bewegungsbereich der hinteren Oberschenkel vergrößert die eingesetzte Muskelmasse und somit die Effektivität der Übung. Das Dehnen der Quadrizepse als Antagonisten ist eine Möglichkeit dafür, denn es reduziert Spannungen, die den Muskel verkürzen können.

5. **Tipp: Machen Sie exzentrisches Training.** Exzentrisches (negatives) Training bezieht sich auf das Absenken, konzentrisches (positives) TrainIng auf das Anheben. Die hinteren Oberschenkel reagieren gut auf konzentrische Arbeit. Dreispringer und Weitspringer haben enorme hintere Oberschenkel. Neben den Sprints müssen sie harte Landungen abfangen, was starke exzentrische Kontraktionen von den hinteren Oberschenkeln erfordert.

6. **Tipp: Wenige Wiederholungen und viele Sätze.** Die schnell kontrahierenden Fasern reagieren nicht auf viele Wiederholungen. Bei mehr als acht Wiederholungen trainieren Sie Ihre hinteren Oberschenkel unter 70 Prozent Ihres 1RM. Diese Intensität schafft nicht genügend Spannung für Zuwächse an Masse und Kraft.

7. **Tipp: Ausgewogenheit zwischen den mittleren und seitlichen Köpfen.** Der Körper lügt nie. Ob ein Kopf der hinteren Oberschenkel spezielles Training braucht, testen Sie mit einem Gewicht, mit dem Sie 6RM Beincurls mit neutraler Fußposition schaffen. Beim Versagen drehen sich die Füße in eine Richtung, wenn es eine Dysbalance zwischen den zwei Köpfen gibt. Drehen sie sich zur Körpermitte (mediale Rotation), ist der *M. biceps femoris* schwächer als *M. semitendinosus* und *M. semimembranosus*. Wenden sie sich von der Körpermitte ab (laterale Rotation), sind *M. semitendinosus* und *M. semimembranosus* schwächer als der *M. biceps femoris*.

8. **Tipp: Abwechslung auch bei ausgewogenen hinteren Oberschenkelmuskeln.** Abwechslung ist entscheidend für optimale hintere Oberschenkel, denn jede Übung bietet eine andere Art der Überlastung. Es gibt mehr Übungen für die hinteren Oberschenkel, als Sie denken.

Angenommen, Ihr Gym hat vier verschiedene Beincurl-Stationen: sitzend, liegend, stehend und vorgebeugt kniend. Damit haben Sie zwölf Übungen zur Verfügung: Vier Maschinen mit je drei Fußpositionen (neutral, einwärts, auswärts) macht zwölf Varianten.

9. **Tipp: Die hinteren Oberschenkel zuerst trainieren.** Die im Workout eher trainierten Muskeln machen größere Fortschritte, als die zum Ende des Workouts trainierten.

10. **Tipp: Achten Sie auf optimale Erholung.** Die hinteren Oberschenkel kontrahieren schnell und brauchen damit viel Erholung. Ein 30-Tage-Zyklus für Sportler mit großartigen Quadrizepsen sähe so aus:

Tag 1: Hintere Oberschenkel (15–16 Sätze), Waden (6–8 Sätze)

Tag 6: Hintere Oberschenkel (6–8 Sätze), Quadrizepse (3–5 Sätze), Waden (8–10 Sätze)

Tag 11: Hintere Oberschenkel (15–16 Sätze), Waden (6–8 Sätze)

Tag 17: Hintere Oberschenkel (6–8 Sätze), Quadrizepse (3–5 Sätze), Waden (8–10 Sätze)

Tag 22: Hintere Oberschenkel (10–12 Sätze), Waden (4–6 Sätze)

Tag 29: Hintere Oberschenkel (4–6 Sätze), Quadrizepse (1–3 Sätze), Waden (6–8 Sätze)

Während der letzten beiden Workouts des Zyklus ist die Zahl der Sätze signifikant niedriger. Und warum? Hier greift das Entlastungsprinzip. Wenn Sie nach der dritten Woche das Volumen bei gleichbleibender oder stärkerer Intensität senken, ist die Superkompensation (Zuwächse) größer als bei konstantem Volumen. Der genaue physiologische Mechanismus ist noch unklar, er scheint aber neuroendokriner Art zu sein. Der gleiche Mechanismus sorgt für Masse- und Kraftzuwächse, wenn man erstmals auf Programme mit niedrigem Volumen umsteigt.

Wenn Sie diese zehn Tipps befolgen, werden Sie schnell Resultate sehen und fühlen. Für optimale hintere Oberschenkel brauchen Sie etwas mehr als ein paar Beincurls zum Ende des Workouts. Machen Sie die hinteren Oberschenkel zu Ihrer Priorität und trainieren Sie diese genau so hart wie die Arme oder die Brust.

Sehen wir uns zwei außergewöhnliche Übungen an, die eine mit Kniestreckung und die andere mit Hüftstreckung. Beginnen wir mit der Kniestreckung.

Kniestreckung
Glute and Ham Raise: alles in einem

Wir raten oft zu Übungen, die gute Resultate versprechen. Sie trainieren eine große Menge Muskelmasse und schaffen eine hohe Spannung. Kabelzüge über Kreuz? Nein, obwohl sie auf Fotos gut aussehen. Trizeps-Kickbacks? Bloß nicht! Kniebeugen und Kreuzheben? Genau das. Dazu gehört auch der Glute and Ham Raise (Abb. 5).

Der Glute and Ham Raise, der eigentlich auch die Waden miteinbezieht, trainiert zwei Funktionen der hinteren Oberschenkel, die Kniebeugung und die Hüftstreckung. Auch der gesamte Bereich der *M. erector spinae* wird trainiert, besonders der mittlere, der im Sport oft starken Kräften ausgesetzt ist. Rückenstrecken ist eine gute Übung, aber die Beine bleiben gerade. So wird nur die Hüftstreckung und nicht die Beugung trainiert. Einige Sportwissenschaftler halten den Glute and Ham Raise auch für natürlicher, weil die Extensoren der Hüfte und die Flexoren der Knie hier zusammenarbeiten.

Die Quadrizepse sehen sicher beeindruckend aus, aber viele Trainer wissen nicht, dass etwa 40 Prozent der Kraft für den Sprint aus dem Gesäß kommt, 25 Prozent von den hinteren Oberschenkeln und etwa fünf Prozent von den Waden. Deshalb sollten alle Sportler diese Muskeln unbedingt mit Hilfsübungen wie dem Glute and Ham Raise trainieren.

Der Glute and Ham Raise ist eine der wichtigsten Übungen zur Vorbeugung von Rücken- und Knieverletzungen. Die Wirbelsäule ist beim Sport oft hohem Druck ausgesetzt. Sportler mit Schwächen in den hinteren Oberschenkeln, im Gesäß und im unteren Rücken haben nicht nur ein höheres Risiko für Verletzungen am unteren Rücken und Risse des vorderen Kreuzbands. Da der Glute and Ham Raise diese Muskelgruppen aufbaut und kräftigt, können Sportler, die diese Übung machen, Druckbelastungen und anderen schädlichen Kräften besser widerstehen, wie sie im Football oder beim alpinen Skirennen auftreten. Dazu kräftigt der Glute and Ham Raise die Wirbelsäule ohne die hohen Druckbelastungen, wie sie beim Kreuzheben auftreten.

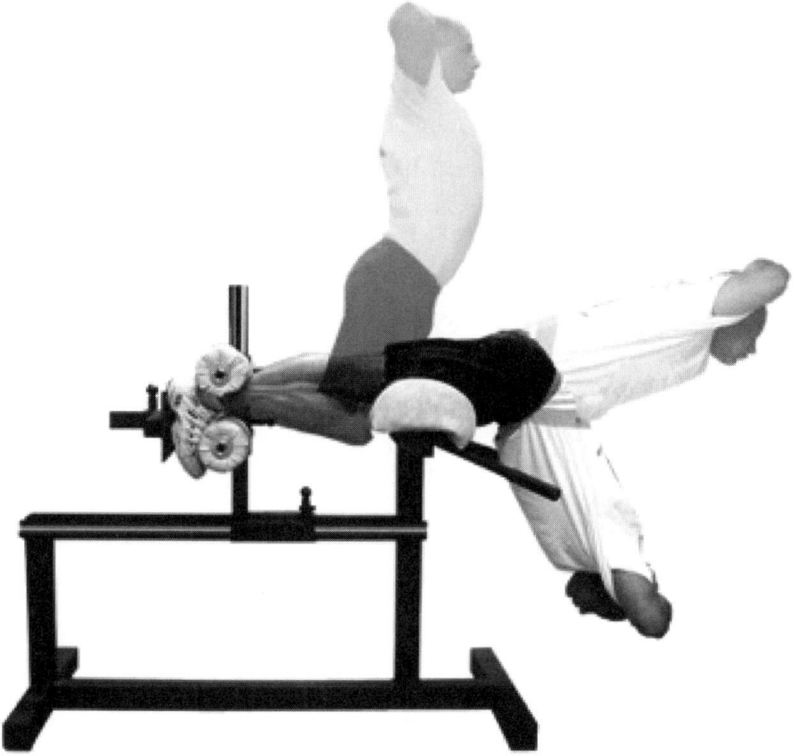

Abbildung 5: Glute and Ham Raise (Foto BFS)

Wer meint, dass er nur mit Kernübungen wie Standumsetzen und Kniebeugen auskommt, sollte bedenken, dass die Kette nur so stark ist wie das schwächste Glied – und das sind bei diesen Übungen oft der untere Rücken und die hinteren Oberschenkel. Hier übertragen die Muskeln des unteren Rückens die Kräfte von den Beinen zum Oberkörper und dann zur Hantel. Wer den Rücken vernachlässigt, schadet seiner Technik oder muss leichtere Gewichte nehmen. Wer ohne gut trainierte Rückenmuskeln schwere Gewicht hebt, rundet den Rücken, was den Bändern und Bandscheiben schadet.

Vorteil für Russland: Die russischen Gewichtheber-Trainer achteten sehr auf die Muskeln der *M. erector spinae*. So fiel dem US-Gewichtheber Tommy Suggs bei Olympia 1968 in Mexiko City auf, dass die Russen ihre Gegner nach der Dicke ihrer Muskeln der *M. erector spinae* beurteilten. Beim Händeschütteln mit dem Gegner gingen sie mit der freien Hand hinter dessen Rücken und prüften Tonus und Dicke der Rückenmuskeln. Ein US-Gewichtheber, der das Hallentraining in Russland beobachtete, sagte, dass die Russen rückenstreckende Übungen wie den Glute and Ham Raise zweimal machen, einmal zu Beginn als Aufwärmübung ohne Gewichte und zum Ende des Workouts als Kräftigungsübung mit Widerstand.

In den US-Printmedien erschien die Übung erstmals 1971 in *Strength and Health*. Die Fotos zeigten russische Gewichtheber bei der Übung auf einem Seitpferd, die Füße an Sprossenwänden gesichert. Dank der abgerundeten Seitpferde konnten die Sportler oben die Knie beugen, um den Bewegungsbereich zu vergrößern. Später wurden die Beine mit Bändern an den Sprossenwänden gesichert.

Das Gerät: Da die meisten Gyms in den USA weder Seitpferde noch Sprossenwände hatten und haben, wurde ein spezielles Gerät für den Glute and Ham Raise entwickelt. Statt eine Bank als Ablage für die oberen Oberschenkel hat es ein gebogenes Polster, das das Beugen der Knie erleichtert. Wir mögen besonders die Version mit zwei getrennten Polstern, die für Männer angenehmer ist. Bei den besseren Geräten sind die Füße an den Knöcheln zwischen zwei runden Polstern gesichert und die Fußplatte ist in alle Richtungen verstellbar.

Einstellung: Vor der Übung müssen Sie die Maschine auf Ihre Größe einstellen. Die Fußplatte wird so eingestellt, dass bei gesicherten Füßen die oberen Oberschenkel mitten auf dem Polster liegen und Sie den Oberkörper so hängen lassen können, dass er im rechten Winkel zum Boden hängt. Dann stellen Sie die Höhe der Fußplatte ein. Ist sie zu niedrig, drückt das Polster in Ihre Oberschenkel.

Legen Sie sich bäuchlings auf das Gerät. Abgestützt an den Handgriffen, legen Sie die Füße mit den Zehen nach unten auf die Fußplatte. Beugen Sie die Hüften, sodass der Oberkörper im rechten Winkel zu den Beinen hängt. Legen Sie die Hände über die Brust und heben Sie den Oberkörper, bis er im rechten Winkel zum Boden steht. Der Rücken bleibt während der gesamten Bewegung gerade (d. h. neutral). Heben Sie den Oberkörper durch Beugen der Knie weiter. Drücken Sie mit den Fußballen gegen die Fußplatte, um die Waden zu aktivieren, denn sie sind an der Kniebeugung beteiligt. Reicht Ihre Kraft dafür nicht aus, legen Sie die Hände auf die Hüften. Das senkt Ihren Masseschwerpunkt ab. Wenn das immer noch zu schwer ist, kann ein Helfer das Gewicht Ihres Oberkörpers reduzieren, indem er vor Ihnen steht und Ihre Schultern hochdrückt.

Mehr Widerstand: Wenn Ihnen diese Version zu leicht wird, machen Sie den exzentrischen Teil mit den Händen hinter dem Kopf. Das bringt den Masseschwerpunkt näher an Ihren Kopf. Sie machen also den konzentrischen Teil mit den Händen auf der Brust (was die Übung vereinfacht) und legen oben für den exzentrischen Teil die Hände hinter den Kopf (was die Übung erschwert). Bald schaffen Sie alle Wiederholungen mit den Händen hinter dem Kopf. Noch schwerer wird es, wenn Sie die Knie auf dem Polster platzieren (dafür muss die Fußplatte näher an das Polster) und die Fußplatte höher stellen.

Wenn Sie für mehr Widerstand bereit sind, haben Sie mehrere Optionen. Sie können einen Medizinball, eine Scheibe oder eine Hantel vor Ihre Brust halten. Wer stark genug ist, legt eine Langhantel auf seine Schultern. Sie sollte wie bei der Kniebeuge liegen, also nicht auf dem Nacken. Wir raten von Zughilfen oder Ketten ab, denn diese Übung hat eine sinkende Kraftkurve, d. h., sie wird nach oben hin immer schwerer. Zughilfen oder Ketten würden die Übung am Ende noch schwerer machen und nicht am Anfang, wo Sie noch stärker sind.

Sie können nicht nur die Position der Hände variieren, auch das Zusatzgewicht kann anders platziert werden, um die exzentrische Überlastung zu erhöhen. Dazu nehmen Sie eine Scheibe oder eine Kurzhantel und halten sie vor Ihre Brust. Sie machen den konzentrischen Teil der Übung, oben strecken Sie das Gewicht nach vorn und gehen dann langsam zurück. Das Strecken der Arme verlängert den Hebelarm und erhöht so auf dem exzentrischen

Abschnitt den Widerstand. Das ist überraschend schwer. Wenn Sie normal zehn perfekte Wiederholungen schaffen, reichen oft schon 2,5 Kilogramm an Zusatzgewicht aus als Überlastung für die Muskeln. Da die hinteren Oberschenkel nämlich überwiegend aus schnell kontrahierenden Fasern bestehen, reagieren sie gut darauf, weil Sie bei den exzentrischen Kontraktionen mehr Spannung erzeugen.

Da Sie im zweiten Abschnitt schwächer sind, können Sie eine Art Vorermüdung durchführen, um die Kraftkurve der Muskeln besser zu treffen. So machen Sie zunächst fünf Wiederholungen Rückenstrecken (d. h. den ersten Teil) mit Widerstand und dann fünf Wiederholungen der gesamten Übung – bei den letzten Wiederholungen fühlt sich die Übung im gesamten Bewegungsbereich geschmeidiger an. Zur Nachermüdung machen Sie fünf volle Wiederholungen ohne Widerstand, nehmen ein Gewicht und machen fünf Wiederholungen Rückenstrecken.

Mit dem Glute and Ham Raise lösen Sie auch strukturelle Dysbalancen zwischen den medialen Muskeln (*M. semitendinosus* und *M. semimembranosus*), die den Fuß nach innen drehen, und den lateralen (*M. biceps femoris*), die den Fuß nach außen drehen. Läuft ein Sportler mit extrem nach außen gestellten Füßen, lassen wir ihn den Glute and Ham Raise mit den Füßen leicht nach innen gedreht machen. Läuft er mit extrem nach innen gestellten Füßen, macht er den Glute and Ham Raise mit den Füßen leicht nach außen gedreht.

Für Läufer und Hochspringer ist der Glute and Ham Raise ein Muss. Er ist aber auch ein Mittel zum Ausgleich struktureller Dysbalancen, um mehr Leistung mit weniger Verletzungsrisiko zu bringen.

Nun wollen wir die Hüftstreckfunktion der hinteren Oberschenkel trainieren.

Hüftstreckung
Die Entwicklung des Trainings für den unteren Rücken

Seit fast zwei Jahrzehnten propagieren wir das umgekehrte Rückenstrecken. Diese relativ einfache Übung hat zahlreiche Vorteile für die Wirbelsäule und die sportliche Leistung. Wir wollen uns diese Vorteile und die Entwicklung der entsprechenden Maschinen genauer ansehen.

In den frühen Tagen des Bodybuilding und unter den ersten Krafttrainern wurden viele Übungen für den unteren Rücken gemacht – mächtige Verbundübungen wie Kniebeugen, Kreuzheben, Good Mornings und Standumsetzen. Später verloren diese Übungen an Bedeutung, sodass der untere Rücken heute ein Schwachpunkt bei den Sportlern ist.

Mit schuld daran ist leider Arthur Jones. Jones riet Sportlern und Bodybuildern von Kniebeugen ab und empfahl Isolationsübungen an Maschinen. Jones meinte, dass Muskeln in einer Drehbewegung funktionieren. Deshalb hielt er Langhanteln, die nur in einer Richtung Widerstand bieten und daher einen Totpunkt haben, für ungeeignet. Seiner Meinung nach konnte man Muskeln über den vollen Bewegungsbereich nur mit Maschinen mit schalenförmigen Nocken trainieren, die dort mehr Widerstand boten, wo der Sportler stärker war. Für Jones bestand das ideale Unterkörper-Workout aus nur einem Satz mit vier Übungen: Beinstrecken im Supersatz mit Beinpressen (mit der Nautilus Compound Leg Machine), Beincurls (Nautilus-Beincurl-Maschine) und Übungen an der Maschine für Hüfte und unteren Rücken (Nautilus Hip and Back Machine). Die Letztere, die nicht mehr hergestellt wird, sorgte für eine Bewegung, die einer Kniebeuge in Rückenlage ähnelte. Netter Versuch.

Laut dem Sportwissenschaftler Dietmar Schmidtbleicher sind Maschinenübungen (speziell an Maschinen mit variablem Widerstand wie der Nautilus) neuromuskular weniger fordernd als Verbundübungen mit freien Gewichten. Im Sinne der Gestaltpsychologie ist das »Ganze« einer komplexen Übung wie Kniebeugen oder Kreuzheben »mehr als die Summe ihrer Teile«. So sind Kollegen auf einen Bodybuilder gestoßen, der auf der schrägen Beinpresse regelmäßig zehn Wiederholungen mit 363 Kilogramm hinlegte, aber bei der parallelen Kniebeuge kaum drei Wiederholungen zu 102 Kilogramm schaffte. Irgendetwas stimmt da nicht.

Jones erkannte aber, dass das Training von Gesäß und Hüften besonders für Sportler wichtig ist. Die drei wichtigsten Muskeln des Gluteus sind *M. gluteus maximus*, *M. gluteus medius* und *M. gluteus minimus*. Sie sind wichtig für das Laufen, Springen und Treten, denn zusammen mit den hinteren Oberschenkeln und dem unteren Rücken strecken sie den Oberkörper und ziehen das Becken zurück. Der *M. erector spinae* besteht aus drei parallelen Muskelsätzen (*M. iliocostalis*, *M. longissimus* und *M. spinalis*) vom Kreuzbein bis zum Nacken. Sie strecken die Wirbelsäule und beugen sie seitlich.

Sie werden zwar durch Kniebeugen und Kreuzheben gestärkt, aber wenn sie relativ schwach sind, machen Sie dort keine Fortschritte. Bei einer Schwäche runden Sportler den Rücken bei Kniebeugen oder beim Kreuzheben, was die Bandscheiben gefährdet. Die Kette ist nur so stark wie ihr schwächstes Glied, deshalb braucht man Hilfsübungen für die Muskeln des *M. erector spinae*.

Zudem sorgt die Kräftigung dieser Muskeln für einen »Ausstrahlungseffekt«, mit ihnen werden viele andere Muskelgruppen gestärkt. Ein stärkerer unterer Rücken bringt bessere Leistungen beim Schulterdrücken und bei Bizepscurls. Trotzdem konzentrieren viele Krafttrainer das Unterkörpertraining auf die Quadrizepse.

Umgekehrtes Rückenstrecken früher und heute

Das umgekehrte Rückenstrecken wird bei Turnern schon lange eingesetzt. In zwei Fachbüchern aus der DDR und aus Ungarn sieht man, wie diese Übung mit Widerstand auf einem Seitpferd gemacht wird, wobei der Sportler einen Medizinball zwischen den Füßen hält oder eine Kugelhantel am Knöchel hat. In ihrem Fachbuch zur Physiotherapie *Trainingstherapie: Prophylaxe und Rehabilitation* zeigen Rolf Gustavsen und Renate Streeck diese Übung mit Kabeln als Widerstand.

Eine interessante Variante schuf US-Gewichtheber Roger Quinn. Bei einem Körpergewicht von 82 Kilogramm schaffte Quinn 1972 bei den Olympiaausscheidungen 137,5 Kilogramm im Reißen und 175 Kilogramm im Umsetzen und Stoßen. Dazu machte er einen Versuch von 182,5 Kilogramm im Stoßen. Und Quinn konnte wegen chronischer Knieverletzungen gar keine Kniebeugen machen. So konzentrierte er auf die olympischen Disziplinen und ersetzte die Kniebeugen durch andere Übungen. Zu ihnen zählte das umgekehrte Rückenstrecken mit manuellem Widerstand.

Ein Artikel von ihm dazu fand sich März 1974 im *International Olympic Lifter*. Quinn legte sich bäuchlings auf das Pferd und ließ seinen Trainer Bob Hise sr. auf seine Beine drücken. Um die Knie zu schonen, blieben die Beine stets gerade. »Das umgekehrte Rückenstrecken ... trainiert die Gesäßmuskeln ähnlich wie beidarmige Curls den Bizeps«, sagte Quinn. »Damit kann ich das Gesäß fast völlig isolieren und auch die Muskeln des *M. erector spinae* einspannen.«

In dem australischen Physiotherapie-Lehrbuch aus den frühen 1980er-Jahren *Posture Makes Perfect* zeigt Dr. Victor Barker ein Bild des umgekehrten Rückenstreckens auf einer Bank, wo der Nutzer den Oberkörper verankert und die Beine hebt. Für den Widerstand sorgte das Rundpolster einer Beinstreckmaschine hinten auf den Waden. Powerlifting-Guru Louie Simmons erhielt das erste Patent für einen funktionierenden Prototyp einer Maschine.

Da er eine Rückenverletzung hatte, brauchte er eine Maschine für das umgekehrte Rückenstrecken. Der Widerstand kam über ein Band um den Knöchel. Es hing an einem Hebelarm mit Drehpunkt unter der Bank. So konnten die Beine auf Höhe der Hüfte oder sogar darunter gezogen werden, was den Bewegungsbereich und den Zug auf den *M. erector spinae* vergrößerte. 1993 erhielt Simmons das Patent auf die erste Rückenstreckmaschine, die bei Powerliftern und später auch bei Krafttrainern sehr beliebt war.

Da der untere Rücken bei so vielen Grundübungen gewölbt werden muss, kann das umgekehrte Rückenstrecken zu seiner Entspannung beitragen. Ideal ist es auch bei Problemen mit den Bandscheiben, denn der Druck auf die Wirbelsäule ist bei dieser Maschine viel schwächer als bei traditionellen Rückenmaschinen. Alf Nachemson aus Schweden zeigte 1975, dass sich beim Vorbeugen aus dem Sitzen um etwa 15 Grad der Druck auf die Lendenwirbel L2-3 fast verdoppelt. Und da die Füße keinen Kontakt zum Boden oder einer Fußplatte haben, kann man auch bei Fußverletzungen gut damit üben.

Moderne Maschinen haben viele Verbesserungen, die die Übung bequemer machen. So sitzt der Drehpunkt des Hebelarms meist unter der Brust, bei einigen Maschinen auf einer Linie mit der Drehachse der Hüfte. Das Band wurde durch runde Polster ersetzt, teilweise einstellbar, denn das Band rutschte während der Übung oft ab. Neue Maschinen haben eine Stufe zum besseren Auf- und Absteigen.

Wichtig ist auch eine Begrenzung des Bewegungsbereichs, wie die Atlantis sie hat. Hier kann der Hebelarm nicht zu weit nach vorn schwingen und damit das Verletzungsrisiko bei weniger flexiblen Sportlern erhöhen. Auch das Stützpolster wurde oft geändert.

Bei den ersten Maschinen war das Brustpolster waagerecht zum Boden. Heute ist die Brust (bzw. der Oberkörper) nach unten geneigt, der Kopf liegt unterhalb der Hüfte. Das hat zwei Vorteile. Das Drehen des Beckens nach hinten und das Abflachen des unteren Rückens belastet diesen weniger. Bei dem alten Polster kann das Anheben der Beine in die Parallele die Lendenwirbel L3–5 stark belasten. das sollten Sie vermeiden. Sie sollten den Rücken auch nicht überstrecken. So ändert sich bei der Atlantis auch die Widerstandskurve, der Widerstand kommt eher. Zwei Gewichtsträger dienen zur Überlastung zu Beginn oder zum Ende der Übung. Das Polster ist sogar noch einen Schritt weiter.

Viele Brustpolster sind an einem Ende geschlitzt, was gerade für Männer bequemer ist. Die Atlantis hat sogar statt des Brustpolsters ein halbmondförmiges Beckenkissen, um den Druck auf den Bauch (speziell bei Frauen) zu reduzieren. Wenn es sich bei dieser Übung im Bauchbereich unangenehm anfühlt, liegt man meist falsch auf dem Brustpolster.

Weitere Optionen: Neben dem umgekehrten Rückenstrecken empfehlen wir weitere Rückenübungen wie das normale Rückenstrecken und das Rückenstrecken auf der Schrägbank. Das umgekehrte Rückenstrecken und das Rückenstrecken auf der Schrägbank spannen die Lendenwirbel unterhalb L3 ein, das normale Rückstrecken die Lendenwirbel oberhalb davon. So könnte man in einem Sechswochen-Programm zwei Wochen umgekehrtes Rückenstrecken, zwei Wochen normales Rückenstrecken und zwei Wochen Rückenstrecken auf der Schrägbank machen.

Da die *M. erector spinae* über Motoreinheiten mit hohem und niedrigem Schwellenwert verfügen, sollten Sie zwischen wenigen und vielen Wiederholungen wechseln. Wenige Wiederholungen sind gut für schwere Verbundübungen wie Kniebeugen, viele dienen zur Vorbeugung und Rehabilitation von Zuständen, die Rückenschmerzen erzeugen. Derzeit setzt man bei der Schmerzrehabilitation mehr auf Muskelausdauer als auf absolute Kraft. Mehr dazu finden Sie in Dr. Stuart McGills *Rücken-Reparatur: Die McGill-Methode, um Rückenschmerzen selbst zu heilen*. Es ist hervorragend recherchiert und sehr gut lesbar.

Das umgekehrte Rückenstrecken ist immer weiter zu seinem Vorteil verbessert worden. Wir empfehlen diese Übung auf alle Fälle. Kommen wir nun zu einem Super-Workout für alle Aspekte der hinteren Oberschenkel.

Das Morgen-Workout: Das Morgen-Workout konzentriert sich auf die Kniebeugerfunktion der hinteren Oberschenkel. Die hier beteiligten Muskeln kontrahieren eher schnell und sind mit drei Sätzen mit wenigen Wiederholungen gut bedient.

Dreisatztraining ist hier effektiv, weil mehr Motoreinheiten stimuliert werden und sich die Zeit unter Spannung für die beteiligten Muskelfasern erhöht. Dabei werden drei verschiedene Übungen mit minimaler Pause zwischen den Sätzen durchgeführt. Eine Pause von 15 Sekunden zwischen den Übungen sorgt für eine ganz andere Trainingsreaktion. Diese kurze Pause ermöglicht wesentlich höhere Gewichte als gar keine Pause und bringt damit mehr Spannung auf die Muskeln. Die Hypertrophie ist zum großen Teil das Produkt aus Spannung und Belastung. Wenn Sie ohne Pause zur nächsten Übung übergehen, sorgt die daraus resultierende geringere Belastung für einen suboptimalen Trainingseffekt.

Dazu ist die Fußstellung bei jeder Übung anders. Wegen der unterschiedlichen Zuglinien der einzelnen Muskeln des hinteren Oberschenkels wird so der gesamte Pool an Motoreinheiten rekrutiert. Aufgrund der Erschöpfung ist bei jedem folgenden Dreiersatz das Gewicht um vier bis fünf Prozent zu reduzieren.

A1. Beincurls im Liegen, Füße nach innen, 4 Sätze x 4–6 Wiederholungen, 40X0, Pause 15 Sekunden
A2. Beincurls im Liegen, Füße neutral, 4 Sätze x 4–6 Wiederholungen, 40X0, Pause 15 Sekunden
A3. Beincurls im Liegen, Füße nach außen, 4 Sätze x 4–6 Wiederholungen, 40X0, Pause 240 Sekunden

Bei Beincurlübungen ist auf die Beugung und Streckung der Wade zu achten. Zeigen die Füße vom Körper weg (Plantarflexion), ist der obere Wadenmuskel (*M. gastrocnemius*) in seiner Funktion als Kniebeuger etwas eingeschränkt. Dieser biartikulare Muskel kreuzt das Kniegelenk und den Knöchel. Allerdings sind seine Muskelfasern zu kurz, um die Kniebeugung und die Plantarflexion gleichzeitig auszuführen. So ist er als Kniebeuger effektiver, wenn die Zehen zum Körper hin stehen (Dorsiflexion), und als Plantarflexor, wenn das Knie durchgestreckt ist.

Sie merken das, wenn Sie beim Autofahren zu dicht am Lenkrad sitzen. Bei gebeugten Knien wird der *M. gastrocnemius* ineffektiv und Ihnen fällt das Bremsen schwer. Deshalb wird auch Wadenheben im Sitzen empfohlen, um den unteren Wadenmuskel (*M. soleus*) zu Lasten des *M. gastrocnemius* zu betonen.

Und wenn Sie in der Plantarflexion das Knie beugen, geht die Überlastung vom *M. gastrocnemius* zu den hinteren Oberschenkeln, die damit effektiv trainiert werden. Die Krämpfe dabei kommen vom *M. gastrocnemius*, der an sein altes motorisches Muster gewohnt ist und sich aktivieren möchte. Das hält aber nur kurz an. Um das zu umgehen, machen Sie einfach die konzentrische Kontraktion mit Dorsiflexion und reduzieren den Widerstand bei der exzentrischen Kontraktion mit der Plantarflexion. Und da Sie exzentrisch stärker sind, werden die hinteren Oberschenkel beim exzentrischen Absenken stärker belastet, da der *M. gastrocnemius* aufgrund der Plantarflexion aus dem Spiel ist. So sind Beincurls viel effektiver. Aber vor dem Nachmittags-Workout haben wir noch ein paar Tipps. Dehnen Sie den Quadrizeps zwischen Übungen für den hinteren Oberschenkel. Die Vergrößerung des Bewegungsbereichs des Quadrizeps vor dem Beincurl aktiviert während der Übung mehr Motoreinheiten im hinteren Oberschenkel. Der Quadrizeps ist der Antagonist zum hinteren Oberschenkel. Wird er gedehnt, kann der hintere Oberschenkel entspannen. So wird die nächste Kontraktion des hinteren Oberschenkels viel härter ausfallen.

Dazu ist das Beincurlen eine Übung für Sportler mit struktureller Balance zur Beugung der Knie hin. Das stellen Sie mit dem Test für die strukturelle Balance aus Tipp 7 oben fest: Wählen Sie mit einem Gewicht, mit dem Sie 6RM Beincurls mit neutraler Fußposition schaffen. Beim Versagen drehen sich die Füße in eine Richtung, wenn es eine Dysbalance zwischen den zwei Köpfen gibt. Drehen sie sich zur Körpermitte (mediale Rotation), ist der *M. biceps femoris* schwächer als *M. semitendinosus* und *M. semimembranosus.* Wenden sie sich von der Körpermitte ab (laterale Rotation), sind *M. semitendinosus* und *M. semimembranosus* schwächer als der *M. biceps femoris.*

Das Nachmittags-Workout: Hier konzentrieren wir uns auf die Hüftstreckfunktion der hinteren Oberschenkel. Synergistisch sind das Gesäß und die *M. erector spinae* beteiligt, um die Zeit unter Spannung der hinteren Oberschenkel zu erhöhen.Viele Wiederholungen ermüden alle verfügbaren Motoreinheiten. Dies ist ebenfalls Dreisatztraining, aber aufgrund der Erschöpfung ist bei jedem folgenden Dreiersatz das Gewicht um sechs bis sieben Prozent zu reduzieren.

A-1. Good Mornings im Stehen, 4 Sätze x 6–8 Wiederholungen, 4020, Pause zehn Sekunden
A-2. Rumänisches Kreuzheben, 4 Sätze x 8–10 Wiederholungen, 4020, Pause zehn Sekunden
A-3. Umgekehrtes Rückenstrecken, 4 Sätze x 15–20 Wiederholungen, 20X0, Pause 120 Sekunden

Danach werden Sie sich wegen des Pumps im unteren Rücken vermutlich ein Dutzend Zentimeter kleiner fühlen. Damit dieses nicht geschieht (und um später mögliche Muskelkrämpfe zu vermeiden), dehnen Sie die Hüftbeuger statisch zwischen den Sätzen. Und da die Hüftbeuger Antagonisten der Hüftstrecker sind, verstärkt das Dehnen der Hüftbeuger die Kontraktionen der Hüftstrecker.

Aber Achtung: Wenn Sie bei diesem Workout bei einer der Übungen das Anfangsgewicht um mehr als 20 Prozent senken müssen, machen Sie zu viel Volumen für Ihre Kondition. Wenn Sie bei A1 50 Kilogramm im ersten Satz nehmen und in der zweiten Runde bei den Good Mornings nur noch 37,5 Kilogramm schaffen, sollten Sie aufhören. Beim nächsten Workout sollten Sie wenigstens eine zweite Runde Dreiersätze schaffen. Die Leistungen sind beim Nachmittags-Workout oft schlechter, weil man noch vom Morgen-Workout erschöpft ist. Wir empfehlen einen Shake mit Quadricarb und Whey Stronger direkt nach dem Morgen-Workout. Quadricarb füllt die Glykogenspeicher auf und Whey Stronger ist das reinste Molkeprotein auf dem Markt. Diese Produkte können die Leistung beim Nachmittags-Workout signifikant verbessern.

Wer nicht zweimal täglich trainieren kann, macht das komplette Morgenprogramm und dann zwei Sätze des Nachmittagsprogramms. Machen Sie das höchstens alle fünf Tage und nicht länger als sechs Wochen.

So können Sie Ihre hinteren Oberschenkel aufscheuchen. Sie werden schnell erstaunliche Resultate sehen. Diese Monstermuskeln zeigen Sie dann gern.

KAPITEL **12**

WADEN

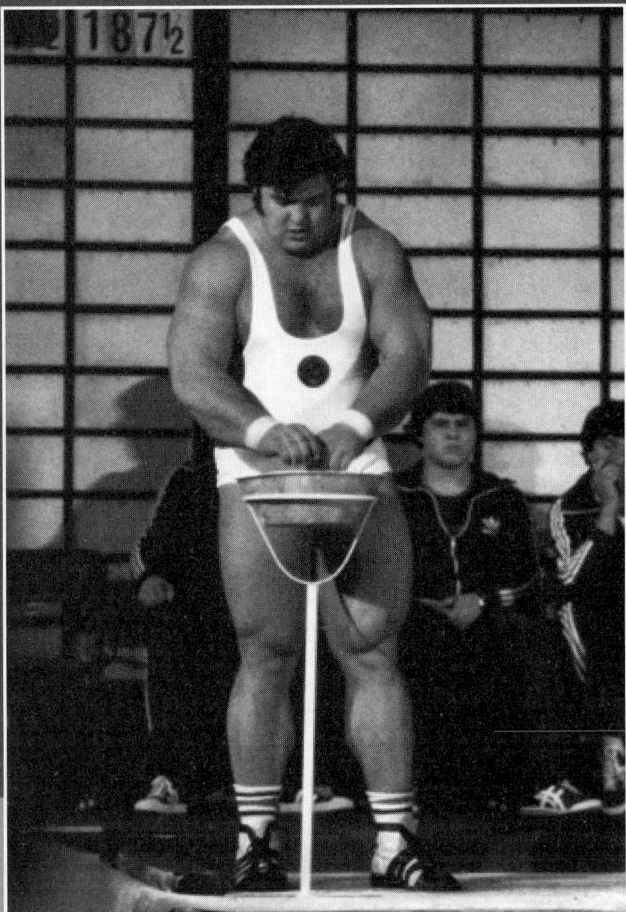

Sultan Rachmanow war Olympiasieger 1980. Er brach zweimal den Weltrekord im Reißen, sein Bestwert lag bei 201 Kilogramm.

Bei allen klassischen griechischen Statuen haben die Helden fantastische Wadenmuskeln, und das aus gutem Grund. Die Waden sind der Fokus des gesamten Körpers. Bei Bodybuilding-Wettkämpfen auf allen Ebenen sehen die Zuschauer und die Kampfrichter zuerst auf die Waden.

Genau!

Die Waden sind zwar ein wichtiger Faktor für einen symmetrischen Körper, aber viele Bodybuilder und auch andere Sportler achten nicht sehr auf sie. Sie eignen sich nicht zur Selbstdarstellung und stehen oft im Schatten von Armen, Brust und Schultern. Dabei können die Waden beim Posen für den entscheidenden Unterschied sorgen und sogar die Oberschenkel größer erscheinen lassen. So hatte Arnold keine besonders großen Oberschenkel, aber seine Waden waren so phänomenal, dass sich zu seiner Zeit niemand über seine Beine beklagt hat.

Bodybuilding-Guru Vince Gironda und Nautilus-Gründer Arthur Jones glaubten, dass der Körper einer asymmetrischen Entwicklung widersteht, von Jones als »indirekter Effekt« bezeichnet. In seinem *Bulletin #1* schrieb Jones: »Natürlich kann man durch unausgewogene Übungen eine bestimmte unproportionierte Muskelmasse aufbauen. Wer nur Kniebeugen macht, tut genau das. Aber der Körper scheint da bestimmte Grenzen vorzugeben. So ist es schwierig, die Arme über einen bestimmten Punkt hinaus aufzubauen, wenn man gleichzeitig nicht auch die großen Beinmuskeln trainiert.«

Neben der Symmetrie spielt auch die Genetik bei der Entwicklung der Waden eine Rolle. Mesomorphe Menschen haben natürlich entwickelte Waden. Kinanthropometrische Langzeitstudien an über 40 000 polnischen Studenten zeigen, dass Menschen mit natürlich kräftigen Waden eher Kraft und Muskelmasse aufbauen als Menschen mit anderen herausragenden anthropometrischen Maßen (Schulterbreite, Durchmesser der Handgelenke). Entscheidend für die Masse der Waden ist die Länge der Muskelbäuche. Je niedriger der Muskelbauch, speziell der des *M. gastrocnemius*, am Knochen ansetzt, desto größer ist das Bodybuilding-Potenzial. Französische Naturheiler um die Jahrhundertwende pflegten zu sagen: »Kurze Sehnen, große Muskeln.«

Charles Dickerson, 1982 mit 43 Jahren Mr. Olympia, hatte tief ansetzende Muskelbäuche und trainierte die Waden nur zweimal wöchentlich, weil sie sonst zu groß für den Rest des Körpers geworden wären. Im Nautilus *Bulletin #2* schrieb Jones, dass Dickerson einer von zwei überlebenden Drillingen war. Jones traf den anderen Bruder und erzählte, dass dieser noch bessere Waden hätte, obwohl er überhaupt nicht trainierte. Ein Finalist bei Mr. Olympia soll sogar verlangt haben, einen Konkurrenten auf Wadenimplantate zu röntgen, weil dessen Unterschenkelmuskeln in den letzten zwei Jahren unglaublich zugelegt hatten.

Wer so etwas hört, könnte das jetzt als Ausrede nutzen, die Waden gar nicht zu trainieren. Oder sich Muskeln implantieren zu lassen. Davon war früher nur im Bodybuilding gerüchteweise die Rede, aber heute sollen Wadenimplantate auch bei Nichtsportlern gar nicht selten sein.

Laut der American Society for Aesthetic Plastic Surgery »kann man vollere Waden durch Implantate aus Hartsilikon erzielen, die hinter dem Knie ansetzen und unter die Wadenmuskeln geschoben werden«. Es ist aber unwahrscheinlich, dass so etwas von der Krankenkasse bezahlt wird. Dazu birgt jede Operation ein Risiko und es gibt keine Garantie, dass genau das gewünschte Resultat erzielt wird.

Wir sind nicht grundsätzlich gegen solche Operationen, denn es gibt Krankheiten wie Polio, bei denen die Vergrößerung der Wade die einzige Möglichkeit ist, normal aussehende Waden aufzubauen. Ein Plateau in der Entwicklung hingegen lässt sich mit dem richtigen Trainingsprogramm überwinden. Mit unserem Programm sind Zuwächse in der Größenordnung von drei Zentimetern im Durchmesser in nur acht Wochen nicht unmöglich.

Wenn Sie kurze Muskelbäuche haben und einen anderen Sport als Bodybuilding betreiben, sind Sie sogar im Vorteil. Eine eher im Kniebereich entwickelte Wade hat nämlich ein großes Trägheitsmoment, was eine schnellere Schrittfrequenz begünstigt und mehr Hebelkraft beim Springen bietet.

Ein Gerücht ist, dass Waden durch das viele Stehen und Gehen an Arbeit gewohnt sind und deshalb viel Volumen brauchen, um zu wachsen. Wenn Sie nicht gerade Briefträger sind, laufen und stehen Sie dann wirklich so viel? Es gibt eine Beziehung zwischen Volumen und Hypertrophie, aber ein einziges gutes Waden-Workout in Ihrem Wochenprogramm sollte für eine ordentliche Entwicklung sorgen.

Genauso wenig stimmt, dass es schwer ist, einen Pump zu erzielen, weil die Waden so weit weg vom Herzen und daher schlechter mit Blut versorgt sind. Blödsinn. Jeder Kardiologe oder Gefäßchirurg würde darüber lachen. Diese Behauptung entbehrt jeder physiologischen Grundlage und hält sich doch bis heute in den Gyms. Die Blutversorgung reicht aus und der Pump hängt ohnehin von den gespeicherten Nährstoffen (Glykogen) ab.

Sechs Wege zum Scheitern

Die Entwicklung der Waden ist aus mehreren Gründen problematisch. Hier sind sechs davon:

1. **Zu schnelles Aufgeben:** Viele Bodybuilder glauben immer noch, dass die Waden genetisch vorgegeben und nicht entwicklungsfähig sind. So trainieren sie sie nicht regelmäßig. Wenn es im Gym die Regel gäbe, dass für jeden Satz Bizepscurls ein Satz Wadenheben zu machen ist, würde in nur einem Jahr der Durchschnitt um fünf Zentimeter steigen.

2. **Fehlendes Dehnen beim Wadenheben:** Die meisten, die sich über ihre Waden beklagen, machen kurze, ruckartige Bewegungen. Dabei ist der Bewegungsbereich so wichtig für die Waden. Wir empfehlen Training auf Blöcken, die mindestens fünf Zentimeter hoch und abgerundet sind. Die Rundung macht die Übung angenehmer, denn gerade Bretter drücken in das Fußgewölbe. Die besten Blöcke sind gummiert. So können Sie barfuß trainieren und haben einen noch größeren Bewegungsbereich. Da viele Bodybuilder Wadentraining mit vollem Bewegungsbereich nicht gewohnt sind, sollten Sie bei den nächsten sechs Workouts mindestens vier Sekunden in der unteren Position bleiben, um das Dehnen wieder zu lernen.

3. **Ungenügende exzentrische Überlastung:** Volleyballer und Tänzer haben enorme Waden. Man vermutet, dass das vom Springen kommt. Das ist zum Teil richtig, aber unserer Meinung nach kommt die Hypertrophie überwiegend vom Abfedern. Studien aus der Biomechanik zeigen, dass die Waden einen Großteil der Belastung beim Landen nach einem Sprung abfedern. Negatives Training, das Heben mit zwei Waden und Absenken mit einer, ist für die Waden besonders gut.

4. **Beugen der Knie bei Wadenübungen mit geradem Bein:** Wer beim Wadenheben im Stehen die Knie öffnet, schummelt. Nur um sich vorzumachen, dass man stark ist, wird durch Beugen der Knie die Belastung auf Gesäß und Quadrizepse übertragen.

5. **Blockierte Nervenversorgung:** Eine Störung der Nervenversorgung durch eine traumatisierte Wirbelsäule hemmt die Weitergabe an die Wade, man schafft keine ausreichend schweren Gewichte mehr. Eine Untersuchung der Wirbelsäule und die Behandlung durch einen Osteopathen oder Chiropraktiker kann in wenigen Wochen zu ganz neuem Wachstum der Waden führen.

6. **Zu viel Bindegewebe:** Ist um die Wade zu viel Bindegewebe, haben die Muskeln keinen Platz zum Wachsen. Man kann in einer Operation die Faszien öffnen, um dem Muskel Raum zum Wachsen zu geben. Dr. Mike Leahy kann die gleichen Resultate mit seinem Active Release Techniques ART® erzielen, oft schon nach einem Besuch!

Tote Punkte beim Wadenheben überwinden

Ihre Waden können wachsen, aber Sie müssen nicht nur wissen, wie Sie sie trainieren, sondern auch bereit sein, die Schmerzen zu ertragen. Wem es mit den Waden ernst ist, der findet hier sechs Praxistipps (oder auch Geheimnisse), die die Effektivität des Trainings deutlich erhöhen.

1. **Die richtige Wiederholungszahl:** Sie hängt bei den Waden ganz von der Übung ab. Ist das Knie gebeugt, wie beim Wadenheben im Sitzen, macht der *M. soleus* die meiste Arbeit. Er zählt zu den der Schwerkraft entgegenwirkenden Muskeln, er feuert, wenn Sie stehen.

Biopsien und Autopsien haben gezeigt, dass der *M. soleus* zu etwa 88 Prozent aus langsam kontrahierenden Fasern besteht und deshalb viele Wiederholungen braucht. Sätze, die nach weniger als 40 Sekunden fertig sind, bringen den *M. soleus* nicht wirklich weiter. Ist bei der Übung das Knie gestreckt, wie beim Wadenheben in Vorbeuge oder im Stehen, macht der *M. gastrocnemius* die meiste Arbeit. Er wiederum besteht zu ca. 60 Prozent aus schnell kontrahierenden Fasern und reagiert am besten auf Sätze von 20 bis 40 Sekunden.

2. **Pause in der unteren Position:** Dieser einfache Trick bringt viel Wachstum für die Waden. Nach dem exzentrischen Teil (Absenken) machen Sie unten vor dem konzentrischen Teil (Anheben) eine Pause. Sie sollte je nach Wiederholungszahl eine bis vier Sekunden betragen; je mehr Wiederholungen, desto kürzer ist die Pause. Bei Sätzen zu 35 bis 50 Wiederholungen reicht eine Sekunde Pause unten, bei sechs bis acht Wiederholungen sollten es vier Sekunden sein.

3. **Langsamer heben:** Sie regen das Wachstum effektiv an, wenn Sie das Gewicht fünf Sekunden heben und fünf Sekunden absenken. Da Sie so nicht viel Schwung einsetzen können, fühlen Sie nach sechs bis acht Wiederholungen einen deutlichen Aufbau intramuskulärer Spannung in den Wadenmuskeln.

4. **Die Fußstellung ändern:** Wichtiger als die Ausrichtung ist der Abstand der Füße zueinander. MRI-Studien zeigen aber, dass neutrale oder nach innen gewandte Füße beim Wadenheben in Vorbeuge die Rekrutierung der medialen (inneren) Waden reduzieren und die der lateralen (äußeren) Waden erhöhen. Drehen Sie den Fuß nach außen, wird der laterale Kopf stärker und der mediale Kopf schwächer rekrutiert.

5. **Die Waden dehnen:** Eine zu straffe Achillessehne kann die Entwicklung der Wade behindern. Das können Sie dagegen tun:

Eine Kniebeuge mit unbeladener Hantel zeigt Ihre Flexibilität. Achten Sie unten auf Ihre Körpermechanik, d. h. den Winkel des Schienbeins zum Boden. Nun können Sie ein Workout mit optimaler Wadendehnung machen.

Das übliche statische Wadendehnen reicht aber nicht. Die Waden sind im Gegensatz z. B. zu den hinteren Oberschenkeln nur sehr schwer zu dehnen. Sie brauchen den zusätzlichen Widerstand von Maschinen. Am besten nehmen Sie zwei Wadenmaschinen, eine für Übungen im Sitzen und eine für Übungen im Stehen. Beginnen wir im Stehen.

Bringen Sie Ihre Schulter unter die Polster der Maschine. Strecken Sie die Knie und senken Sie die Fersen möglichst weit ab. Die Knie bleiben gestreckt, so werden *M. soleus* und *M. gastrocnemius* optimal gestreckt. Beugen Sie die Knie leicht, wird der *M. gastrocnemius* nicht voll gestreckt. Halten Sie die

Dehnung für 15 Sekunden. Beugen Sie die Knie, um die Schulterpolster abzusenken, und machen Sie fünf Sekunden Pause, wobei Sie zwei bis drei Scheiben auflegen. Machen Sie diesen Prozess »Dehnen-Pause-mehr-Gewicht« drei- bis fünfmal.

Beim Dehnen der Waden im Stehen lässt sich das Dehnen in der unteren Position durch die Kontraktion des Gesäßes unterstützen. Da sich die Fläche der Faszien über die gesamte hintere Beinmuskulatur zieht, können Sie durch Anspannen des Gesäßes den Aufbau der Dehnung in den Wadenmuskeln spüren.

Nun geht es an die Maschine für die Übung im Sitzen, um den *M. soleus* besser zu dehnen. Wir setzen die gleiche Methode ein: 15 Sekunden dehnen, fünf Sekunden Pause, zusätzliche Gewichte etc. Machen Sie fünf bis sechs Wiederholungen. Nun sollten die Waden die maximale Länge für den Tag erreicht haben. Prüfen Sie das erneut mit einer Kniebeuge. Wenn Sie die Knie weiter bewegen können als vor dem Dehnen, war die mangelnde Flexibilität das Hindernis für das Wachstum der Waden.

1. **Trainieren Sie nur ein Bein:** Wenn Sie Ihre Waden beim Training kaum spüren können, kann einbeiniges Training Ihnen zu einem neuen Wachstum verhelfen. Experimentieren Sie mit einem Bein an der Maschine für das Wadenheben im Stehen oder an der Beinpresse. Die Konzentration des neuralen Antriebs auf ein Bein sorgt für die maximale Belastung des Wadenmuskels.

2. **Wadenheben an der Maschine für Hackenschmidt-Kniebeugen:** Da Ihr Körper und der Wadenblock beide im 45-Grad-Winkel sind, kommen Sie mechanisch leichter in den oberen Bereich. Das sorgt für einen anderen Widerstandsbereich der Waden und damit für neues Wachstum.

3. **Die an der Dorsiflexion beteiligten Muskeln trainieren:** Für eine optimale Entwicklung sollten alle Teile der Waden trainiert werden, auch der vordere Bereich. Machen Sie dabei unten eine bis vier Sekunden Pause. Zwischen jedem Satz für den *M. tibialis anterior* müssen Sie den *M. gastrocnemius* und den *M. soleus* dehnen. Da die Waden sich gegen die Dehnung sträuben, nehmen wir die Maschine für das Wadenheben im Stehen, um genügend Belastung zu haben.

Nach der Theorie zeigen wir Ihnen nun zwei Trainingsprogramme: Das explosive Waden-Workout und das Luke-Sauder-Waden-Workout.

Explosives Waden-Workout: Wo das übliche Widerstandstraining versagt, finden wir oft die Lösung in einem anderen Tempo: Wir trainieren die Waden explosiv. Sehen Sie sich die Waden von Volleyballern, Balletttänzern oder Gewichthebern an. Ja auch Gewichtheber.

Wenn Gewichtheber die Hantel vom Boden reißen oder beim Stoßen hochdrücken, spannen sie die Waden explosiv an. Das Tempo macht es! Der Gewichtheber mit den besten Waden war der Belgier Serge Reding, der als erster Mann 182,5 Kilogramm im Reißen schaffte. Er war physisch einer der beeindruckendsten Sportler aller Zeiten. Bei einer Körpergröße von 173 Zentimetern hatte er Waden von über 50 Zentimetern und Oberschenkel von über 78 Zentimetern Umfang. Und explosive Waden – er schaffte angeblich Sprünge in die Höhe von über 30 Zentimetern mit 130 Kilogramm auf der Hantel!

Vor jedem explosiven Wadentraining sollten Sie die Waden gründlich durch immer schwerere Sätze Wadenheben aufwärmen. Gehen Sie bei jeder Wiederholung über den vollen Bewegungsbereich. Aber gehen Sie nicht bis zum Versagen. Und so geht es:

Die erste Übung ist eine Sprung-Kniebeuge. Legen Sie eine Hantel mit 25 Prozent Ihres Körpergewichts auf die Trapezmuskeln. Alternativ tut es ein Sandsack mit Griffen. Machen Sie keine Sprung-Kniebeugen mit Kurzhanteln. Diese belasten bei der Landung das Weichgewebe und die Gelenke des Schultergürtels zu stark. Machen Sie zwölf Wiederholungen. Insgesamt machen Sie fünf Sätze mit jeweils zwei Minuten Pause. Halten Sie den Bodenkontakt auf ein Minimum und springen Sie so hoch wie möglich, wobei Sie die Kniestrecker möglichst wenig einspannen. Die Fersen sollen also so kurz wie möglich am Boden sein.

Wichtig: Die Zeit in der Luft ist wichtiger als das Gewicht. Reduzieren Sie gegebenenfalls das Gewicht. Wer Gewichte nimmt, die den Zyklus Dehnen/Kürzen überfordern, wird Probleme bekommen. Sie sind nämlich zu lange am Boden, was den positiven Transfer dieser Übung zunichtemacht. Hypertrophie und Kraftzuwächse in den Waden kommen von der schnellen exzentrischen Belastung durch die Landung. Bei zu viel Gewicht mangelt es an Beschleunigung. So wird der Bodenkontakt zu lang, was dem Zweck dieser Übung völlig widerspricht.

Nehmen Sie das gleiche Gewicht für sechs Workouts und erhöhen Sie es während des Zyklus nicht. Konzentrieren Sie sich nur auf die Beschleunigung der Hantel. Jede Landung sollte sicher sein. Sportler mit Problemen der strukturellen Balance oder der Koordination legen bei jeder Wiederholung eine andere Landung hin. Wenn Ihre Knie bei der Vorbelastung und der Landung der Sprung-Kniebeuge einknicken, sind Sie noch nicht bereit für diese Übung oder haben ein zu schweres Gewicht gewählt. Nach der Übung haben Sie mehrere Tage Muskelkater in den Waden.

Nach sechs Workouts mit fünf einfachen Sätzen zu zwölf Wiederholungen können Sie sechs weitere Workouts machen, aber mit einem anderen Programm. So machen Sie erst sechs Wiederholungen mit einer Hantel von 30 Prozent Ihres Körpergewichts, legen die Hantel ab und machen sechs Wiederholungen nur mit Ihrem Körpergewicht. Machen Sie fünf dieser Reduktionssätze mit drei Minuten Pause dazwischen.

Das scheint gar nicht so viel Arbeit zu sein, aber die Resultate werden Sie überraschen. Und Sie benötigen keine Ausrede mehr für kümmerliche Waden.

Das Luke-Sauder-Waden-Workout: Luke Sauder nahm bei der Winterolympiade in Nagano am Alpinen Skirennen teil. Und er hatte enorme Waden. Er machte ein Wadenprogramm, denn große Waden beugen beim alpinen Skirennen Knieverletzungen vor (sie bilden ein Kissen, das verhindert, dass die Knie beim Rennen zu stark angewinkelt sind). Dieses Workout machte er mit großem Erfolg:

Tag 1: Hohes Volumen
A1. Wadenheben im Sitzen, 3 x 10-5-5 (ein Satz zu zehn Wiederholungen, dann zwei Sätze zu fünf Wiederholungen), 1010, keine Pause
A2. Wadenheben in Vorbeuge, 3 x 30-50, 10X0, Pause 120 Sekunden
B: Wadenheben im Stehen, 10 x 10-30, Tempo 11X0, Pause zehn Sekunden*

* Ein langer, ausgedehnter Satz zwischen jedem Mini-Satz, Gewicht zwischendurch absenken.

Nach dem ersten Tag muss die Feuerwehr Ihre Waden löschen. Und Sie gehen vielleicht wie ein 80-jähriger Großvater.

Tag 2: Niedriges Volumen (48 Stunden nach Tag 1)
Übung A: Dreifach-Reduktionssatz Wadenheben im Stehen, 3 x 10-10-10 (d. h. drei Reduktionssätze) mit Tempo 1210*, Pause 90 Sekunden zwischen Sätzen.

* Die Pause ist in der unteren gedehnten Position und muss zwei Sekunden lang sein.

Das bringt irre Zuwächse. Sie machen hier viele Wiederholungen. Die Waden brauchen sowohl eine hohe Frequenz als auch ein hohes Volumen, aber beides auf einmal geht nicht. Deshalb raten wir, sie über fünf Tage zweimal zu trainieren, einmal mit vielen Sätzen (16) und Wiederholungen (250–510) und einmal mit wenigen Sätzen (3) und Wiederholungen (90). Mancher legt mit diesem Programm in nur 30 Tagen 1,6 bis 2,5 Zentimeter zu.

Ob die Waden jemals so anerkannt werden wie andere Muskelgruppen, mögen andere Autoren beantworten, die nichts Besseres zu schreiben haben. Wir wollen Ihnen nur zeigen, wie Sie sie größer bekommen. Die Waden werden vermutlich Ihr Leben nicht ändern, aber Sie werden überrascht, vielleicht sogar schockiert sein, wie stark Ihre Waden wachsen können.

KAPITEL **13**

BRUST

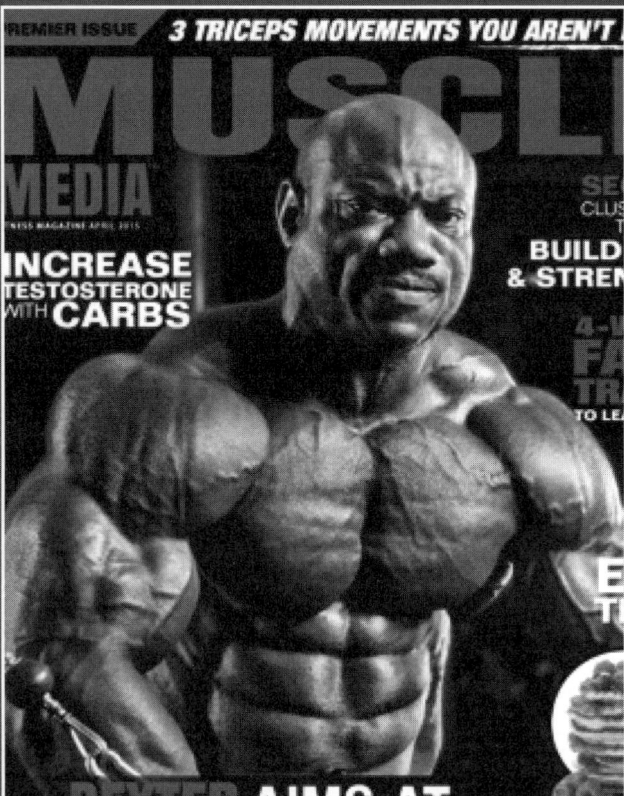

Das 1992 von Bill Philips gegründete *Muscle Media 2000* war ein populäres Printmagazin und läuft heute unter dem Namen *Muscle Media* als Onlinemagazin.

Wir werden oft gefragt: »Welches sind die besten Übungen für die oberen und unteren Brustmuskeln?«. Dazu muss man sich erst einmal die Anatomie der Brustmuskeln ansehen.

Der *M. pectoralis major* hat zwei Köpfe, den *M. clavicularis* und den *M. sternocostalis*, die die Brust bedecken und am Oberarmknochen (Humerus) ansetzen. Der *M. clavicularis* beginnt in der Mitte des Schlüsselbeins und wird von Laien als oberer Brustmuskel bezeichnet. Er hebt unter anderem den Arm. Das *M. sternocostalis* hat seinen Ursprung an den Knorpeln der ersten sechs Rippen und dem anschließenden Teil des Brustbeins (Sternum). Er ist der untere Brustmuskel. Unter anderem senkt er den Arm.

Die Aktivierung der Muskeln bei einer Übung kann mit der Elektromyografie (EMG) dargestellt werden. Dieses Gerät hat eine sehr lange Geschichte; der erste funktionsfähige Prototyp stammt aus dem Jahr 1890. Gleichzeitig wurde der Begriff Elektromyografie eingeführt. Heute werden kleine Elektroden mit Nadeln in die Haut gesteckt oder mit chirurgischem Klebeband befestigt. Sie sammeln Informationen über die elektrische Aktivität des Muskels und senden sie an ein Gerät, das sie in Daten zum Grad der Muskelkontraktion umsetzt.

Bei unserer Recherche stießen wir auf eine Studie, die die Muskelaktivierung beim Schrägbankdrücken und beim Negativbankdrücken verglich. Sie kam zu dem Schluss, dass der untere Bereich der Brustmuskeln beim Negativbankdrücken aktiver war als beim Schrägbankdrücken, aber dass beide diese Muskeln nicht völlig isolieren. Daraus lässt sich wiederum schließen, dass Übungen, bei denen die Hände weiter entfernt vom Schwerpunkt sind (z. B. Schrägbankdrücken), die oberen Brustmuskeln stärker fordern. Wo die Hände näher am Schwerpunkt sind (z. B. Negativbankdrücken), sind die unteren Brustmuskeln gefragt. Das Flachbankdrücken wurde nicht betrachtet, was signifikante Auswirkungen auf die Übungsauswahl hat.

Eine andere Studie mit EMG-Messungen von Schräg-, Flach- und Negativbankdrücken ergab, dass die oberen Brustmuskeln beim Schrägbankdrücken optimal rekrutiert werden, die unteren aber auf der Flachbank, nicht auf der Negativbank. Auch der Griff wurde untersucht mit dem Ergebnis, dass ein breiterer Griff die Beteiligung der unteren Brustmuskeln beim Bankdrücken nicht signifikant verbessert. So könnten wir mit Gewissheit behaupten, dass

Schrägbankdrücken für die obere Brust am besten ist und Flachbankdrücken für die untere. Das ist aber noch nicht alles.

Bei einer EMG-Studie wurde die Muskelaktivierung beim Langhantel-Bankdrücken, Bankdrücken mit Kurzhanteln und Kurzhantelflys untersucht. Man fand heraus, dass bei den Kurzhantelflys die Zeit der Muskelaktivierung kürzer war als beim Lang- oder Kurzhantel-Bankdrücken. Aufgrund dieser Information können wir sagen, dass Kurzhantelflys für die Entwicklung der unteren Brust weniger geeignet sind.

Dann sahen wir uns Studien zu verschiedenen Handstellungen an. Eine Studie untersuchte die verschiedenen Griffe anhand einer speziellen Hantel, der Football Bar. Diese zweimonatige Studie kam zu dem Schluss, dass von drei Griffen der Griff mit dem Daumen nach außen die größten Kraftzuwächse brachte (12,3 Prozent im Vergleich zu 6,2 Prozent beim konventionellen Bankdrücken). Auch dies sind wichtige Informationen für die Programmauswahl und die Beschaffung von Geräten.

Sie können sich nun vorstellen, wie viel man lernen muss, um ein guter Personal Trainer oder Krafttrainer zu werden. Schließlich suchen wir die besten Lösungen, nicht die einfachsten. Aus Erfahrung wissen wir, dass für eine optimale Entwicklung verschiedene Winkel erforderlich sind. Jeder Winkel rekrutiert andere Motoreinheiten und der Wechsel schont die Muskeln der Rotatorenmanschette.

Achten Sie unabhängig vom Winkel der Bank auf Ihre Kopfhaltung. Bei den schwersten Gewichten sollte Ihr Kopf Kontakt mit dem Bankpolster haben. Sie sollten den Kopf sogar in die Bank drücken (wie beim Nackenstrecken). Das steigert die Kraft, denn Sie starten eine neurale Reaktion, welche die beim Bankdrücken benutzten Muskeln aktiviert.

Ein paar Geheimnisse zum Bankdrücken

Hier erfahren Sie ein paar kaum bekannte Tatsachen zum Bankdrücken. Das Drücken mit Kurzhanteln verbessert die Kraft beim Langhanteldrücken, umgekehrt ist es nicht unbedingt so. Das physiologische Gesetz der Spezifität besagt, dass Kraftzuwächse nur im trainierten Bereich erfolgen. Richtige Kurzhantelarbeit steigert die Kraft über einen größeren Bereich als

Langhantelarbeit. Wir raten natürlich nicht von Langhantelübungen ab, aber wenn Sie wenig Zeit haben, bringen Übungen mit der Kurzhantel bessere Resultate. Für die schnelle Steigerung der Drückkraft nehmen wir eher Kurzhanteln in den Akkumulationsphasen und Langhanteln in der Intensivierungsphase. Mit Kurzhanteln kann man auch ein oft vorhandenes bilaterales Defizit ausgleichen.

Das Drücken auf dem Rücken hat den größten Transfereffekt. Alle Drückübungen bieten etwas Transfer zu anderen Drückübungen. Mit Dips können Sie Ihr Überkopfdrücken verbessern und umgekehrt. Unter gleichen Umständen transferiert das Drücken auf dem Rücken (Bankdrücken) am meisten auf die anderen Extremitäten. Das liegt an der Kombination aus benutztem Gewicht, intermediärem Motormuster und den rekrutierten Muskeln.

Im Zusammenhang mit unserem Konzept der strukturellen Balance ist das Schrägbankdrücken bei gleichen Umständen der beste Indikator aller Drückübungen. Es ist auch die Drückübung mit dem geringsten Wachstum. Trotzdem hat es die engste Beziehung zu allen Wurfsportarten. Aber eines müssen wir gleich klarstellen: 275 Kilogramm im Bankdrücken garantieren keine Goldmedaille im Kugelstoßen, aber bessere Werte beim Bankdrücken verbessern auch das Kugelstoßen. Wenn Sie bereits über eine gute Wurfmechanik verfügen, bringt Ihnen Schrägbankdrücken mehr als endlose Dip-Workouts.

Dann haben wir über die Jahre herausgefunden, dass es für alle Beinsportarten, die Tempo fordern, ein optimales Verhältnis gibt, das Leistungen auf der Kurzstrecke verbessert. So hat man beim Eisschnelllauf, wenn das Schrägbankdrücken 85 Prozent der Frontkniebeuge ausmacht, das beste potenzielle Tempo über 500 Meter. Natürlich kann der Läufer trotzdem versuchen, seine Frontkniebeuge zu optimieren.

Dazu haben wir festgestellt, dass Belastungshilfen den Fortschritt beim Drücken beschleunigen. Drückübungen haben eines gemeinsam: Das Ende des konzentrischen Teiles ist viel stärker als der Beginn. So kann man mit Bändern und Ketten den Endbereich überlasten, was der Kraftkurve viel eher entspricht. Für jedes Workout mit Ketten sollte eines mit Bändern gemacht werden. Wer in jedem Workout Bänder nimmt, überfordert seine Sehnen. Sehr starke Sportler fahren mit folgendem Ablauf oft besser:

Workout 1: Langhantel plus Ketten
Workout 2: Langhantel plus Bänder
Workout 3: nur Langhantel

Jeder Krafttrainer, der sich an diese Ratschläge hält, bringt seine Sportler schneller voran und jeder Bodybuilder entwickelt einen ausgeglicheneren Körper.

Unabhängig von Ihrem Trainingsziel raten wir Ihnen von der Smith-Maschine ab. Da die Schulter in drei Ebenen arbeitet, ermöglicht der feste Pfad der Smith-Maschine keine effiziente Einstellung, was durch die fehlende Akkommodation zur Überlastung der Schulter führen kann. Wenn Sie möglichst lange trainieren wollen, sind die normalen Langhantel- und Kurzhantelübungen viel besser.

Und da die Smith-Maschine das Gewicht ausbalanciert, müssen die Stabilisatoren wie die Rotatorenmanschette nicht schwer arbeiten. Das führt zu einer Dysbalance und birgt Verletzungsgefahr. Bei einer Übung mit freien Gewichten ändert der Körper aufgrund der Mechanik des Schultergelenks den Pfad der Hantel, um eine effiziente Bewegung der Schulter zu erreichen.

Wege zum Erfolg beim Bankdrücken

Das Bankdrücken sieht zwar einfach aus, aber für optimale Resultate muss man wirklich alle Variablen berücksichtigen. Zunächst lernen Sie die richtige Form bei einem qualifizierten Trainer für Powerlifting. Beim Powerlifting gibt es nur einen Trainer, der weltweit bekannt ist und den Status eines Gurus hat, und das ist Louie Simmons. Er hat mehr Sportler zu Kniebeugen mit 454 Kilogramm, Bankdrücken mit 318 Kilogramm und Kreuzheben mit 363 Kilogramm gebracht als jeder andere Trainer. Da viele Bodybuilder und andere Sportler unbedingt ihr Bankdrücken verbessern wollen, möchten wir dazu einige Ideen von Simmons einfließen lassen.

Simmons sagt, dass beim Bankdrücken wirklich jede Wiederholung in perfekter Form zu absolvieren ist. Er erklärt seinen Sportlern gern, dass sie sich vorstellen sollen, sich durch die Bank zu drücken, also weg von der Hantel. Dazu soll man, und das ist durch biomechanische Studien an Elitesportlern belegt, die Hantel bewusst kontrolliert absenken. So haben Sie den Pfad der

Hantel besser unter Kontrolle und das langsame, kontrollierte Absenken in jeder Phase hält die Belastung der Schulter minimal.

Ein häufiger Fehler ist laut Simmons, dass die meisten Sportler zu oft und zu schwer drücken. Er meint sogar, dass man nicht die Übung machen muss, um das Bankdrücken zu verbessern. »Das Bankdrücken kommt an kein Plateau«, erklärt er. »Wenn Sie sich nicht steigern, ist ein Muskel zu schwach – und den können Sie mit Hilfsübungen kräftigen.« Das Geheimnis liegt also in der Feststellung, welche Muskeln zu schwach sind, und in den Übungen, um diese Schwäche auszumerzen. »Klar ist auch, dass der Körper sich ständig ändert, also sollte das Training sich auch ändern«, sagt Simmons. Der nächste Grund für ausbleibende Fortschritte beim Bankdrücken sind Verletzungen.

Verletzungen beim Bankdrücken sind oft das Ergebnis schlechter Form. Aufklären darüber kann uns Dr. Richard Dominguez, ein Orthopäde, der mit dem Elite-Bodybuilder Bob Gajda zusammengearbeitet hat, AAU Mr. America 1966, später ebenfalls Inhaber eines Doktortitels. Dominguez und Gajda schrieben *Total Body Training*. Dieses Fitness- und Trainingsbuch war 1982 seiner Zeit voraus. In einem Interview für ein Kraftsport-Magazin sagte Dominguez, dass bei den Sportlern, die nach dem Gewichtheben Schulteroperationen brauchten, zwei wichtige Gründe für die Verletzungen beim Bankdrücken liegen: zu schnelles Absenken (und dabei das Abprallenlassen auf der Brust) und ein zu breiter Griff. Dazu sollte ein Partner Ihnen helfen, die Hantel in die richtige Position zu bringen, statt sie selbst aus dem Rack zu heben und die Muskeln der Rotatorenmanschette, besonders den *M. subscapularis*, zu überfordern.

Bankdrücken belastet die Gelenke stark. Das liegt mit daran, dass die Schulterblätter sich nicht frei bewegen können, weil sie gegen die Bank gedrückt werden. Das könnte erklären, warum olympische Gewichtheber, obwohl sie die Gewichte dynamisch über den Kopf reißen, seltener Schulterschmerzen haben als Powerlifter. Und je höher Volumen und Frequenz des Trainings, desto größer ist das Risiko, Schulterprobleme zu bekommen.

Mit das höchste Volumen machen die russischen Powerlifter. Sie haben das Powerlifting im letzten Jahrzehnt dominiert und haben oft Programme, die sich durch viele Sätze, eine hohe Frequenz und wenige Hilfsübungen auszeichnen, ganz nach dem Vorbild der olympischen Gewichtheber. Ein erfahrener Trainer, der dieses Training propagiert, ist Boris Iwanowitsch Sheiko.

Sheiko hat viele Musterprogramme veröffentlicht. In einem Programm zur Vorbereitung empfahl er bis zu 40 Sätze Bankdrücken wöchentlich, manchmal sogar zweimal im gleichen Workout (das machte als Erster der kanadische Gewichtheber-Trainier Pierre Roy. Er nannte es *doublé*, also doppelt.). Wegen des hohen Volumens waren die Gewichte allgemein niedrig, etwa bei 70 bis 80 Prozent des 1RM.

Der bekannteste Powerlifting-Trainer in den USA ist Louie Simmons vom Westside Barbell Club. Im Gegensatz zu den Russen konzentriert er sich stark auf Hilfsübungen, um das schwächste Glied beim Bankdrücken zu stärken. Fällt es einem Sportler schwer, die Hantel von der Brust zu bekommen, empfiehlt er eine gebogene Hantel. Da die neuen Shirts für das Bankdrücken bei Beginn der Übung so stark unterstützen, konzentrieren sich die wichtigsten Hilfsübungen auf die durchgestreckte Position sowie das Brettdrücken. Aber wie stark helfen diese Shirts wirklich? Ein Powerlifter, der den absoluten Weltrekord aufgestellt hat, sagte, dass die Hantel beim Training nie die Brust berührt hat, das tat sie nur beim Wettkampf!

Unser Ansatz setzt auf mehr Abwechslung in der Übungsauswahl und einen häufigeren Wechsel der Übungen. Wir raten dazu, alle sechs Workouts die Übungen zu wechseln. So könnte man zwei Wochen Bankdrücken machen, dann zwei Wochen Schrägbankdrücken, danach zwei Wochen Dips und dann wieder Bankdrücken. Das beugt Plateaus vor und reduziert das Risiko von Verletzungen durch Überlastung.

Schmerzfreies Bankdrücken

Unabhängig vom Programm gibt es mehrere häufige Gründe für Schulterschmerzen durch das Bankdrücken. Wenn das Kräfteverhältnis zwischen zwei Muskelgruppen nicht stimmt, kann es zu einer falschen Ausrichtung kommen. Sind Ihre Brustmuskeln wesentlich stärker als die äußeren Rotatoren des Humerus (*M. teres minor* und *M. infraspinatus*), kann ein stechender Schmerz im vorderen oberen Oberarm auftreten (was oft fälschlicherweise als Bizepstendinitis diagnostiziert wird).

Eine Dysbalance kann aber nicht nur in den drückenden Muskeln auftreten, sondern auch bei den Antagonisten und den Synergisten. Sind die Antagonisten zu schwach, signalisieren sie dem Hirn, die Agonisten zu hemmen. Ist Ihr unterer Rücken schwächer als die Brustmuskeln und Trizepse, leidet darunter Ihr Potenzial für das Bankdrücken. Es scheint merkwürdig, das Bankdrücken mit Rudern und Klimmzügen verbessern zu wollen, aber bei Elite-Sportlern funktioniert genau das.

Oft ist auch ein zu einfaches Training Grund für das Nichterreichen der Ziele, speziell bei stärkeren Sportlern. Es gilt die Regel »Je stärker der Sportler, desto komplexer das Programm«. So wissen die meisten guten Bankdrücker, dass das Training der Rotatorenmanschetten wichtig für die Vorbeugung von Verletzungen ist und machen ab und zu ein paar leichte Sätze, um diese zu trainieren. Für Top-Sportler reicht dieser Ansatz aber nicht.

Eine Studie sagt, dass die Kraft der Rotatorenmanschetten 9,8 Prozent der Leistung des Bankdrückens betragen sollte. Das schaffen Sie nicht mit ein paar Sätzen für die äußere Rotation mit der 2,5-Kilogramm-Kurzhantel. So verbesserte der frühere Eishockeyspieler Jim McKenzie sein Bankdrücken mit engem Griff (35,5 Zentimeter) in neun Wochen um 22,25 Kilogramm von 127,75 auf 150 Kilogramm allein durch Training der Rotatorenmanschetten. Dabei machte er in der Zeit kein Bankdrücken! Danach spezialisierte er sich auf das Bankdrücken und schaffte drei Wochen später 172,5 Kilogramm.

Die strukturelle Balance lässt sich mit einem sogenannten Radardiagramm darstellen. Bei einem echten Radardiagramm bewegen sich die Werte um einen zentralen Punkt. Er ist gleich null und höhere Werte entfernen sich von diesem Zentrum. Anders als bei Balken- oder Tortendiagrammen sind Werte verschiedener Größenordnungen darstellbar, um die Symmetrie zu belegen.

Der Wert von Bändern

Das Training mit Bändern verbessert effektiv die Maximalkraft und die Schnellkraft, besonders bei den Extensoren. So profitieren Bankdrücken, Kreuzheben und Kniebeugen stark vom Training mit Bändern. Diese sechs Dinge sollten Sie dazu wissen:

1. Machen Sie das nur bei jedem zweiten Workout, sonst droht eine Tendinitis.

2. Konzentrieren Sie sich auf die Beschleunigung.

3. Die Bänder müssen richtig verankert sein. Die Poliquin-Racks haben Befestigungen, die Sie sekundenschnell an Ihre Biomechanik anpassen.

4. Es muss ein Helfer da sein. Es ist elend, mit Bändern stecken zu bleiben.

5. Sätze/Wiederholungen: acht bis zehn Sätze zu ein bis drei Wiederholungen sind ideal. Das Training ist besser geeignet für den neuralen Antrieb. Schrägbankdrücken mit Bändern würden wir mit acht bis zehn Sätzen zu eins bis drei Klimmzügen mit breitem Griff kombinieren. Zwei Minuten Pause zwischen Drücken und Klimmzügen und zwei Minuten vor dem erneuten Drücken.

6. Bänder eignen sich gut für das Drücken und Kniebeugen für den neuralen Antrieb nach der modifizierten Hepburn-Methode.

7. Im Prinzip handelt es sich um eine Abwandlung des Tempotrainings, um die Zuwächse zu beschleunigen.

8. Trainieren Sie mit den Bändern die Extensorengruppe. Sie hat im konzentrischen Bereich aufsteigende Kraftkurven, d. h., je kürzer der Muskel wird, desto stärker ist er. So wird die Widerstandskurve an die natürliche Kraftkurve angepasst.

9. Training mit Bändern für die Flexorengruppe (z. B. Curls) sollte viel Widerstand bieten, sodass man nur den Beginn des konzentrischen Bereichs überlasten kann. Es ist großartig für die Entwicklung der funktionalen Hypertrophie. Wenn Sie sechs Klimmzüge bis zum Versagen schaffen und dann das Band an ihrem Gurt befestigen, machen Sie vier bis sechs kurze Teilwiederholungen in der gedehnten Position. Oben halten Sie vier Sekunden inne.

Dips wiederentdeckt

Klimmzüge sind seit einiger Zeit wieder populär, Dips an der Parallelstange hingegen nicht. Bodybuilder sagen, sie reißen die Schultern auseinander, für Personal Trainer sind sie zu schwierig und für Krafttrainer nicht spezifisch genug. Sehen wir uns doch die Übung näher an, die einst zu allen Sport- und Fitness-Programmen gehörte.

Als die meisten Gyms noch dem YMCA gehörten, fand man oft Dip-Stationen oder Parallelbarren für Turner. Bis auf die revolutionären »Gymnastikringe«, die Einzug in das Krafttraining gefunden haben, gibt es dort weder Turngerät noch spezielle Dip-Maschinen. Wenigstens Klimmzüge kann man mit einer Querstange im Power-Rack machen. Für Dips werden Sie aber nichts finden.

Bei Dips denkt man auch an Klimmzüge. Kombiniert, wie man das früher öfter getan hat, ergeben sie ein großartiges Oberkörpertraining. Auch ohne Flys, Unterzüge, Trizepsdrücken und Bizepscurls können Sie allein mit Dips und Klimmzügen Muskelmasse und Kraft auf den Oberkörper bringen. Sehen Sie sich nur die Oberkörper von Turnern an, die nie mit Kurz- und Langhanteln trainieren. Dips und Klimmzüge sind sehr effektive Übungen. Die früheren Bodybuilder wussten das, besonders Marvin Eder aus Brooklyn.

Eder wurde 1951 Dritter beim AAU Mr. America, einem der prestigeträchtigsten Wettkämpfe jener Zeit. Bei 173 Zentimeter Körpergröße wog er 90 Kilogramm und hatte Arme von über 48 Zentimeter Umfang. Wie viele Bodybuilder seiner Zeit ergänzte er das Muskeltraining mit olympischem Gewichtheben und Powerlifting. Zu seiner Zeit zählte er zur Spitze. Unter anderem schaffte er 161 Kilogramm beim Umsetzen und Drücken, 129 Kilogramm beim Reißen, 156,5 Kilogramm beim Umsetzen und Stoßen (166 Kilogramm beim Umsetzen), volle Kniebeugen mit 302 Kilogramm und 50 Kniebeugen mit 136 Kilogramm! Besonders sein Oberkörper war extrem stark. Auf der Bank drückte er 234 Kilogramm ohne Shirt, er machte acht Klimmzüge mit breitem Griff mit 36 Kilogramm, acht einarmige Klimmzüge in Folge, sieben Dips an der Parallelstange mit 182 Kilogramm, gefolgt von einer weiteren Wiederholung mit zusätzlichen 197 Kilogramm (zwei Männer an seinen Füßen).

1954 schaffte Jack La LaLanne 1000 vertikale Dips in weniger als 35 Minuten, ohne die Stangen zu verlassen. 1998 machte Simon Kent zwar für das Guinness-Buch der Rekorde 3989 Dips, aber auf dem Video sieht man, dass seine Arme nie wirklich parallel zum Boden waren.

Powerlifter waren großartig bei Dips. Pat Casey, der erste Mann, der offiziell 272 Kilogramm ohne Shirt auf der Bank drückte, wog 154 Kilogramm und machte ein Dip an der Parallelstange mit 172,5 Kilogramm Zusatzgewicht. Jetzt, da es Shirts gibt, die beim Drücken von der Brust helfen, macht man lieber Brettdrücken oder Bankdrücken mit Handtuch. Trizepsdrücken und French Press sind in Ordnung für Bodybuilder, da sie andere Rekrutierungsmuster haben, sind aber als Isolationsübungen längst nicht so effektiv wie Dips. In erster Linie werden sie aber aus Faulheit nicht gemacht. Sie sind anstrengend!

Sie stehen mit gestreckten Armen, die Hände an den Stangen tragen den Körper. Zu Beginn der Übung kontrahieren die Extensoren wie die Trizepse, um das Absenken zu kontrollieren. Wie beim Bankdrücken muss das Absenken kontrolliert erfolgen, um Verletzungen vorzubeugen. Dr. Richard Dominguez, Autor von *Total Body Training*, sagte, dass das zu schnelle Absenken beim Bankdrücken ein Hauptgrund für Schulteroperationen bei seinen Klienten war.

Dips trainieren die vordere Schulter, die Brustmuskeln und Trizepse – ähnlich wie das Bankdrücken. Gerade für die Trizepse finden wir wohl kaum eine bessere Übung. Per A. Tesch, Ph.D., hat in MRI-Studien festgestellt, dass Dips die drei Trizepsköpfe besser entwickeln als das Bankdrücken. Dazu fungieren die Trapezmuskeln und andere Rückenmuskeln als Stabilisatoren.

Dips sind schwer. Frauen und schwergewichtige Menschen kämpfen sich schon mit einer Wiederholung ab. Fangen wir also ganz einfach an. Wenn Ihnen noch die Kraft fehlt, gibt es Maschinen, die Sie unterstützen. Bei einigen stehen Sie auf einer Fußplatte, bei anderen wie der Atlantis knien Sie auf einer Plattform. Dort ist die Plattform über einen Pulley-Mechanismus mit den Gewichten verbunden. Höhere Gewichte drücken die Plattform nach oben, sodass fast jeder die Übung über den vollen Bewegungsbereich ausführen kann.

Aber es geht auch ohne Maschinen. Hier sind zwei Versionen: 1. Sie stehen mit durchgestreckten Armen, beugen ein Knie und lassen einen Partner am Knöchel des gleichen Beines Unterstützung leisten. Treten Sie ihn aber nicht mit dem Knie. 2. Stehend in einem Power-Rack, eine Langhantel auf den Sicherheitsstreben, etwas über dem mittleren Oberschenkel. Bei beiden Versionen muss Ihr Oberkörper deutlich weniger heben.

Vince Gironda empfahl bei Dips einen Untergriff. Der Sportler rundet den oberen Rücken, Kinn auf der Brust, Ellbogen nach außen, Füße zusammen, Zehen nach unten und unter dem Gesicht. Das war hart für die Schultern. Wer von Dips Schulterprobleme bekommt, hat oft eine strukturelle Dysbalance. Am besten sind v-förmige Dip-Maschinen, die sich besser an verschiedene Körpertypen anpassen.

Wenn Sie stärker werden, müssen Sie den Widerstand erhöhen, indem erstens ein Partner an den Knöcheln zieht, zweitens Sie eine Kurzhantel zwischen den Knöcheln halten oder drittens Sie einen Gurt für Klimmzüge nehmen (auch Gurte für Bergsteiger sind gut geeignet). Die Koordination ist mit der Kurzhantel schwieriger als mit dem Gurt und irgendwann werden die Gewichte auch zu schwer, um sie so zu halten.

Gut sind auch Ketten an einem Gurt für Dips/Klimmzüge; sie machen die Übung im oberen Bereich schwerer, wo Sie am stärksten sind.

Dips sind großartig für Bodybuilder, Powerlifter und alle, die einfach stark sein wollen. Geben Sie dieser dieser Old-School-Übung eine Chance. Vielleicht werden Sie sie lieben.

Überzüge

In den frühen Tagen des Kraftsports waren Überzüge eine wichtige Übung. Strongman und Ringer Georg Hackenschmidt waren zu Beginn des vorigen Jahrhunderts besonders gut darin.

Der 1878 in Estland geborene Hackenschmidt gewann Ringkämpfe in aller Welt und soll den Bear Hug erfunden haben. Bei einer seiner Lieblingsübungen ging er in die Brücke, stützte den Oberkörper mit der Kraft seiner Halsmuskeln und machte dann einen Überzug mit Drücken, d. h., er zog die Hantel an die Brust und drückte sie dann hoch. Die Brücke ist für den normalen Sportler schwierig genug, aber Hackenschmidt schaffte es einst mit 141 Kilogramm, ein Rekord, der 50 Jahre hielt.

Bevor wir die einzelnen Versionen der Überzüge beschreiben, sollten wir über die Nautilus-Überzugmaschine sprechen. Sie wurde natürlich von Arthur Jones erfunden und sie war eine bemerkenswerte Erfindung.

Mit etwas Kreativität können Sie damit alle Bereiche der Kraftkurve betonen. Überzüge mit freien Gewichten trainieren mehr als die Latmuskeln, Bizepse und Unterarme. Neben den Latmuskeln entwickeln Überzüge den *M. pectoralis major* und den *M. pectoralis minor*. Diese Brustmuskeln sind an vielen Schulterübungen beteiligt. Dazu werden auch die Muskeln des an den Rippen sitzenden *M. serratus anterior* trainiert. *Serratus* ist lateinisch und bedeutet für »Säge« – eine treffende Beschreibung. Der *M. serratus* zieht auch die Schulterblätter nach vorn wie beim Punch (deshalb heißt er auch Boxermuskel) und dreht beim Überkopfheben die Schulterblätter nach oben. Wenn Sie den Arm zum Überzug heben, können Sie mit der anderen Hand auf dem *M. serratus* die Kontraktion fühlen. Auch der *M. rectus abdominus* wird bei Überzügen aktiviert, er kontrahiert überwiegend isometrisch.

Sehen wir uns ein paar Varianten an:

Mit Kurzhanteln, Kabeln und Langhanteln kann man auf drei Arten Widerstand erzeugen (eine SZ-Stange ist meist bequemer als eine gerade Hantel). Da Bänder nur am Ende der Bewegung überlasten, ist ihr Nutzen begrenzt. Am besten sind Langhanteln, da man wegen der Stabilität nur leichtere Kurzhanteln nehmen kann.

Um einen bestimmten Bereich der Kraftkurve zu überlasten, müssen Sie die Körperposition ändern. Sie können Überzüge auf der Flach-, Schräg- oder Negativbank machen. Früher gab es die abgerundeten »Moon Benches«, die den Bewegungsbereich der Überzüge vergrößerten. Man kann dazu Gymnastikbälle nehmen, aber ihre Instabilität erhöht nicht nur die Verletzungsgefahr, sondern reduziert auch die Intensität, weil Sie keine schweren Gewichte nehmen können.

Es gibt Überzüge mit geradem Arm und mit gebeugtem Arm. Mit geraden Armen ist das Gewicht wesentlich geringer, beim gebeugten Arm müssen die Füße gut verankert sein. Viele Autoren propagieren viele Wiederholungen Kniebeugen im Supersatz mit Überzügen, um durch das Längen der Rippenknorpel den Brustkorb zu vergrößern. Allerdings verknöchern die Rippenknorpel bei Erwachsenen allmählich und sind dann nicht mehr wirklich zu trainieren. Eigentlich sollte das heftige Atmen nach schweren Kniebeugen reichen, um die Rippenknorpel zu dehnen, aber auch hier nur bei Jugendlichen.

Bei Überzügen auf der Bank muss der Kopf abgestützt werden, um den Nacken nicht zu überdehnen. Eine Bodybuilding-Autorin hat von Überzügen auf der Bank mit überstrecktem Kopf einen schweren Nervenschaden erlitten. Sie hatte dann viele Jahre chronische Schmerzen, die sie nur mit viel Physiotherapie in den Griff bekam. Ein Grund mehr, diese Übung nicht auf dem Gymnastikball zu machen.

Früher gab es eine Variante rücklings liegend mit einer Hantel hinter dem Sportler auf einer Plattform (15 bis 25 Zentimeter hoch). Das schränkt den Bewegungsbereich ein und führt (wie bei Box-Kniebeugen) die kinetische Energie ab, die beim Absenken hinter dem Kopf entsteht. Man könnte diese Version im Supersatz mit einer Übung mit vollem Bewegungsbereich machen. So lassen sich mehr Bereiche der Kraftkurve effektiv überladen.

Es gibt auch Kabel. Mit einem Überkopf-Pulley und im Sitzen oder Knien können Sie Überzüge aus einer vertikalen Position machen. Wenn Sie mit dem Gesicht zur Maschine stehen, wird überwiegend der mittlere Bereich der Kraftkurve überlastet. Dr. Mel Siff zitierte eine Studie, wonach diese Art der Übung den *M. rectus abdominus* stärker kontrahieren lässt als konventionelle Sit-ups. Wer Rückenschmerzen hat, kann diesen Muskel so trainieren, ohne die Schmerzen zu verschlimmern. Bei Rückenschmerzen sollte man auch während der gedehnten Position der normalen Überzüge nicht die Wirbelsäule überstrecken, denn das belastet die Lendenwirbel sehr stark.

Früher wurden Überzüge gemacht, um Kraft aufzubauen. In der heutigen Welt von Kraft und Form sind die Überzüge fast vergessen, aber sie sind einen zweiten Blick wert.

Bei vielen Maschinen beginnen Sie in einer biomechanisch schwachen Position. Wenn Sie bei der ersten Wiederholung zu stark am Gewicht reißen, riskieren Sie eine Verletzung. Zu diesen Maschinen zählen viele Pec Decks und 45-Grad-Beinpressen.

Bei den meisten Pec Decks beginnt die Schulter in einer Drehung nach außen mit den Unterarmen senkrecht zum Boden. Die Position mit den Unterarmen parallel zum Boden wäre stärker. Bei der Drehung nach außen ist das Schultergelenk extrem verletzungsgefährdet. Fangen Sie also entweder ganz langsam an oder lassen Sie einen Partner für die erste Wiederholung die Hebelarme nach vorn ziehen, damit Sie in einer stärkeren Position starten.

Wir geben Ihnen keine einfache Antwort auf die Frage, wie Sie eine dicke, breite und hohe Brust bekommen – diese Antwort gibt es nicht. Sie müssen sich mit dem Thema selbst befassen, denn je mehr Sie wissen, desto mehr wachsen Sie.

KAPITEL 14

SCHULTERN

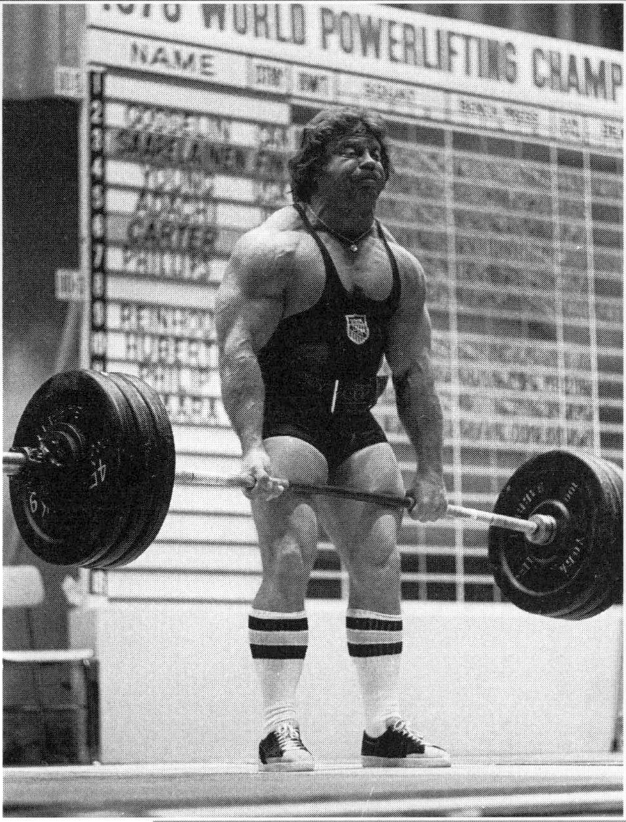

Mit sieben Jahren wurde Marvin Philips der rechte Arm unterhalb der Schulter abgerissen. Später baute er ihn auf 52 Zentimeter auf und drückte 227 Kilogramm auf der Bank.

Das heutige Gewichtheben kennt zwei Disziplinen: das Reißen und das Stoßen. Früher gab es drei. Das Drücken wurde nach den Olympischen Spielen 1928 als dritte Disziplin eingeführt (und 1972 abgeschafft). Es galt eher als Krafttest als die beiden anderen Disziplinen. So konnten extrem starke Männer, die im Reißen, das mehr Tempo und Beweglichkeit forderte, nicht so gut waren, dieses durch gute Ergebnisse beim Drücken ausgleichen.

Die Hochzeit des Drückens

Das Überkopfdrücken wurde nicht nur von Gewichthebern praktiziert, sondern auch von Bodybuildern und allen, die stark sein wollten. Sie machten Schulterdrücken, Nackendrücken und Kurzhanteldrücken – wer stark sein wollte, hob Gewichte über den Kopf. Der typische Trainierende von heute hat wegen der Betonung auf Bankdrücken und Curls eine mächtige Brust- und Bizepsentwicklung, früher waren es eher die Brust und die Schultern. Das galt auch für Bodybuilder.

Zu den berühmtesten Bodybuildern ihrer Zeit zählten John Grimek und Steve Reeves. Nachdem Grimek 1941 den zweiten AAU Mr. America gewonnen hatte, durfte ein Kandidat nur noch einmal gewinnen, denn den Veranstaltern war klar, dass niemand Grimek schlagen konnte. Reeves wurde 1947 AAU Mr. America und 1950 Mr. Universum. Als er in den Herkules-Filmen auftauchte, inspirierte das viele junge Männer, mit dem Bodybuilding zu beginnen. Reeves und Grimek waren zudem sehr stark.

Grimek hatte als Gewichtheber die USA bei den Olympischen Spielen 1936 vertreten und drückte im Wettkampf 129 Kilogramm über den Kopf. Er begann die Übung im Hohlkreuz, aber das war innerhalb der Regeln, denn er behielt das Hohlkreuz während der gesamten Bewegung bei. Reeves war kein olympischer Gewichtheber, aber hatte das Potenzial dazu. Er konnte 102 Kilogramm aus den Knien umsetzen und machte einmal Kreuzheben mit 181 Kilogramm, indem er den äußeren Rand der inneren Scheiben mit den Fingern griff!

Reeves und Grimek waren die besten Bodybuilder ihrer Zeit, aber Fotos zeigen, dass ihre Brustmuskeln im Vergleich zu den Deltamuskeln eher schwach entwickelt waren. Das lag wohl auch am vielen Überkopfdrücken, den »strikten« Überkopfübungen.

Eine Frage des Tempos

Zu Grimeks Zeit wurde das Drücken sehr strikt durchgeführt und basierte hauptsächlich auf enorm starken Schultern und Trizepsen, bis die Regeln gelockert wurden.

Nun musste der Heber nach dem Umsetzen aufrecht mit geraden Beinen stehen, sobald er das Signal erhielt, mit dem Drücken zu beginnen. Mit einem dynamischen Start lehnte er sich zurück, peitschte das Gewicht mit der Kraft der Bauchmuskeln und Hüftflexoren nach oben und lehnte sich wieder zurück, ähnlich der Bewegung einer Zwille. Man konnte schummeln, indem man die Beine leicht beugte (was bei großen Quadrizepsen für die Kampfrichter schlecht zu sehen war) und bei der Streckung des Oberkörpers wieder streckte. Tony Garcy beherrschte diesen Ablauf und führte das moderne olympische Drücken in den USA ein.

Er war bei den Olympischen Spielen 1960 und 1964 und holte sich die US-Rekorde im Drücken in den Gewichtsklassen 67 Kilogramm und 75 Kilogramm. 1967 brach er mit 170 Kilogramm Tommy Konos Rekord im Umsetzen. Bei den US-Meisterschaften 2011 lag der zweitbeste Teilnehmer gerade einmal bei 155 Kilogramm. Don Reed, früherer Redakteur von Strength and Health und Mitglied des Barbell Club, beschrieb Garcys Technik so:

»Ich erinnere mich an Steve Stanko (früherer US-Meister im Schwergewicht). Der die erste Reaktion auf das Garcy-Drücken beschrieb. Er setzte das Gewicht im Stehen um und beugte sich leicht nach vorn. Die drei Kampfrichter sahen sich an, der Leitende zuckte mit den Schultern und gab das Signal. Das Gewicht schoss wie ein Blitz nach oben! Die Kampfrichter sahen sich wieder an und hoben die Daumen (es gab noch kein weißes Licht). Das Publikum tobte und das moderne olympische Drücken war geboren.«

Mit dem dynamischen Start und der Rücklage bekam der Heber das Gewicht leichter über den toten Punkt. Die Technik war schwierig zu beherrschen, daher verloren diejenigen, die hauptsächlich auf die Kraft ihres Oberkörpers setzten, viel von ihrem Vorteil. Über die Jahre wurden damit viele Rekorde aufgestellt.

1936 drückte der Deutsche Sepp Manger als Erster 137,5 Kilogramm, 19 Jahre später kam Paul Anderson auf 182,5 Kilogramm, womit er den alten Rekord des Kanadiers Doug Hepburn um zehn Kilogramm übertraf. Anderson stellte noch zwei Weltrekorde auf und schloss seine Karriere mit 185,5 Kilogramm ab. 1962 schaffte der Russe Jury Wlassow dann 186 Kilogramm. Zehn Jahre später, nachdem die Bewertungskriterien geändert wurden, drückte Wassili Alexejew 235 Kilogramm. Das war eine Steigerung um 49 Kilogramm, beim Umsetzen waren es in der gleichen Zeit nur 25 Kilogramm. Im Mittelschwergewicht drückte Wassili Stepanow 1962 den Rekord von 159,5 Kilogramm, nur zehn Jahre später brachte David Rigert den Rekord auf 198 Kilogramm. Das sind 38,5 Kilogramm mehr. Im Umsetzen steigerte sich die Leistung in der gleichen Zeit nur um 18 Kilogramm.

Natürlich muss auch Strongman Doug Hepburn erwähnt werden, der in den 1950er-Jahren mit der rechten Hand 79,5 Kilogramm über den Kopf drückte und Nackendrücken mit 159 Kilogramm schaffte. Wann haben Sie im Gym zuletzt jemanden beim Überkopfdrücken mit drei 20-Kilogramm-Scheiben auf jeder Seite der Hantel gesehen? Damals waren eben auch Bodybuilder stark. Reg Park machte Kurzhanteldrücken im Stehen mit 63,5-Kilogramm-Hanteln, zwei Wiederholungen einarmig mit 75 Kilogramm und Nackendrücken mit 136 Kilogramm. Bill Pearl machte Nackendrücken im Sitzen mit 141 Kilogramm und Schulterdrücken mit 145 Kilogramm. Und das schafften beide vor fast einem halben Jahrhundert!

Schluss mit dem Drücken!

Das olympische Drücken wurde 1972 aus mehreren Gründen abgeschafft, wohl auch wegen der enormen Belastung des unteren Rückens. Die häufigsten Beschwerden bei den Hebern waren keine Schulter- oder Knieverletzungen, sondern Schmerzen im unteren Rücken (ein US-Meister beschrieb das als einen kleinen Mann, der auf seinem fünften Lendenwirbel herumsprang). Dr. Mel Siff sah sich die Forschung an und kam dann zu dem Schluss, dass die Rückenschmerzen meist vom Hochgehen beim Umsetzen kamen, nicht vom Drücken.

Für die Abschaffung waren wohl auch Zeitgründe ausschlaggebend. Die Sportler hatten zwei Minuten zwischen jedem Versuch und drei, wenn ein Heber auf sich selbst folgte. Bei drei Disziplinen und drei Versuchen wurde es oft sehr spät. Das konzentrierte Heben war sehr anstrengend. Bei Olympia 1972 drückte Wassili Alexejew 235 Kilogramm, riss 175 Kilogramm und setzte zum Abschluss 230 Kilogramm um, und das innerhalb weniger Stunden. Können Sie sich vorstellen, ein maximales Gewicht umzusetzen und das Gleiche dann zwei Stunden später noch einmal?

Das größte Problem beim Drücken war aber die Bewertung, es gab immer wieder Anschuldigungen wegen Betrugs. Bei Olympia 1972 drückte der US-Mittelgewichtler Russ Knipp einen Weltrekord, der ewig gültig gewesen wäre, aber er wurde nicht anerkannt, weil Knipp anscheinend mit dem Knie nachgedrückt hatte. Schon nach den Olympischen Spielen 1964 und 1968 hatte es Versuche gegeben, das Drücken abzuschaffen.

Ohne das Drücken ging es mit dem Gewichtheben bergab, die jungen Leute begeisterten sich nun für Powerlifting, Bodybuilding und sogar Strongman-Wettkämpfe. In den 1970er-Jahren machte Arnold Schwarzenegger das Bodybuilding populär und das Interesse am Gewichtheben nahm in den USA weiter ab.

Es stimmt, dass das Drücken potenziell schädlich für das Gewichtheben ist, besonders wenn man zu viel macht. Man möchte meinen, dass das Drücken den Hebern hilft, aber vom Timing kann es eher schaden. Beim Drücken ist der Oberkörper zu Beginn gespannt und gespannte Schultern bedeuten weniger Spannung in den Beinen. Viele gute Stoßer waren im Drücken schlecht. Einer unserer Trainer stieß 152 Kilogramm aus dem Rack, schaffte am gleichen Tag aber nur 110 Kilogramm beim Bankdrücken. Das gilt auch für Hammerwerfer.

In den 1970er- und 1980er-Jahren unterschieden sich europäische und US-Hammerwerfer deutlich in der Hypertrophie des Oberkörpers. Viele US-Hammerwerfer hatten enorme Oberkörper, während die Europäer eher eine Figur wie ein Christbaum hatten.

Beim Schwungdrücken und Standstoßen setzen die Sportler nicht nur ihre Arme anders ein als beim Stoßen, sondern stellen auch die Hüfte hinter die Hantel und nicht direkt darunter wie beim Stoßen. Einige Gewichtheber sind mit diesem Stil sehr weit gekommen wie der dreifache Olympiasieger Pyrros Dimas und der zweifache Weltmeister Viktor Sots aus Russland, der damit sechs Weltrekorde aufstellte. Bei Sots stellte sich die Frage, ob er überhaupt ein Mensch war, denn er machte Schulterdrücken mit 187,5 Kilogramm aus der vollen Kniebeuge!

Das Hauptproblem ist das Timing. Beim Stoßen sollten Arme und Schultern die stärkste Kontraktion nach dem Schub der Beine erreichen und nicht wie beim Drücken beim ersten Schub von der Brust (wo es notwendig ist, um den toten Punkt zu überwinden). Man kann es auch so sagen: Einer der Hauptzwecke der Arme beim Heben ist es, den Körper unter die Hantel zu ziehen, während beim Stoßen die Schultern und Arme den Körper unter die Hantel schieben. Und nicht nur das.

Der russische Forscher L.N. Sokolow glaubte, dass gute Drücker beim Stoßen limitiert sind, weil der »Muskeltonus« ihres Oberkörpers ihr Bewegungstempo beeinträchtigt. In einem Artikel von 1971 für *Tyazhelaya Atletika* schrieb Sokolow: »... die Kräftigung der Arme und des Schultergürtels (was für gute Ergebnisse beim Drücken erforderlich ist) hat eine negative Auswirkung auf das Aneignen der Technik für die Tempoübungen.«

Da zu viel Kraft in den drückenden Muskeln des Oberkörpers sich nachteilig auf das Stoßen auswirkt, mussten die Gewichtheber ihre Workouts neu planen. Viele Hilfsübungen wurden weggelassen und der Trend (propagiert vom bulgarischen Trainer Iwan Abadschiew) ging hin zur Konzentration auf die klassischen Disziplinen und Kniebeugen.

Wir meinen aber, dass es in der Off-Season für Gewichtheber und alle anderen Sportler wegen der strukturellen Balance sinnvoll ist, Überkopfdrücken zu machen, am besten mit Kurzhanteln.

Die Vorzüge des Drückens

Auch wenn Sie kein Gewichtheber sind, gibt es gute Gründe für das Drücken. Hier sind fünf:

Nr. 1: Es entwickelt die Deltamuskeln, Trapezmuskeln und Trizepse. Natürlich gibt es Isolationsübungen, aber so haben Sie alles auf einmal. Das ist gut für alle, die nicht viel Zeit für ihre Workouts haben. Rechnen Sie nach. Statt drei Sätzen Überkopfdrücken im Stehen machen Sie Folgendes: drei

Sätze Seitheben für die Deltamuskeln, drei Sätze aufrechtes Rudern für die Trapezmuskeln und drei Sätze Trizepsdrücken hinter dem Kopf im Stehen für die Trizepse. Selbst gegenüber einem Dreifachsatz haben Sie immer noch viel Zeit gespart. Und Verbundübungen fordern die einzelnen Muskelgruppen oft härter, da Isolationsübungen meist schlechte Kraftkurven haben. So bringen Kickbacks und Seitheben nur über einen kleinen Teil des mittleren Bewegungsbereichs viel Spannung auf die Muskeln.

Nr. 2: Sie verbessern Ihr Bankdrücken. Überkopfdrücken ist mit das beste Training für das Bankdrücken. Wegen diverser Hemmmechanismen stockt der Fortschritt beim Bankdrücken oft, bis Sie auch über Kopf drücken. Powerlifter Ed Coan konnte ein hartnäckiges Plateau durch Arbeit an der Überkopfkraft überwinden.

Nr. 3: Es beugt Schulterverletzungen vor. Wer nur Bankdrücken trainiert, verkürzt den *M. subscapularis*, übt Druck auf das Schultergelenk aus und kann sich die Schulter verletzen.

Nr. 4: Es dient der Konditionierung des unteren Rückens und anderer Rumpfmuskeln. Während des Überkopfdrückens fällt eine Schwäche im unteren Rücken auf. Natürlich deuten auch andere Faktoren wie die Stärke der äußeren Rotatoren darauf hin, aber das Überkopfdrücken ist ein besserer Indikator.

Nr. 5: Es ist ein gutes Diagnosewerkzeug für Krafttrainer. Das bestätigt auch Nick Liatsos, Physiotherapeut aus Boston, der viele Kraftsportler behandelt hat. Er meint auch, dass man hinter dem Nacken drücken können sollte, um zu zeigen, dass die Schulter gesund ist und dass das Kraftverhältnis vom Nackendrücken zur Kniebeuge ein Indikator für die Gesundheit der Schulter ist. Wenn wir, wie im Praxiskurs Level 1 PICP vorgesehen, die strukturelle Balance der oberen Extremitäten prüfen, finden wir eine starke Korrelation zwischen Schulterschmerzen und fehlender Überkopfkraft. Wir messen zwei Verhältnisse:

- **Kurzhanteldrücken sitzend zu Bankdrücken.** Das Gewicht für acht Wiederholungen pro Kurzhantel sollte 29 Prozent des Bankdrückens mit engem Griff betragen. Wer eine Wiederholung Bankdrücken mit engem Griff mit 110 Kilogramm schafft, sollte acht Wiederholungen

Kurzhanteldrücken über Kopf mit zwei 32,5-Kilogramm-Hanteln schaffen.

- **Nackendrücken zu Bankdrücken.** Das Gewicht für 1RM Nackendrücken im Sitzen sollte 66 Prozent von 1RM des Bankdrückens mit engem Griff betragen. Gehoben wird aus dem Stillstand mit der Hantel auf den Trapezmuskeln, nicht mit einem Gewicht aus der gestreckten Position.

Was ich damit sagen will: Trainer müssen darauf achten, dass sie nicht zu viel Zeit mit Übungen verschwenden, die dem Sportler in seiner Sportart nicht viel nützen. Überkopfdrücken hilft jedem Sportler bei Kraft und Konditionierung, aber einige Sportler sollten es nicht überbetonen. Man soll hart trainieren, aber auch intelligent.

Ernsthaftes Schultertraining

Der typische Superheld hat breite, volle Deltamuskeln. Für seine Titelrolle im Spielfilm *Superman* von 1978 machte Christopher Reeve viel Gewichtstraining mit Betonung auf den Schultern, um die für Superman angestrebte V-Form aufzubauen. David Prowse, der Gewichtheber, der ihn trainierte, ließ ihn die Brust- und Trapezmuskeln wenig trainieren, um nicht von den Deltas abzulenken. Reeve sollte eher wie ein Turner aussehen als wie ein Bodybuilder. Das hat funktioniert und viele wollten wie Superman sein. Oder wenigstens ein paar Extrasätze für die Deltas machen.

Bodybuilder scheinen erst nach viel Brusttraining an die Schultern zu denken. Das liegt daran, dass die Brust schnell wächst und stark vom Bankdrücken profitiert, welches leider in den meisten Programmen völlig überbetont wird. In jedem Gym finden Sie Anfänger, die wegen dieser Trainingsmethoden aussehen, als hätten sie Brüste anstatt der Brustmuskeln.

Symmetrie und strukturelle Balance

Wenn ein Bodybuilder zu uns kommt, sehen wir uns zunächst seine Schwachpunkte in Bezug auf Körpermasse und Kraft an – die sogenannte strukturelle Balance. Dann machen wir einen Kurzzeitplan, meist sechs Wochen für erfahrene Sportler und vier Wochen für Anfänger, der auf diese Schwachpunkte abzielt. Das ist für uns der beste Ansatz für Wettkampfsportler. Obwohl

Tom Platz mit seinen irren Beinen vor vielen Jahren gute Platzierungen bei Mr. Olympia erreicht hat, wäre er mit einem symmetrischeren Körper (weniger Betonung auf den Beinen und mehr auf dem Oberkörper) vielleicht sogar Mr. Olympia geworden.

Oft wirkt eine Körperpartie klein, wenn die umgebenden Muskelgruppen klein sind. Größere Waden schaffen auch die Illusion größerer Oberschenkel. Das funktioniert auch umgekehrt – Frauen tragen hohe Absätze, damit die Waden und Oberschenkel kleiner wirken. Gut entwickelte Deltas machen nicht nur eine schmalere Taille, sie lassen auch durch den 3D-Effekt die Arme größer wirken.

Breite Schultern

Breite Schultern sind ein Produkt von erstens der biakromalen Breite und zweitens der Muskelmasse.

1. **Biakromiale Breite:** Damit wird die Länge der Schulterknochen bezeichnet. Es gibt zwar Gerüchte, dass Gewichtstraining die Knochen verlängern kann, aber es fehlen noch überzeugende Studien. Mit 21 haben die Schulterknochen ihre endgültige Breite erreicht. Sie können ihr Wachstum nicht weiter beeinflussen. Achten Sie nur darauf, dass Sie genügend Kalzium zu sich nehmen.

   Die biakromale Breite können Sie zwar nicht vergrößern, aber Sie können sie (nicht nur durch Mangelernährung) reduzieren. Nimmt man vor 21 anabole Steroide, können diese die Wachstumsfugen in den Knochen vorzeitig schließen und so das Wachstumspotenzial reduzieren. Auch Verletzungen durch schlechte Workouts können die Wachstumsfugen frühzeitig schließen, aber das ist eher selten. Schließlich fangen viele Gewichtheber, speziell in Europa, als Vorpubertierende mit dem Training an und leiden nicht darunter. Die verfügbaren Studien zeigen, dass die Hauptgründe solcher Verletzungen eine schlechte Hebetechnik und Maximalgewichte bei nicht darauf vorbereiteten Sportlern sind. Mehr dazu und zu Verletzungen bei jugendlichen Gewichthebern erfahren Sie in der zweiten Ausgabe von Designing Resistance Training Programs von Steven Fleck und William Kraemer.

2. **Muskelwachstum:** Der zweite Faktor für die Schulterbreite, den Sie eher beeinflussen können, ist das Muskelwachstum. Der Deltamuskel hat drei Köpfe, den vorderen, den mittleren und den hinteren. Um die melonenförmige Deltaform zu erreichen, muss jeder Kopf gleichermaßen entwickelt werden. Im Folgenden zeigen wir ein paar effektive Workouts dafür. Aber zunächst sehen wir uns die Übung an, die die meisten Experten als die grundlegendste Schulterübung betrachten, das Schulterdrücken.

Schulterdrücken

Das ist eine gute Schulterübung für jedes Kraftniveau. Da die Ellbogen ausgestellt sind, arbeitet der seitliche Deltakopf am meisten. Die vorderen Deltas werden nur zu Beginn der Übung trainiert. Schulterdrücken ist auch gut für den *M. serratus anterior*, denn er zieht die Schulterblätter hoch.

Drückende Probleme

Oft hören wir von frustrierten Sportlern, dass sie weder Schulterdrücken noch Nackendrücken machen, weil es ihren Schultern wehtut. Das läuft dann so: Sie fangen mit Nackendrücken an. Wenn es zu wehtut, wechseln sie zum Schulterdrücken. Auch das ist bald schmerzvoll, also versuchen sie es mit Schrägbankdrücken und dann mit Bankdrücken. Schließlich tut sogar das Bankdrücken weh und es bleibt ein mageres Programm mit Seitheben. Sehen wir uns die Ursache der Schulterschmerzen näher an.

Überkopfübungen wie Schulterdrücken können aus verschiedenen Gründen Verletzungen hervorrufen. Zunächst einmal sind die äußeren Rotatoren des Humerus oft schlecht trainiert. Dabei fängt die Vorbeugung hier an. Laut Sportmediziner Dr. Mike Leahy ist eine Dysbalance zwischen den Agonisten der Schulter und den äußeren Rotatoren einer der häufigsten Gründe für Schulterverletzungen. Lassen Sie Ihr Ego aus dem Spiel und machen Sie ein paar leichte Übungen. Wenn Sie die äußeren Rotatoren ein paar Minuten pro Woche trainieren, können Sie chronischen Schulterproblemen vorbeugen.

Probleme beim Überkopfdrücken entstehen auch durch muskuläre Dysbalancen. Wer die Muskeln des oberen Rückens nicht genügend trainiert, besonders diejenigen, die die Wirbelsäule strecken, wird gebeugt wie ein Affe durch die Gegend laufen. Diese Haltung belastet die Schulterkapsel beim

Nackendrücken oder bei Latzügen zum Nacken, bis das Gelenk irgendwann instabil wird.

Technisch ist der häufigste Fehler, dass die Übung nicht über den vollen Bewegungsbereich durchgeführt wird; das Gewicht wird nur bis zu den Ohren abgesenkt. Das trainiert zwar den Trizeps recht effektiv, tut aber kaum etwas für die Schulter. Das wiederum kann zu Haltungsproblemen führen, die später in Verletzungen enden.

Tipps für Schulter-Workouts

Wenn Sie weder Powerlifter noch Gewichtheber sind, erkennen wir keinen Sinn in Isolationsübungen für den vorderen Deltamuskel wie Frontheben mit Kurzhanteln. Die vorderen Deltas erhalten genügend Arbeit von dem vielen Brusttraining, das die meisten machen. Noch mehr Arbeit birgt die Gefahr des Übertrainings. Die meisten Bodybuilder brauchen aber viel Training für den seitlichen und hinteren Deltakopf.

Unabhängig von den Übungen ist es das Schwierigste bei Schulter-Workouts (oder jedem anderen Workout), die Zahl der Sätze und Wiederholungen zu bestimmen. Powerlifter und Gewichtheber haben durch viele Sätze mit wenigen Wiederholungen fantastische Schultern, während Bodybuilder oft mit vielen Sätzen und wenigen Wiederholungen enorme Deltamuskeln aufgebaut haben. Wir sehen hier den besten Ansatz in einer Kombination aus beiden, d. h., Sie haben Zeiten mit vielen und Zeiten mit wenigen Wiederholungen.

Wenn Sie ein Spezialprogramm für die Schultern brauchen, müssen Sie das Volumen für die anderen Muskelgruppen zurückfahren, speziell für die Brustmuskeln. Optimal ist es, wenn die Schultern im Workout zuerst trainiert werden.

Neue Klienten sind überrascht, wie wenig Schultertraining wir im Bodybuilding vorgeben. Wer die großen Verbundübungen wie Drücken und Klimmzüge richtig macht, muss die Deltamuskeln nicht mehr gezielt trainieren. Wenn Ihre Schultern aber etwas Aufmerksamkeit brauchen, versuchen Sie es hiermit:

Schulterprogramm mit Vorermüdung: Das ist besonders effektiv bei Bodybuildern, deren mittlere und hintere Deltaköpfe unterentwickelt sind. Für einen maximalen Effekt der Vorermüdung gibt es keine Pause zwischen der ersten und der zweiten Übung der Supersätze.

Hinweis: Beim Seitheben sollten Sie erstens die Ellbogen um fünf Grad gebeugt halten und zweitens die Hanteln während der konzentrischen Kontraktion beschleunigen und nicht mit der Hilfe des unteren Rückens hochschaukeln.

Beim Aufrecht Rudern am Kabel sollten die Daumen seitlich an der dicksten Stelle des Oberschenkels sitzen. Sie ziehen erst an der Stange, wenn sie auf Höhe der Schlüsselbeine ist. Wenn das die Handgelenke belastet, nehmen Sie statt der Stange das Seil zum Trizepsstrecken. Beim vorgebeugten Seitheben liegt die Stirn auf einer Schrägbank. Die Knie sind leicht gebeugt, um den unteren Rücken zu entlasten.

Schwer/leicht Drücken: So verbessern Sie Masse und Kraft in den Motoreinheiten, die am Drücken beteiligt sind. Gehen Sie von einem heftigen Muskelkater aus. Hier treffen Sie in der ersten Übung die Motoreinheiten mit hohem Schwellenwert und ermüden dann die Einheiten mit niedrigem Schwellenwert weiter. Weil sich der Schwung der Grundübung im Lauf des Programms ändert, können Sie mehr Motoreinheiten rekrutieren.

Machen Sie vier bis fünf Tage Pause zwischen den Workouts und nie mehr als vier Workouts davon in Folge.

Hinweis: Wenn Sie das Hammer-Gerät benutzen, schaffen Sie aufgrund der Hebelwirkung zwei- bis dreimal so viel wie mit der Langhantel.

Jeder möchte breite Schultern, aber Bodybuilder brauchen sie für einen ausgewogenen Körper.

16-Wochen-Spezialprogramm Drücken

Wenn Sie wenigstens zwei Jahre Trainingserfahrung haben und das Überkopfdrücken vernachlässigt haben, ist das genau das richtige Programm.

Es besteht aus einer Reihe von vier Workouts, jedes bestehend aus vier Trainingseinheiten. Haben Sie die Übung in vier Workouts gemacht, folgt die nächste Phase. Machen Sie das Workout aus einer Phase alle fünf Tage. Haben Sie das Workout viermal gemacht, folgt die nächste Phase.

Machen Sie zu jeder Übung eine antagonistische Übung Ihrer Wahl. Für die Schultern wären das vertikale Zugübungen wie Klimmzüge, einarmige Klimmzüge und einarmige Klimmzüge am Kabelzug. Die Belastungsparameter sollten ähnlich sein. So könnten Sie im ersten Workout das Drücken im Supersatz mit fünf Sätzen Klimmzügen zu sechs bis acht Wiederholungen im Tempo 40X0 machen, gefolgt von 90 Sekunden Pause.

Jedes spezielle Programm für das Überkopfdrücken sollte auch Übungen für die Rhomboiden und äußeren Rotatoren enthalten. Hilfreich ist es auch, zwölf Wochen lang auf Bankdrücken und seine Abwandlungen zu verzichten. Keine Sorge, Ihre Leistungen werden nicht stark sinken. Sie werden hinterher sogar steigen!

Workouts 1 bis 4: Einarmiges Kurzhanteldrücken über Kopf, Arm abgestützt, 5 x 5–8 Wiederholungen, 40X0, Pause zehn Sekunden zwischen Armen, 90 Sekunden nach dem Satz.

Sie können hier mit der Fünf-Prozent-Lösung arbeiten. Dabei erhöhen Sie den Widerstand um vier bis fünf Prozent pro Workout und lassen pro Einheit eine Wiederholung weg:

- 1. Einheit, acht Wiederholungen
- 2. Einheit, sieben Wiederholungen
- 3. Einheit, sechs Wiederholungen
- 4. Einheit, fünf Wiederholungen

Hier ist der Bewegungsbereich größer als beim zweiarmigen Kurzhanteldrücken, weil die Schulterblätter sich freier bewegen können. Die Hand ist im halben Unterhandgriff, die Handflächen zum Kopf. Diese Position belastet das Schultergelenk am wenigsten (deswegen mögen wir die Brettdrückmaschinen mit parallelen Griffen für die Strongman-Wettkämpfe). Das einarmige Training schafft mehr Bewegungsraum für die Schulterblätter.

Die Betonung liegt bei dieser Technik auf dem Wort »abgestützt«. Wenn Sie die freie Hand am Pfosten eines Power-Racks oder eines ähnlichen Objekts abstützen, können Sie schwerere Gewichte nehmen. Im Stehen nehmen Sie eine Kurzhantel mit der nicht dominanten Hand (die schwächere wird zuerst trainiert). Ist die Hantel links, steht das rechte Bein leicht vorn in einem halben Ausfallschritt, die rechte Hand hält auf Schulterhöhe den Pfosten des Power-Racks.

Wenn Sie fast durch den konzentrischen Bereich sind, bringen Sie den Bizeps so nah wie möglich an den Kopf. Bringen Sie aber nicht den Kopf an den Bizeps. Der zusätzliche Bewegungsbereich tut der Schulter gut. Tragen Sie keinen Gurt und lassen Sie die Beine aus dem Spiel! Wenn sie in der Ausgangsposition sind, werden sie nicht mehr bewegt. Und machen Sie genau so viele Wiederholungen wie mit dem dominanten Arm, um die Dysbalance nicht noch zu vergrößern.

Bei guter struktureller Balance schaffen Sie acht Wiederholungen mit einem Gewicht von etwa 29 Prozent des 1RM beim Bankdrücken.

Workouts 5 bis 8: 80-Grad-Überkopfdrücken mit der Langhantel im Sitzen, 5,3,2,5,3,2, 31X0, Pause zwei Minuten.

Sie fangen von unten an, die Hantel im Rack auf der Höhe für Frontkniebeugen, und Sie sitzen auf der Bank. Sie heben den Fuß und drücken gegen das Fußpolster, sodass der untere Rücken fest gegen den Sitz gedrückt wird.

Die Arme sollten am Ende des konzentrischen Bereichs auf Ohrhöhe sein. Das gibt dem Schultergürtel optimale Bewegungsfreiheit und schont ihn. Und tragen Sie keinen Gurt.

Workouts 9 bis 12: Nackendrücken an der Multipresse im Sitzen mit Ketten, 3 x 5, 30X0, dann 3 x 3, 30X0, Pause zwei Minuten.

Sie machen insgesamt sechs Sätze: drei Sätze zu fünf Wiederholungen und dann drei Sätze zu drei Wiederholungen. Die Ketten verlangsamen den konzentrischen Bereich auf zwei bis drei Sekunden, aber Sie sollen so schnell und bewusst wie möglich heben.

Ob Sie hinter dem Nacken drücken oder vorn, das dominante Bein steht 25 bis 30 Zentimeter vor dem anderen Fuß. Das verringert den Druck auf den unteren Rücken. Beim ersten Workout stellen Sie fest, wie gut Ihr unterer Rücken trainiert ist. Wer dort zu wenig Kraft hat, kann bei dieser Übung kaum den Rumpf stabilisieren. Wenn Sie spüren, dass der untere Rücken die Überkopfkraft einschränkt, sollten Sie den unteren Rücken schwerer trainieren.

Die Übung beginnt in der unteren Position. Die Hantel liegt auf der Höhe für Kniebeugen und Sie sitzen auf einer Flachbank. Sie brauchen den unteren Rücken nicht zu stützen. Kein Gurt! Fangen Sie für einen maximalen Bewegungsbereich mit den Händen möglichst eng beieinander an.

Workouts 13 bis 16: Überkopfdrücken mit der Langhantel im Stehen, 8 x 1, dann 3 x 3–5, 20X0, zwei Minuten Pause vor der antagonistischen Übung, weitere zwei Minuten vor dem nächsten Satz dieser Übung. Das empfohlene Tempo ist 20X0.

Nehmen Sie ein Gewicht für acht Einzelwiederholungen, dann reduzieren Sie um 15 Prozent und machen drei Sätze zu drei bis fünf Wiederholungen. Schaffen Sie die ersten acht Wiederholungen, erhöhen Sie im nächsten Workout bei allen Wiederholungen und Sätzen um 2,5 Kilogramm. Da das Gesetz der wiederholten Kraftanstrengungen hier gilt, können Sie in der letzten Phase enorme Kraftzuwächse erwarten. Und da die Einzelwiederholungen Ihr Nervensystem potenzieren, zahlt sich die Arbeit für die funktionale Hypertrophie zum Schluss noch mehr aus. Brutal, aber lohnend.

Zum Start sind die Zeigefinger knapp außerhalb der mittleren Deltas. Die Beine arbeiten nicht mit – das ist kein Schwungdrücken. Und da Sie ohne Gurt heben, lehnen Sie sich nicht zu weit zurück, um die unteren Lendenwirbel zu schonen (sonst haben Sie etwas wie Schrägbankdrücken im Stehen).

Wenn Sie regelmäßig über Kopf drücken, bekommen Sie starke, mächtige Schultern. Und mit unserem Programm wird das Überkopfdrücken eine Ihrer Stärken.

Äußere Rotatoren: gesunde Schultern

Alte Ausgaben von *Muscle Builder* zeigen, wie sehr sich unsere Körper verändert haben. Jack Delinger beeindruckte in den 1950er-Jahren mit seiner 127-Zentimeter-Brust. Larry Scott trieb seine Arme auf über 50 Zentimeter. Verglichen mit den heutigen Stars gehen sie trotzdem fast unter. Der heutige Wahnsinn ist höchst beunruhigend. Leider konzentrieren sich viele Bodybuilder heute auf große, auffällige Muskeln und vernachlässigen kleinere wie die äußeren Rotatoren der Schultern. Das hat schon viele die Karriere gekostet.

Bei der äußeren Drehung der Schulter meinen wir die Bewegung des Bizeps vom Körper weg oder nach hinten. Bei seiner Rückhand macht Tennisprofi Roger Federer eine äußere Drehung. Wenn ein Indianer die Hand zum Gruß hebt, macht er eine äußere Drehung. Daran sind viele Muskeln beteiligt, vor allem aber der *M. teres minor* und der *M. infraspinatus*. Sie haben ihren Ursprung nebeneinander an den Schulterblättern, setzen am Humerus an und gehören zu den vier Muskeln der Rotatorenmanschette. Biomechanisch stabilisieren *M. teres minor* und *M. infraspinatus* die Schulter und schützen sie so vor Verletzungen.

Wer sie trainiert, schützt sich nicht nur vor Verletzungen. Diese Muskeln verbessern die Haltung und den gesamten Körper enorm. Viele Menschen fühlen sich in ihren Hemden wohler, wenn sie die äußeren Rotatoren trainiert haben. Das liegt daran, dass die Schulterblätter wieder richtig ausgerichtet sind. Und die Masse am seitlichen Rand des oberen Rückens macht den Rücken symmetrischer. Robby Robinson war für seinen Rücken berühmt, weil er wirklich dreidimensional war. Jeder Muskel des oberen Rückens war voll entwickelt. Damit hob er sich von seinen Rivalen ab und etablierte einen Standard, den nur wenige erreicht haben.

Laut Dan Pfaff, Trainer von Olympiasieger und Weltrekordler Donovan Bailey, »ist die Linie zwischen Physiotherapie und dem Training von Elitesportlern sehr fein«. Er meint damit, dass man bei Hochleistungssportlern besonders auf die Gesundheit achten muss. Beim Offseason-Training für Sportler wollen wir vor allem die Dysbalancen korrigieren, die sich aus der jeweiligen Sportart ergeben. Bei einem alpinen Skifahrer machen wir vor allem Übungen, um die Kraft der Quadrizepse auszugleichen.

Bodybuilder sind stolz darauf, dass sie jede größere Muskelgruppe trainieren. Leider nur die größeren und die äußeren Rotatoren zählen zu den am meisten vernachlässigten Muskeln bei ihnen. Im Folgenden aufgezählte Bodybuilder sollten besonders auf die äußeren Rotatoren achten.

Jeder mit viel Brust- und Rückentraining: Fast jede Übung für die Brust- und Latmuskeln fordert die inneren Rotatoren. Wer das Workout immer mit Bankdrücken beginnt, sollte unbedingt die äußeren Rotatoren trainieren. Und weil diese Sportler aus Ego-Gründen oft nur Übungen machen, die schwere Gewichte ermöglichen, trainieren sie die äußeren Rotatoren selten und haben zahlreiche Beschwerden.

Jeder, der den Rücken maximal aufbauen möchte: Wenn *M. teres minor* und der *M. infraspinatus* voll entwickelt sind, wird der Kontrast zwischen ihnen und den Latmuskeln beeindruckend stärker. In der Doppelbizepspose von hinten sind die tiefen Trennungen zwischen ihnen verblüffend und sorgen für ein dreidimensionales Bild.

Jeder, der sein Bankdrücken verbessern möchte: Sind die äußeren Rotatoren schwach, geben die Agonisten des Oberkörpers bei hoher Spannung auf. Wer bei uns sein Bankdrücken verbessern möchte, muss die äußeren Rotatoren betonen. Oft beginnen wir die Workouts mit diesen Übungen. Und wir können beobachten, dass viele Sportler in weniger als einem Monat ihr Bankdrücken und ihre Klimmzüge um bis zu 15 Prozent verbessern.

Menschen mit hängenden Schultern: Das Training der äußeren Rotatoren verbessert die Haltung der Schultern und schont so das Skelett. Die schlechte Haltung kommt oft von stundenlanger Arbeit an einem ungeeigneten Schreibtisch. Auch große Menschen haben oft hängende Schultern, um besser auf die anderen herabsehen zu können.

Sportler, deren Lat- oder Brustmuskeln entscheidend sind: Das gilt beim Rudern, Kanufahren, Schwimmen, Baseball und Volleyball. Durch das jahrelange Training werden die Muskelgruppen der Lat- und Brustmuskeln immer kürzer. Solche Sportler brauchen Dehnübungen für diese Muskeln.

Grundkonzepte

Diese zehn Grundkonzepte sorgen für ein optimales Training der äußeren Rotatoren:

1. **Voller Bewegungsbereich:** Trainieren Sie diese Muskeln über den vollen Bewegungsbereich. Sonst brauchen Sie die Übungen erst gar nicht zu machen. Bei Kurzhanteln oder Kabelzügen ist der Widerstand in der gedehnten Position völlig zu reduzieren.

2. **Dehnen der inneren Rotatoren zwischen den Sätzen:** Dehnen Sie Lat- und Brustmuskeln zwischen allen Sätzen für die äußeren Rotatoren. Dann sind Sie anschließend nicht so schnell erschöpft und der Bewegungsbereich nimmt zu.

3. **Viele Wiederholungen:** Machen Sie für die äußeren Rotatoren mindestens sechs Wiederholungen, oft bis zu 20. Die Muskeln sollen mindestens 40, aber nicht mehr als 70 Sekunden belastet sein.

4. **Langsam trainieren:** Die äußeren Rotatoren reagieren am besten auf langsame bis mittelschnelle Kontraktionen, d. h. zwei bis fünf Sekunden für jede konzentrische und jede exzentrische Kontraktion. Wichtig sind geschmeidige, konstante Bewegungen über den vollen Bewegungsbereich.

5. **Abwechslung bei den Übungen:** Wer diese Muskeln lange vernachlässigt hat, sollte mindestens zwei Übungen zu drei Sätzen machen. Wechseln Sie die Übungen alle sechs Workouts. Nach zehn bis zwölf Wochen Spezialtraining reicht eine Übung für die äußeren Rotatoren pro Trainingsphase.

6. **Richtige Kopfhaltung:** Bei den Übungen für die äußeren Rotatoren ist der Kopf stets in der neutralen Stellung. Dazu heben Sie am besten den unteren Teil des Brustbeins an.

7. **Richtige Handgelenkhaltung:** Das Handgelenk ist in einer neutralen Stellung, um den Ellbogen zu schonen.

8. **Allmähliche Überlastung:** *M. teres minor* und *M. infraspinatus* sind relativ schwache Muskeln. Am Anfang genügen meist 2,5-Kilogramm-Kurzhanteln oder das kleinste Gewicht am Kabelzug. Da die meisten Gyms keine Zwischengewichte wie 3,75 Kilogramm und 6,25 Kilogramm haben, lohnt sich der Kauf von PlateMates. Das sind kleine magnetische Zusatzgewichte in vielen Größen. So können Sie den Widerstand allmählich steigern und die Kraftzuwächse beschleunigen.

9. **Der nicht dominante Arm zuerst:** Die Zahl der Wiederholungen für den nicht dominanten (und meist schwächeren) Arm bestimmt die Wiederholungen für den dominanten Arm. Schaffen Sie nur acht Wiederholungen mit dem linken Arm, machen Sie mit dem rechten auch nur acht. Wird der linke Arm stärker, können Sie die Belastung des rechten auch erhöhen.

10. **Behandlung des Weichgewebes:** Wenn Ihnen das Frontdrücken mangels Flexibilität schwerfällt, hilft die aktive Entspannung (ART®). Ein Experte, der den Schultergürtel und ein paar Unterarmmuskeln behandelt, sollte Sie auf die richtige Spur bringen. Informationen finden Sie unter www.activerelease.de. Je nach Biomechanik der betriebenen Sportart wird der Therapeut verschiedene Muskeln bearbeiten. Diese könnten dazuzählen:

- tiefe und oberflächliche Unterarmflexoren
- *M. infraspinatus*
- *M. latissimus dorsi*
- langer Trizepskopf
- *M. pronator teres*
- *M. serratus*
- *M. subscapularis*
- *M. subscapularis am serratus*

- *M. teres major*
- *M. teres major* am *M. latissimus dorsi*
- *M. teres minor*

Das Training der äußeren Rotatoren verändert den Körper nicht so drastisch wie Kniebeugen, Klimmzüge oder Bankdrücken, aber die Entwicklung dieser Muskeln ist wichtig. Die hier beschriebenen Übungen und Trainingsprinzipien ermöglichen nachhaltiges Training, steigern die Leistung beim Drücken und bei Klimmzügen und verbessern Ihre Haltung. Ein tolles Resultat für so kleine Muskeln, aber es heißt ja »Klein, aber oho!«.

KAPITEL **15**

OBERER RÜCKEN

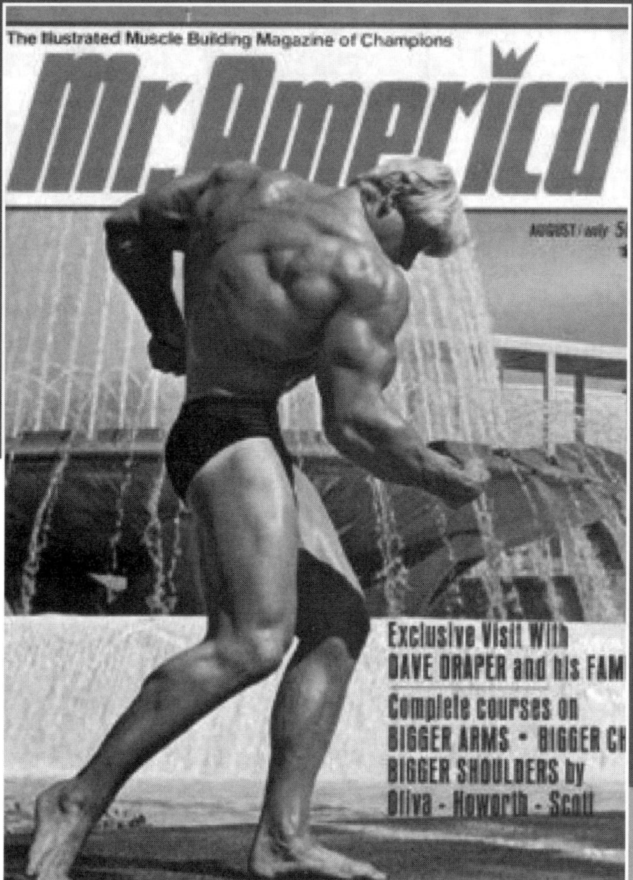

Das Magazin *Mr. America* erschien von 1958 bis 1973. Dieses Cover zeigt den »blonden Bomber« Dave Draper. Der populäre Bodybuilder war auch in Film und Fernsehen zu sehen.

Isolationsübungen wie Reverse Flys und Aufrecht Rudern sind wichtig für das Training der Elite-Bodybuilder. Nur durch viele verschiedene Übungen, die die Muskelfasern aus unterschiedlichen Winkeln attackieren, erschaffen Bodybuilder einen ästhetischen symmetrischen Körper. Das erste Ziel ist aber, so schnell wie möglich die größte Muskelmasse aufzubauen. Dafür müssen Sie sich auf die Grundübungen konzentrieren. Die beste Übung für den Masseaufbau am oberen Rücken sind Klimmzüge.

Klimmzüge

Viele Stars scheuen vor Klimmzügen zurück – sie erinnern sie wohl zu stark an das Turnen in der Schule oder an die militärische Ausbildung. Wenn Sie sich aber die Körper von Turnern ansehen, die diese Übungen oft machen, finden Sie viel Muskelmasse an der Brust, den Schultern und am oberen Rücken. Und wenn Sie sich den Lebenslauf vieler Physique-Stars ansehen, speziell der weiblichen, so haben sie an der Schule geturnt.

Wir haben nichts gegen Unterzüge ab und zu, um etwas Abwechslung in die Workouts zu bringen, aber wir meinen, dass die Klimmzüge eine Schlüsselübung für Bodybuilder sind.

Wie wirkungsvoll sie sind, sehen Sie an den oberen Rücken der Olympiateilnehmer im Ringeturnen. Und sehen Sie sich die Strongmen von früher mit ihren enormen Latmuskeln an. Der frühere Mr. America und Strongman Mike Dayton hat den Weltrekord für einarmige Klimmzüge und machte zu Beginn seiner Shows oft 100 Klimmzüge an einem Deckenträger. Auch die wunderbaren Körper der klassischen griechischen Olympioniken sind Klimmzügen zu verdanken.

Irgendwann gingen die Klimmzüge in der Bodybuilding-Welt verloren und sie folgten dem Schicksal der vollen Kniebeuge und des Schulterdrückens im Stehen, die nur noch erwähnt werden, wenn die Magazine gerade kein anderes Thema finden.

Dabei sind die Klimmzüge mit die besten Übungen für den Oberkörper und fordern *M. latissimus dorsi*, *M. teres major*, die hinteren Deltas, die Rhomboiden, den Brustteil des *M. pectoralis major*, den unteren Teil des *M. trapezius* und die Ellbogenflexoren. Ein Programm mit Klimmzügen macht nicht nur

Ihren Rücken breit und dick, sondern vergrößert auch die Arme mit dem Wachstum von Bizeps, *M. brachialis*, *M. brachioradialis* und *M. pronator teres*.

Sehen Sie sich nur die Arme der Olympiasieger im Turnen Andreas Wecker und Yuri Chechi an. Ihr Volumen haben sie nicht auf der Scott-Bank erworben, sondern mit zahllosen Klimmzügen an verschiedenen Geräten. Und Klimmzüge eignen sich nicht nur für Turner und Bodybuilder. Viele Sportarten profitieren davon, besonders wenn der Oberkörper kräftig ziehen muss, wie beim Judo oder Ringen.

Manch ein Leser wird sich denken: »Dann mache ich lieber Unterzüge«. Das können Sie tun, aber die Resultate werden nicht dieselben sein. Klimmzüge haben zahlreiche neurophysiologische Vorteile gegenüber Unterzügen. Wir wollen hier aber nur versichern, dass Sie einen großartigen Rücken mit Klimmzügen viel schneller aufbauen als mit Unterzügen. So wie für den Unterkörper nichts besser ist als Kniebeugen und Kreuzheben, sind Klimmzüge die beste Übung für den Oberkörper.

Aber was ist mit dem vorgebeugten Rudern? Ist das nicht ideal für den oberen Rücken? Schon, aber nicht wie es die meisten Bodybuilder machen. Oft runden sie den Rücken anstatt ins Hohlkreuz zu gehen und schummeln, sodass anstelle der Latmuskeln die Beine die meiste Arbeit machen. Was den besten Griff und Zug anbelangt, so ist vor allem Abwechslung ein wichtiges Trainingsprinzip. Nehmen Sie breite und schulterbreite Griffe, ziehen Sie sie bis zur Brust und bis zum Bauch.

Mit Klimmzügen können Sie spezifische Bereiche betonen. Mit einem engen Griff wird daraus ein fantastisches Bizeps-Workout. Und wenn Sie das machen, brauchen Sie keine speziellen Bizepsübungen mehr.

Klimmzüge sind so effektiv, weil Sie Ihr ganzes Körpergewicht bewegen müssen und die erforderliche Stabilisierung (anders als bei Unterzügen) mehr Muskelmasse einspannt. Man kann auch schwerer schummeln. Bei Latzügen können Sie mit dem Bauch nach vorn drücken. Deshalb lässt sich die Kraft aus den Klimmzügen gut auf Unterzüge transferieren, andersherum geht es oft nicht. Sehen wir uns ein paar Grundkonzepte an.

Grundlagen für Klimmzüge

Klimmzüge im Untergriff werden mit halbem Kammgriff (Handflächen zueinander) oder Kammgriff (Handflächen zum Körper) durchgeführt. Sind die Hände auf Schulterbreite, haben Sie den größten Bewegungsbereich für Latmuskeln und Bizepse. Eine zweite Variante wird im Obergriff durchgeführt (Handflächen weg vom Körper). Das trainiert die Unterarmmuskeln und belastet die Handgelenke weniger.

Unabhängig von der Art der Klimmzüge sollten Beine, Oberkörper und Oberarme in einer Linie sein. Um den größtmöglichen Bewegungsbereich zu haben und möglichst viel Muskelmasse zu rekrutieren, sollten die Arme zu Beginn gerade und die Schulterblätter angehoben sein. Zum Beginn werden die Ellbogen gebeugt und die Schulterblätter zusammengedrückt. Zum Schluss kontrahieren alle an der Übung beteiligten Muskeln. Atmen Sie zu Beginn ein (oder halten Sie den Atem an) und atmen Sie beim Absenken aus.

Für Klimmzüge muss eine Grundkraft vorhanden sein. Frauen und schwerere Menschen haben eventuell nicht genügend Kraft für mehrere Wiederholungen. Wir raten von Maschinen ab, weil sie die Stabilisatoren des oberen Rückens nicht trainieren. Unsere Klienten sollen mit Unterstützung eines Helfers genügend Kraft für Klimmzüge entwickeln. Dabei beugen Sie die Knie und die Hilfsperson hebt Ihre Knöchel nur so weit an, dass Sie gerade über die Stange kommen. Sie können auch auf eine Bank steigen, damit das Kinn über der Stange ist. Dann gehen Sie langsam herunter. Mit diesen negativen Wiederholungen bauen Sie Kraft auf, um später normale Klimmzüge zu schaffen.

Abwandlungen: Sie machen die Klimmzüge so interessant. Ein enger Griff mit 15 Zentimeter Abstand zwischen den Händen trainiert bei Klimmzügen im Untergriff die *M. biceps brachii*, im Obergriff hingegen die Muskeln des *M. brachialis* und *M. brachioradialis*. Mit einem V-Griff (Handflächen zueinander) fordern Sie die Rhomboiden und unteren Latmuskeln stärker.

Mehr Widerstand erreichen Sie, wenn ein Helfer an Ihren Knöcheln zieht, Sie einen Gurt mit Gewichten tragen oder eine Kurzhantel zwischen die Knöchel klemmen. Und wenn Sie erschöpft sind, können Sie den Widerstand reduzieren, indem Sie die Gewichte fallen lassen (aber nicht aus der obersten Position).

Griff: Es gibt keinen »besten Griff« für Klimmzüge. Die Sportler mit der besten Rückenentwicklung nutzen verschiedene Griffe, um möglichst viele Rückenmuskeln zu rekrutieren.

Klimmzug im Kammgriff: Das ist die grundlegende Variante. Sie greifen die Stange im Kammgriff. Die Hände sind schulterbreit (oder etwas weniger) auseinander, die Arme voll gestreckt, der Oberkörper in einer Linie mit den Oberarmen.

Durch Ziehen der Ellbogen nach unten und hinten gehen Sie hoch. Das betont die relativ starken Muskeln des oberen Rückens und der Ellbogenflexoren. Sie heben das Kinn über die Stange. Ziehen und Zurücklehnen müssen parallel erfolgen. Die Beine bleiben möglichst in einer Linie mit dem Oberkörper, die Hüften nicht gebeugt. Dann gehen Sie zurück in die Ausgangsposition, die Arme voll gestreckt und die Schulterblätter angehoben. Der letzte Punkt ist sehr wichtig, denn für einen vollen Bewegungsbereich müssen die Oberarme und die Adduktoren der Schulterblätter bei jeder Wiederholung gestreckt werden. Sie atmen zu Beginn ein und beim Absenken wieder aus.

Zugbänder: Verwenden Sie sie, wenn Sie schwache Unterarme haben, Ihr Griff nicht sicher ist oder die Unterarme vor dem oberen Rücken ermüden. Führen Sie aber wenigstens einen Satz ohne Bänder aus, um Ihren Griff zu kräftigen. Wer kein Bodybuilding macht, sollte gar keine Bänder nehmen. Im echten Sport müssen Sie Ihre Latmuskeln ohne Hilfsmittel wie Bänder einsetzen.

Sie können Ihren Griff auf hervorragende Weise verbessern, indem Sie zum Abschluss des Workouts einen Satz an einer dickeren Stange machen. Haben Sie keine dickere Stange, wickeln Sie ein Handtuch oder ein Stück Schaumgummi um die Stange.

Aufbau bei den Klimmzügen

Klimmzüge erfordern viel Kraft. Neulinge oder Sportler nach einer langen Trainingspause können mit dem von uns entwickelten Aufbau rasch eine Mindestkraft erreichen. Mit diesem Aufbau hat ein Krafttrainer die durchschnittlichen Klimmzüge der kanadischen Olympia-Skisportlerinnen in elf Wochen von null auf zwölf Wiederholungen gebracht.

1. Sie haben einen Helfer und hängen mit gebeugten Knien an der Stange. Beim Hochgehen stützt die Hilfsperson Ihre Knöchel. Brauchen Sie mehr Unterstützung, können Sie Ihre Beine gegen die Hände des Helfers strecken. Wenn Sie mit minimaler Hilfe zwölf Wiederholungen so schaffen, können Sie zum nächsten Schritt wechseln.

2. Im zweiten Schritt haben Sie die gleiche Ausgangsposition, aber die Hilfsperson hält nur einen Knöchel. Das Gewicht Ihres freien Beines erhöht die Überlastung der Muskeln. Schaffen Sie mit minimaler Unterstützung zwölf Wiederholungen, kommt der nächste Schritt.

3. Sie haben wieder die gleiche Ausgangsposition, aber die Hilfsperson hält Sie an der Taille. Wenn Sie stärker werden, brauchen Sie nur noch in bestimmten Phasen Unterstützung. Dort sollte die Hilfsperson nur so weit einschreiten, dass Sie über die Stange kommen.

Wenn Sie ohne Hilfe über den vollen Bewegungsbereich kommen, sind Sie für zusätzlichen Widerstand bereit. Das können Sie auf folgende Weise erreichen:

1. Mit einer Kurzhantel zwischen den Knöcheln

2. Mit einem Power Hook an einem Gewichthebergürtel

3. Mit einem Klimmzug-/Beugestützgürtel mit Gewichten

Varianten mit Kammgriff

Turner, Ringer und Judoka machen seit Jahren viele Varianten dieser Übung, um ihre Kraft zu steigern und den Rücken zu verbessern. Hier sind einige davon:

Klimmzug mit engem parallelen Griff: Ein enger paralleler Griff bietet den Schulterextensoren mehr Überlastung und viele Gyms haben Klimmzugstationen mit V-Griffen im Abstand von 15 bis 20 cm. Bringen sie Ihre untere Brust beim Hochgehen an die Griffe. Diese Variante ist für fortgeschrittene Bodybuilder.

Klimmzüge im engen Kammgriff: Hier werden die Ellbogenflexoren überlastet, es ist eher eine Armübung als eine Oberkörperübung. Hier haben Sie einen Kammgriff mit nur zehn bis 15 Zentimetern zwischen den kleinen Fingern.

Klimmzug mit mittlerem parallelen Griff: Hier sind die Griffe 55 bis 60 Zentimeter auseinander und die Hände sind im halben Kammgriff (Handflächen zueinander). Dabei haben die Ellbogenflexoren die effektivste Zuglinie. Somit können Sie hier am ehesten zusätzlichen Widerstand einsetzen. Dieser Griff sorgt auch für die geringste Belastung von Handgelenken, Ellbogen und Schultern.

Klimmzug zum Brustbein: Bei dieser Übung, bekannt durch Vince Gironda, ist der Oberkörper während der gesamten Bewegung leicht zurückgelehnt. Ziehen Sie beim Hochgehen den Kopf möglichst von der Stange weg und wölben Sie die Wirbelsäule. Zum Ende stehen Ihre Hüften und Beine etwa 45 Grad zum Boden. Sie ziehen, bis die Schlüsselbeine an der Stange vorbei sind, das untere Brustbein die Stange berührt und der Kopf parallel zum Boden ist. Sie nehmen einen Kammgriff oder einen Obergriff von eng bis schulterbreit. Der Letztere erfordert mehr Kraft.

Für uns ist dies die Königin der Verbundübungen für den oberen Rücken. Sie überlastet nicht nur die Retraktoren der Schulterblätter, sondern trainiert mehr als nur die Latmuskeln. Zum Beginn haben wir eher einen klassischen Klimmzug, im mittleren Bereich den Effekt eines Überzugs und zum Ende die Abschlussbewegung des Ruderns. Erfahrene Sportler mit wenig Zeit sollten diese Übung regelmäßig machen.

Klimmzug mit engem Obergriff: Hier haben Sie einen engen Obergriff, die Hände sind etwa zehn bis 15 Zentimeter auseinander. Da die *M. biceps brachii* hier eine sehr ineffektive Zuglinie haben, werden die Muskeln des *M. brachialis* und des *M. brachioradialis* überlastet. Diese Übung baut die Oberarme effektiv auf, besonders wenn die Muskeln des *M. brachialis* unterentwickelt sind, und sie ist schonender für die Handgelenke als der Kammgriff.

Klimmzug mit gemischtem Griff: Das kennen Sie bestimmt noch nicht. Hier haben Sie eine Hand im Obergriff und die andere im Kammgriff. Sie machen den ersten Satz mit Kammgriff links und Obergriff rechts – so wird der linke Arm stärker belastet. Je stärker Sie sind, desto weiter der Griff. Tauschen Sie den Griff nach jedem Satz, um die Arme gleichmäßig zu belasten.

Klimmzug mit gemischtem Griff II: Bei dieser fortgeschrittenen Variante legen Sie die stützende Hand an das Handgelenk des arbeitenden Armes. Je stärker Sie sind, desto niedriger sitzt die Hand am arbeitenden Arm.

Klimmzug zum *M. subscapularis*: Dies ist eine brutale Übung. Sie gehen in die Ausgangsposition für Klimmzüge mit breitem Griff und gehen hoch, bis die oberen Brustmuskeln die Stange berühren. Jetzt fängt der Spaß erst richtig an. Oben stoßen Sie sich von der Stange weg und gehen kontrolliert herunter. Das wird Ihre *M. subscapularis* schocken.

Nun machen wir aus diesen Übungen zwei effektive Workouts.

Rückenprogramm für Turner mit erweiterten Sätzen: Dieses Programm ähnelt den Rückenprogrammen der olympischen Turner und ist nur für erfahrene Sportler geeignet. Sie müssen dazu zwölf Klimmzüge mit schulterbreitem Kammgriff schaffen.

1. Klimmzug mit breitem Griff: So viele Wiederholungen wie möglich
2. Zehn Sekunden Pause
3. Klimmzug mit mittelbreitem Griff: so viele Wiederholungen wie möglich.
4. Zehn Sekunden Pause
5. Klimmzug mit mittelbreitem Kammgriff: so viele Wiederholungen wie möglich.
6. Zehn Sekunden Pause
7. Klimmzüge mit engem Kammgriff
8. Drei Minuten Pause

9. Schritt 1 bis 8 dreimal wiederholen und dann aufstöhnen!

Programm von André »The Flying Squirrel«: André Benoit war bei den Olympischen Spielen in Lillehammer der schnellste Starter im Doppelsitzer-Rennrodeln. Er schaffte drei Wiederholungen Klimmzüge mit breitem Griff und einer 55-Kilogramm-Hantel im Tempo 4010. Sie müssen wenigstens acht Klimmzüge im schulterbreiten Kammgriff mit 33 Prozent Ihres Körpergewichts als Zusatzgewicht schaffen.

1. Klimmzug zum Brustbein: 5 x 4–6, Tempo 6010, Pause vier Minuten zwischen Sätzen.

2. Klimmzug zum *M. subscapularis*: 3 x RM, Tempo 5010, Pause drei Minuten zwischen Sätzen.

3. Negative Klimmzüge mit engem Griff: 3 x 4-6, Pause drei Minuten zwischen Sätzen, Absenken des Körpers in 6 bis 8 Sekunden bei jeder Wiederholung Möglichst mit Zusatzgewicht.

Wenn Sie wissen, wie Sie die Klimmzüge in Ihr Programm integrieren, werden Sie sich bald über einen außergewöhnlichen Rücken freuen dürfen. Natürlich wird man Sie beim Training anstarren, aber aus Erstaunen wird schnell Bewunderung, wenn Sie Ihre neuen fantastischen Proportionen haben.

Krabbenschultern

In der Frühzeit des professionellen Bodybuildings hätte man die besten Wettkämpfer als Schattenriss an ihren Posen erkannt: Larry Scotts einarmiger Bizeps, Franco Columbus Lat-Spreizung, Frank Zanes superschlanke Taille, Mike Katz' Brust von der Seite und Schwarzeneggers Doppelbizeps – und jede Beinpose von Tom Platz. Typisch für die Zeit war aber Lou Ferrigno in seiner Most-Muscular-Pose, der sogenannten Krabbenpose.

Es gibt diverse Varianten, aber in der Grundpose beugen Sie sich leicht nach vorn, ein Bein etwas vor dem anderen, die Arme vorn an den Fäusten zusammengeführt. Dann spannen Sie die Muskeln möglichst stark an, um Ihre Muskularität zu betonen. Diese Pose bringt die Definition der Brustmuskeln,

Schultern, Deltas und Trapezmuskeln so effektiv zur Geltung, dass sie auch als obligatorische Most-Muscular-Pose gilt.

Aber nicht jeder beherrscht sie. Schwarzenegger bevorzugte eine ästhetischere Variante, wobei er die Hüfte drehte und eine Hand auf das andere Handgelenk legte, um die Arme zu betonen. Sein Trainingspartner Franco Columbu legte dabei die Hände auf die Hüften. Und obwohl die heutigen Bodybuilder mit ihrer Masse beeindruckende Krabben hinlegen, hat Lou Ferrigno hier den Standard gesetzt.

Ferrigno wurde zweimal Mr. Universum und 1974 Zweiter bei Mr. Olympia. Anders als Schwarzenegger, dessen aktuelle Strandfotos uns zu einer neuen Badehose raten lassen, ist Ferrigno immer in Form geblieben. Noch 1993, als er die 40 weit überschritten hatte und gegen ganz andere Körper antreten musste, wurde er Zehnter bei Mr. Olympia. Und er sah so gut aus, wenn nicht besser, als zwei Jahrzehnte zuvor. Auch mit über 60 sieht er heute noch gut aus und zeigt den Fans gern eine Bizepspose.

Ferrigno spielte in mehreren Filmen, darunter in *Pumping Iron* von 1977, aber bekannt wurde er als Hulk in der Fernsehserie *The Incredible Hulk* (1977 bis 1982). Dort zeigt er oft eine Most-Muscular-Pose, bevor er ausflippte und alles zerschlug, was ihm in den Weg kam. So wurde die Krabbe zur Standardpose im Sport. Nachdem Tennisstar Novak Djokovic 2012 die Australian Open gewonnen hatte, riss er sich sein Hemd vom Leib und zeigte mehrere Most-Muscular-Posen. Nun war sein Sieg über Rafael Nadal zwar beeindruckend, die Posen waren es aber weniger.

Man muss in der Lage sein, die Trapezmuskeln herausschießen zu lassen, damit der Hals monströs aussieht. In der Frühzeit des Bodybuilding, als die Sportler oft olympisches Heben machten, brauchten sie ein spezielles Training für diese Muskeln. Viele Top-Bodybuilder waren auch Gewichtheber. Sergio Oliva war einer von ihnen und seine Trapezmuskeln wirkten in der Most-Muscular-Pose besonders stark.

Varianten von Heben und Schulterheben

Heute heben die olympischen Gewichtheber meist im Kniebeugenstil, früher bevorzugten sie den Ausfallschritt. Die Ausgangsposition war sicherer als im Kniebeugenstil und man kam leichter in die stehende Position. So war der Sportler frischer für das Drücken oder Stoßen. Dafür musste er aber beim Reißen oder Umsetzen die Hantel höher heben, um sie zu sichern. Das bedeutete, dass die Trapezmuskeln beim Heben und Schultern der Hantel stärker involviert waren, während sie beim Kniebeugenstil helfen, schneller unter die Last zu kommen.

Schulterheben entwickelt nicht nur die Trapezmuskeln, es hat auch einen guten Transfereffekt, besonders auf die Halsstrecker wie die suboccipitalen Muskeln, den *M. splenius capitis* und den *M. semispinalis* capitis. Für Wrestling, Football und andere Kontaktsportarten sind diese Muskeln wichtig. Mit starken Trapezmuskeln schaffen Sie auch höhere Gewichte bei Curls im Stehen.

Schulterheben mit der Langhantel ist eine einfache Übung, um die oberen Trapezmuskeln sehr gut zu trainieren. Drehen Sie die Handgelenke leicht ein, sodass die Ellbogen nach außen und nicht nach hinten weisen. So geht die Hantel gerade hoch und Ihre Trapezmuskeln haben einen größeren Bewegungsbereich. Es gibt aber noch bessere Übungen wie das Schulterheben mit Kurzhantel, der Trap Bar oder der Hex Bar.

Spezielle Hanteln und Maschinen: Mit der Hex Bar und der Atlantis für Schulter- und Kreuzheben machen Sie Schulterheben mit den Armen an der Seite und neutralem Griff. Die vom Kreuzheber Al Gerard entwickelte Trap Bar ist dreieckig. Die Hex Bar ist eine sechseckige Folgeentwicklung, die mehr Platz für die Beine bietet und stabiler ist.

Der größte Vorteil von Kurzhanteln und diesen Spezialhanteln liegt darin, dass Sie mit den Armen an der Seite und neutralem Griff heben. So haben Sie einen größeren Bewegungsbereich und eine senkrechtere Widerstandslinie als bei der Langhantel. Damit korrigieren Sie die nach innen gedrehten Arme und Schultern, die speziell nach Jahren des Bankdrückens auftreten. Atlantis hat eine Maschine, bei der die Hände in dieser Position sind. Da sie stabiler ist als Hanteln, können Sie damit noch intensiver trainieren.

Einarmiges Schulterheben mit Langhantel: Das ist eine unserer Lieblingsübungen. Die Bewegung ist geschmeidiger als mit Kurzhanteln und die Gewichte reiben nicht an den Beinen. Und mit Hex Bar und Trap Bar ist der Bewegungsbereich größer, denn die Arme sind im rechten Winkel zum Boden und nicht zur Seite ausgestellt.

Die Langhantel rekrutiert auch den *M. infraspinatus* und den *M. teres minor* isometrisch. So verhindern sie, dass die Hantel nach vorn rutscht. Diese zusätzliche Anstrengung stärkt die gesamten Schultern. Das ist wichtig für Football- und Rugbyspieler, deren Schultern hohen Zerstörungskräften ausgesetzt sind.

Am meisten haben Sie von der Übung, wenn Sie die Hantel in einem Power-Rack platzieren. So können Sie sich mit der freien Hand am Pfosten abstützen und damit den Oberkörper aufrecht halten. Um die Zeit unter Spannung zu verlängern (und die Hypertrophie zu fördern), legen Sie am Ende der konzentrischen Bewegung eine Pause ein (z. B. eine bis sechs Sekunden). Wir empfehlen das auch nach Schulteroperationen, da die Sportler oft noch keine hohen Lasten heben können, aber die Hypertrophie für die rasche Rehabilitation benötigen.

Zugbänder empfehlen wir nur, wenn die Gewichte so hoch sind, dass der Griff nachgibt, nicht bei Sätzen zu eins bis drei Wiederholungen.

Wenn Sie kein Gewichtheber mit riesigen Muskeln am Rücken sind, sollten Sie öfter Schulterheben machen. Jeder muss ab und zu den Hulk spielen.

KAPITEL 16

ARME

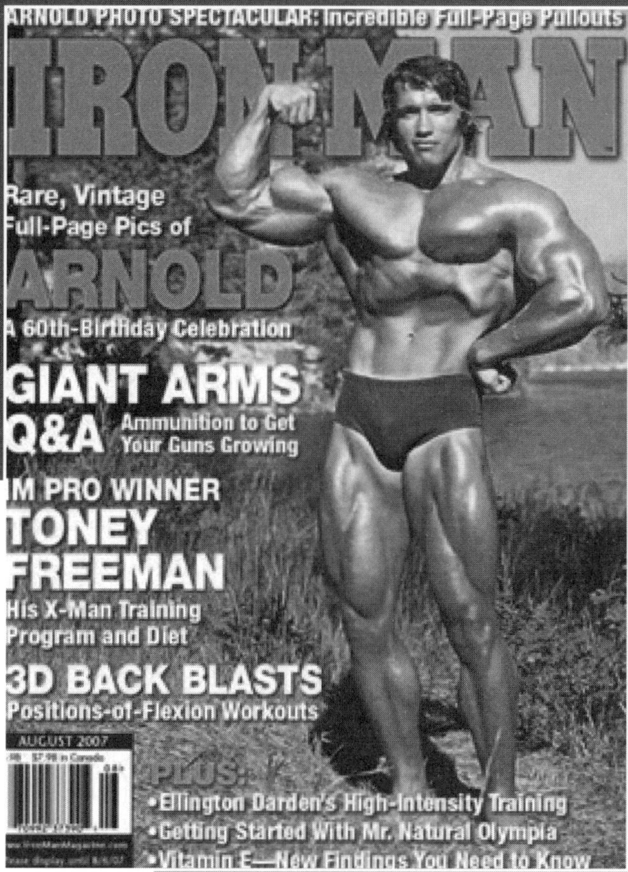

Das Magazin *Iron Man* erschien erstmals 1936. Arnold war 21-mal auf dem Cover. Wie man hier sieht, zählten seine Arme mit zu den besten im Bodybuilding.

Nicht seine Brustmuskeln sind es, die ein Bodybuilder am meisten liebt, sondern seine Arme. Keine andere Körperpartie steht so für Kraft und Muskelentwicklung. Wäre Arnold Schwarzenegger ohne diese Arme Filmstar geworden? Hätte man Sergio Oliva »The Myth« genannt, wenn seine Arme nicht größer gewesen wären als sein Kopfumfang? Und ohne seine 56-Zentimeter-»Knochenbrecher« wäre aus Terry Bollea nie Hulk Hogan geworden. Massive Arme sind wichtig für Bodybuilder, aber sie verlangen einen intelligenten Trainingsansatz.

Früher schrieben die Magazine oft über die Gewichte, die die Bodybuilder in ihren Lieblingsübungen hoben. Reg Park war der erste Bodybuilder, der 227 Kilogramm auf der Bank drückte, Bill Pearl schaffte 141 Kilogramm beim Nackendrücken sitzend und Franco Columbo schaffte etwa 354 Kilogramm im Kreuzheben, was den Weltrekord in seiner Gewichtsklasse übertraf. Aber heute gibt niemand außer Ronnie Coleman die Gewichte bekannt, die er hebt. Bilder vom Wettkampf? Sicher. Eingeölt im Bikini? Kein Problem. Aber niemand interessiert sich mehr dafür, ob die Bodybuilder so stark sind, wie sie aussehen.

Vielleicht ist es ihnen einfach peinlich. Als Lou Ferrigno 1976 in der Superstars Competition 141 Kilogramm aus dem Stehen riss, waren die Laien begeistert. Die Gewichtheber wussten natürlich, dass Gewichtheber, die 50 Kilogramm leichter waren als Lou, durchaus mehr schafften. Und die 227 Kilogramm von Reg Park wirken gar nicht mehr so beeindruckend, wenn man weiß, dass eine 75 Kilogramm schwere Frau 240 Kilogramm gedrückt hat und der Weltrekord der Frauen bei 273 Kilogramm steht. Aua!

Das Gleiche gilt für das Armdrücken. Man möchte meinen, dass ein großer Bizeps Erfolge im Armdrücken garantiert, aber das ist keineswegs so. John Brzenk gilt als der beste Armdrücker aller Zeiten und ist auch so im *Guinness-Buch der Rekorde* vermerkt. Aber bei einer Größe von 185 Zentimetern misst sein rechter Bizeps an der größten Stelle 46 Zentimeter und sein rechter Unterarm 40,5 Zentimeter. Damit hat er unter Top-Bodybuildern keine Chance. Beim Armdrücken kommt es auf Tempo und Technik an und das beste Training dafür sind nicht Bizepscurls, sondern Armdrücken.

Was das Messen der Oberkörperkraft so schwer macht, ist die enorme Auswahl an Übungen. Da man mit dicken Hanteln und Zugbändern eine Übung auch ohne Zusatzgewichte schwieriger machen kann, ist es kaum möglich festzustellen, wie viel ein Sportler schafft.

Dazu werden viele Übungen, die in der Anfangszeit des Gewichtstrainings üblich waren, heute gar nicht mehr gemacht. Wann haben Sie zuletzt einen Bodybuilder Standumsetzen oder Schulterdrücken trainieren sehen? Statt Klimmzügen macht man Latzüge, statt Bankdrücken Pec-Deck und statt Kniebeugen Beinstrecken. Beim Beinstrecken hat die Maschine offensichtlich nicht genügend Platz für die Gewichte, sodass die Trainingspartner auf der Maschine stehen müssen.

Dann gab es den verstorbenen Bob Hoffman vom berühmten York Barbell Club. Er schrieb *Big Arms: How To Develop Them*, das 1939 erstmals erschien und sechsmal neu aufgelegt wurde (zuletzt 1972). Auf 240 Seiten beschreibt Hoffman viele Oberkörperleistungen von Bodybuildern und Gewichthebern, aber man findet kaum Informationen über Isolationsübungen wie Bizepscurls mit der Langhantel. Vielleicht hat ihn das nicht interessiert?

Zu Hoffmanns Trainingsphilosophie ein Auszug aus seinem Buch: »... Sie können die besten und kräftigsten Arme aufbauen, und zwar mit beidseitigen Curls in allen Versionen, Seitdrücken, Schulterdrücken mit Kurzhanteln, vorgebeugtem und abwechselndem Drücken, also mit verschiedenen Curl- und Drückübungen mit etwas aufrechtem und vorgebeugtem Rudern.« Auweia, danke, Bob!

Bei dem Chaos weiß niemand, was ein gutes Resultat bei Langhantelcurls ist, geschweige denn bei Scott-Curls mit Kurzhanteln! Und das führt oft zu einer strukturellen Dysbalance, die die Leistung beeinträchtigt und Schulterverletzungen heraufbeschwört.

Im Kurs Level 1 PICP verwenden wir viel Zeit darauf, optimale Leistungsstandards für die Armkraft zu finden. Im Folgenden ein paar Beispiele für die Tests zur strukturellen Balance:

Strukturelle Balance der Arme

Ein Flexor ist ein Muskel, der den Winkel zwischen zwei Knochen reduziert, ein Ellbogenflexor beugt also den Arm. Zu ihnen zählt der *M. biceps brachii.*

Die drei Grundübungen in unserem Programm für die strukturelle Balance sind umgekehrte Scott-Curls, Scott-Curls mit engem Unterhandgriff und Kurzhantelcurls auf der Schrägbank. Bei diesen Übungen können Sie besonders wenig schummeln. Jede Wiederholung geht bis zur vollen Streckung und am Ende der konzentrischen Bewegung berühren die Unterarme die Bizepse (Spitzenkontraktion).

Umgekehrte Scott-Curls: Auf der Scott-Bank haben Sie kaum Möglichkeiten zum Schummeln. Ideal sind sechs Wiederholungen mit 60 Prozent Ihres Körpergewichts.

Scott-Curls mit engem Unterhandgriff: Der Griff ist etwas enger als die biakromale Breite, also die Breite Ihrer Schultern. 1982 machte IFBB-Champion Jorm Räty mehrere Sätze Scott-Curls mit der Langhantel zu sechs Wiederholungen mit 70 Kilogramm. Er selbst wog 90 Kilogramm. Räty war nicht nur Bodybuilder, er war auch Powerlifter und olympischer Gewichtheber. Idealerweise schaffen Sie sechs Wiederholungen mit 73 Prozent Ihres Körpergewichts.

Kurzhantelcurls auf der Schrägbank: Nehmen Sie eine 45-Grad-Schrägbank. Sie machen sechs Wiederholungen mit zwei Hanteln von 36 Prozent Ihres Körpergewichts.

Ein Extensor vergrößert den Winkel zwischen zwei Knochen, ein Ellbogenextensor streckt also den Arm. Ein Beispiel dafür ist der Trizeps am Oberarm. Diese zwei Übungen benutzen wir in unserer Bewertung der strukturellen Balance:

Bankdrücken mit engem Griff: Halten Sie die Hände 35 Zentimeter weit auseinander, nicht zu eng (zehn bis 15 Zentimeter), denn der enge Griff belastet Handgelenke und Ellbogen enorm. Machen Sie sechs Wiederholungen mit 158 Prozent Ihres Körpergewichts.

Dips: Wir empfehlen v-förmige Dip Bars, der Sportler springt von den Fußstützen in die Position mit gestreckten Armen. Damit es ein richtiger Dip ist, sollten Sie in der unteren Position ein Blatt Papier zwischen Ellbogenflexoren und Unterarme klemmen können. Geht das nicht, gehen Sie nicht tief genug herunter. Machen Sie sechs Wiederholungen mit 185 Prozent Ihres

Körpergewichts, d. h. zusätzlich 85 Prozent, am besten in einem Klettergurt, an dem der beladene Loading Pin hängt.

Starke Arme sind gut. Große Arme sind gut. Das beste aber – und das wahre Maß für den Erfolg im Bodybuilding und für die funktionale Hypertrophie – ist eine optimale Balance aus Kraft und Größe.

Sieben Prinzipien für besseres Armtraining

Mit diesen sieben Prinzipien gehen Ihre Workouts in die richtige Richtung.

1. **Abwechslung:** Es gibt nicht »das« perfekte Workout. Um Ihre Arme immer wieder zum Wachstum zu schocken, müssen Sie mit verschiedenen Workouts experimentieren, besonders wenn Ihre Arme schon größer sind. Anfänger machen Fortschritte, wenn sie die Workouts jeden Monat wechseln, erfahrene Bodybuilder müssen bestimmte Faktoren alle zwei Wochen ändern, manchmal sogar jede Woche.

Beim Armtraining ist die Abwechslung besonders wichtig, denn jede Übung trainiert einen bestimmten Bereich. Beim Bizeps betonen Scott-Curls den ersten Teil der Ellbogenflexion, Kabelcurls im Stehen den mittleren Bereich und Konzentrationscurls das Ende.

Die Abwechslung ist so wichtig, weil die Reihenfolge der Rekrutierung der Motoreinheiten bei einer bestimmten Übung unveränderlich ist. So haben bestimmte Einheiten eines Muskels eine niedrige Rekrutierungsschwelle bei Übung X und eine hohe bei Übung Y. Die Änderung der Reihenfolge der Rekrutierung bringt positive Effekte, welche die im Bodybuilding kursierende Theorie bestätigen, dass ein Muskel sich nur voll entwickelt, wenn er in allen möglichen Bewegungen trainiert wird.

Dem Bodybuilder stehen zahlreiche Armübungen zur Verfügung. Curls können im Sitzen, Stehen, schräg, im Liegen oder sogar im Knien ausgeführt werden. Benutzen können Sie Kurz- und Langhanteln, Kabel, SZ-Stangen, parallele Griffe, die Scott-Bank und die Spider-Bank. Auch eine andere Griffbreite oder Griffstärke rekrutiert andere Motoreinheiten und beschleunigt das Wachstum.

Mit anderen Übungen können Sie auch bestimmte Teile der Kraftkurve überlasten. Wie viele Sportler machen Langhantelcurls im Stehen und Kurzhantelcurls im Sitzen in einem Workout? Was für eine Zeitverschwendung! Beide überlasten den mittleren Bereich der Kraftkurve der Ellbogenflexoren. Scott-Curls bei 45 Grad überlasten das erste Drittel dieser Kraftkurve, Konzentrationscurls den letzten Teil.

2. **Die Form zählt, nicht das Gewicht:** Ungeduld und manchmal auch das Ego bringen Sportler beim Armtraining dazu, die richtige Form einem höheren Gewicht zu opfern. Eine schlechte Technik trifft die Muskeln nicht richtig, kann den Fortschritt hemmen und zu Verletzungen führen. Achten Sie beim Armtraining daher stets auf die richtige Technik. Bei einer für Sie neuen Übung fragen Sie am besten einen Fitness-Trainer.

Bei jeder Übung bringt eine inkorrekte Technik wenige Fortschritte und eine hohe Verletzungsgefahr. Viele Bodybuilder machen Armtraining mit gerundeten (eingezogenen) Schultern. Stellen Sie einen Bodybuilder in eine perfekte Position und lassen Sie ihn Kurzhantelcurls mit einem Gewicht für zehn Wiederholungen machen. Schon bei der zweiten Wiederholung zieht er die Schultern ein oder bekommt die Hanteln nicht mehr als 30 Grad hoch. Seine Kraft hat sich an die schlechte Haltung angepasst. So hat er starke Arme ohne starke Stabilisatoren, was zu Verletzungen der Schulter durch wiederholte Belastung führen kann.

Um Arme und Schultern optimal zu trainieren, brauchen Sie unbedingt eine gute Haltung. Haltungstraining ist sehr komplex und sprengt den Rahmen dieses Kapitels. Beim Training der Ellbogenflexoren sollten die Ellbogen stets so nah wie möglich am Boden sein.

3. **Konzentration:** Zur richtigen Form gehört Konzentration. Mit mehr Konzentration heben Sie schwerere Gewichte sicherer und optimieren die Spannung auf den Muskeln – das bringt mehr Zuwächse. Ein paar Tipps für die Konzentration:

- **Schon am Anfang auf das Satzende fokussieren:** Sie müssen Ihr Ziel kennen. Hilfestellungen zu Zielsetzung und Zeitmanagement finden Sie in folgenden Büchern: *Der Aladin-Faktor: das mentale Erfolgsprogramm für Privatleben und Beruf* von Jack Canfield und Mark V. Hansen, *Der Weg zum*

Wesentlichen von Steven R. Covey sowie die Ratgeber von Peter McWilliams. Anthony Robbins ist ein populärer Motivationsguru, aber da ist mehr Schein als Sein.

• **Bestimmen Sie die Wiederholungszahl vorab:** Das Rückwärtszählen (z. B. 6, 5, 4, 3, 2, 1) hilft Ihnen, fokussiert zu bleiben. Wer normal zählt, stellt oft das Erreichen des Zieles in Frage und ist dann nicht mehr auf den Satz fokussiert.

• **Spüren Sie den Muskel, nicht nur das Gewicht:** So sagte es Jusup Wilcosz, ehemaliger Mr. Universum und Trainingspartner von Arnold Schwarzenegger. Wenn Sie das bei einer Übung nicht schaffen, verlangsamen Sie Ihre Bewegungen.

4. **Die effektivsten Übungen zuerst:** Beim Armtraining sollten Sie stets die Übungen zuerst machen, die die meisten Muskelfasern rekrutieren. So machen Sie Übungen für den langen Trizepskopf nach den Übungen für alle drei Trizepsköpfe.

Als Anhaltspunkt dient Ihnen das Gewicht, das Sie einsetzen können. Somit sind Trizepskickbacks nicht so effektiv wie Trizepsdrücken oder Bankdrücken mit engem Griff. Versuchen Sie es auch mit der Vorermüdung, die Robert Kennedy 1968 in die Bodybuilding-Welt eingebracht hat.

Bei der Vorermüdung wird der Agonist durch eine Isolationsübung vorermüdet und dann weiter durch eine Verbundübung trainiert, die neben derselben Muskelgruppe weitere Muskelgruppen einbezieht. So können Sie den langen Trizepskopf durch Trizepsstrecken mit der SZ-Stange im Liegen vorermüden und dann eine Verbundübung für alle Trizepsköpfe machen wie z. B. Trizeps- und Schulterdips. Beim *M. brachialis* sorgen Supersätze aus Curls mit der SZ-Stange im Obergriff stehend und Kurzhantelcurls im Hammergriff auf der Schrägbank für die Vorermüdung.

Natürlich sind Isolationsübungen, die wenige Motoreinheiten rekrutieren, weniger effektiv als Verbundübungen. So sind Dips an der Parallelstange und Bankdrücken mit engem Griff effektiver als Trizepskickbacks mit Kurzhanteln. Natürlich können Sie Isolationsübungen machen, aber die Verbundübungen sollten im Vordergrund stehen.

5. **Trainieren Sie alle drei Trizepsköpfe:** Jeder von uns mag bestimmte Übungen lieber als andere. Und bei drei Trizepsköpfen wird einer schnell übersehen. In der Regel ist das der lange Trizepskopf. Aus der Biomechanik und der Neurophysiologie wissen wir, dass der Trizeps nur auf schwere Gewichte reagiert. Zu unseren Lieblingsübungen für den langen Trizepskopf zählen das Trizepsstrecken über Kopf mit Kurzhanteln im Obergriff und das Trizepsdrücken im engen Griff mit der geraden Hantel.

Trizeps- und Schulterdips zählen zu den effektivsten Übungen für alle drei Trizepsköpfe, weil sie schwere Gewichte ermöglichen. Ideal ist es auch, mit einer Übung zu beginnen, die alle drei Trizepsköpfe trainiert oder den langen Trizepskopf direkt attackiert. Ist aber einer der anderen Trizepsköpfe schwächer, trainieren Sie natürlich diesen zuerst.

6. **Betonung des *M. brachialis*:** Der *M. brachialis* zwischen Bizeps und Trizeps hat die Form eines Golfballs (oder einer Grapefruit, wenn Sie Dorian Yates heißen). Er ist zwar an jeder Übung beteiligt, die den Oberarm beugt, ist aber trotzdem oft ein Schwachpunkt. Viele Bodybuilder haben mit spezifischen Übungen für den *M. brachialis* ihren Armumfang in einem Monat um 2,5 Zentimeter gesteigert.

Mit dem Unterarm im Kammgriff (Handflächen nach oben) hat der Bizeps eine effektive Zuglinie. Im Obergriff (Handflächen nach unten) beugt der Bizeps den Ellbogen nicht sehr effektiv. So schaffen Sie bei Curls im Obergriff 28 bis 34 Prozent weniger als bei konventionellen Curls. Im Obergriff sorgt hauptsächlich der *M. brachialis* für die Krafterzeugung. Daher ist die optimale Übung für den *M. brachialis* der Curl im Obergriff mit der geraden Hantel, der SZ-Stange oder Kurzhanteln. Auch Curls im Hammergriff sind effektiv.

Eine Pause von zwei Sekunden bei 30 bis 90 Grad nach dem Beginn des Curls im Obergriff spannt den *M. brachialis* weiter ein – heben Sie aber kontrolliert weiter. Wenn Sie sich zurücklehnen oder die Ellbogen ausstellen müssen, ist der Widerstand zu stark. Bei allen Übungen für den *M. brachialis* sind die Handgelenke in einer neutralen Position. Wenn Sie sie zum Körper ziehen oder in Gänsehals-Position curlen, wird der *M. brachialis* nicht vollständig rekrutiert.

7. **Mehr Training für den langen Bizepskopf:** Aufgrund schlechter Übungstechnik ist der lange Bizepskopf bei Bodybuildern oft unterentwickelt. Sie attackieren ihn am effektivsten, wenn die Ellbogen auf Höhe des Oberkörpers oder knapp dahinter sind. Zu unseren Lieblingsübungen zählen hier Kurzhantelcurls auf der Schrägbank und Langhantelcurls stehend mit dem Blaster. Tabelle 7 enthält weitere effektive Übungen für den langen Bizepskopf.

ÜBUNGEN, DIE BESTIMMTE BEREICHE DER KRAFTKURVE DER ELLBOGENFLEXOREN ÜBERLASTEN		
UNTERER BEREICH	MITTLERER BEREICH	OBERER BEREICH
Scott-Curls, 45 Grad	Langhantel- oder Kurzhantelcurls im Stehen	Nautilus-Curls
Atlantis-Bizepscurl-Maschine	David-Bizepsmaschine	Spider-Curls
Corbin-Gentry-Curl-Maschine	Kurzhantelcurls im Sitzen	Verschiedene Verbundcurls
Polaris-Curl-Maschine	Kabelcurls im Stehen	Konzentrationscurls
Klimmzüge im Untergriff mit engem Griff	Cybex-Eagle-Curls	Kurzhantelcurls auf der Schrägbank

Tabelle 7

Die Top Seven der Bizepsübungen

Es gibt unendlich viele Bizepsübungen. Dazu gibt es Hunderte Arten der Ausführung. Wenn Sie aber kein Profisportler sind, legen Sie sich meist auf bestimmte Übungen fest und ignorieren die anderen.

Die folgende Liste deckt nur einen Bruchteil der möglichen Übungen ab. Es sind einfach sieben unserer Lieblingsübungen. Viele davon werden Sie kennen. Sie sollten die Beschreibungen trotzdem lesen, denn vielleicht entdecken Sie eine neue Version Ihrer Übung oder stellen fest, dass Sie sie falsch ausgeführt haben.

1. **Einarmige Scott-Curls mit der Kurzhantel:** Der Scott-Curl wird in den USA meist als Preacher-Curl bezeichnet. In den anderen Teilen der Welt wird er zu Ehren des zweimaligen Mr. Olympia bezeichnet, der damit über Jahre seine massiven Arme aufgebaut hat.

   Die meisten Bizepsübungen benötigen Unterstützung und Stabilisierung durch andere Muskelgruppen, aber auf der Scott-Bank können Sie die Ellbogenflexoren isolieren. Sie können weder mit Schwung noch mit der Hilfe anderer Muskelgruppen arbeiten.

   Trotz der guten Absicht des Entwicklers wird an der Bank oft schlecht trainiert – die Sportler wirken wie Pinguine mit einem Anfall von Epilepsie. Ein Finalist von Mr. Olympia riss sich sogar den Bizeps wegen schlechter Form.

   Die Scott-Bank isoliert den mittleren (kurzen) Kopf des *M. brachialis*. Ein paar selbst ernannte Experten meinen, dass man bei einem 90-Grad-Winkel auf dem Polster den unteren Bizeps trainiert. Dabei gibt es den »unteren« Bizeps gar nicht. Der Muskelkater nach einem Workout auf der Scott-Bank kommt vom Training des *M. biceps brachii* und des *M. brachialis*. Da die distalen Ansätze dieser Muskeln in der Ellbogenbeuge liegen, wurde der Begriff »unterer Bizeps« erfunden.

   In den meisten Gyms kann man Scott-Curls im Sitzen und im Stehen machen. Im Sitzen kann man weniger schummeln. Sie sitzen auf der Bank, eine Kurzhantel in einer Hand, den Arm voll gestreckt. Mit der freien Hand halten Sie den Trizeps. Beim Curlen sehen Sie gerade nach vorn, um den Hals gerade zu halten. Arbeiten Sie nur in dem Bereich, wo Spannung auf den Ellbogenflexoren liegt. Curlen Sie das Gewicht zu hoch, geht die Spannung verloren und die Resultate bleiben bescheiden. Curlen Sie nicht, bis der Unterarm den Bizeps berührt.

Gehen Sie aber ganz hinunter. Da der erste Teil der Bewegung viel schwerer ist als beim normalen Curlen, machen viele den Fehler, mit der Hantel nicht ganz hinunterzugehen.

Sie können auch das Polster drehen und so seinen Winkel ändern (bei den meisten Bänken können Sie das Polster um 180 Grad drehen und die steilere Seite benutzen). So rekrutieren Sie andere Motoreinheiten.

2. **Kurzhantelcurls auf der Schrägbank mit Offset-Griff:** Das geht auch auf der Scott-Bank. Sie halten die Kurzhanteln im Offset-Griff, ein asymmetrischer Griff, bei dem die Daumenseite der Hand an der inneren Scheibe anliegt. So wird der kurze Bizepskopf stärker eingespannt.

   Sie halten die Hantel im halben Kammgriff und curlen sie bis etwa 40 Grad. Dann drehen Sie die Handfläche ganz nach oben und schließen den Curl ab. Durch den asymmetrischen Griff wird der kurze Bizepskopf aktiviert, der die Supination abschließt.

   Führen Sie die Bewegung in einem extrem langsamen Tempo aus, um die intramuskuläre Spannung zu steigern.

3. **Kurzhantelcurls auf der Schrägbank:** Diese einfache Übung wird leider oft falsch ausgeführt. Das ist schade, denn mit einer effektiveren Übung können Sie den langen Bizepskopf nicht isolieren. Dank der schrägen Position können Sie die Ellbogen vom Körper weg zurückziehen und den langen Kopf rekrutieren. Mit dieser Übung verschaffte Steve Reeves sich (im Film Herkules) einen göttlichen Bizeps.

   Legen Sie sich mit einer Hantel in jeder Hand auf eine verstellbare Bank. Je flexibler sie sind, desto tiefer ist die Bank. Der flachen Stellung sind aber die Rotatorenmanschetten vielleicht nicht gewachsen. Je tiefer der Winkel eingestellt ist, desto stärker wird der lange Bizepskopf rekrutiert, besonders bei unter 30 Grad. Je höher der Winkel eingestellt ist, desto weniger werden die Schultern gestreckt und sind die Ellbogen hinter dem Körper (und desto weniger wird der lange Kopf rekrutiert).

   Curlen Sie die Hanteln mit gestreckten Armen simultan und halten Sie wenigstens während der ersten 90 Grad die Ellbogen zum Boden. (Richten

Sie sie wie ein Gewehr gegen den Boden): Nach den ersten 90 Grad werden sie etwas hochgehen, besonders bei extrem schweren Gewichten. Das ist nicht schlimm, solange sie bei den ersten 90 Grad zum Boden gerichtet sind. Die Handflächen zeigen stets nach oben, um die Ellbogenflexoren gut zu strecken.

Ein guter Tipp: Wenn Sie den Kopf nicht auf der Bank halten können, legen Sie ein zusammengerolltes Handtuch zwischen die Bank und Ihren Hals. Damit haben Sie mehr Kraft.

Sie sollten diese Übung ständig machen, besonders wenn Sie den langen Bizepskopf trainieren wollen. Ändern Sie den Winkel der Bank alle sechs Workouts, damit die Muskeln sich nicht daran gewöhnen.

4. **Konzentrationscurls:** Dies ist eine der grundlegenden Übungen. Ein Neuling würde nach einem oder zwei Workouts von selbst darauf kommen. Der Name kommt wohl daher, dass man sich hier besonders auf das Armtraining konzentriert. Es ist auch erwiesen, dass man Muskeln stärker fordern kann, wenn man sie sieht.

   Sie können die Konzentrationscurls im Sitzen oder im Stehen ausführen, wir machen sie lieber im Sitzen. Beim Stehen wird das Nervensystem durch das Halten der Balance abgelenkt. Wenn Sie sitzen, können Sie sich ganz auf die Übung konzentrieren und haben mehr neuralen Antrieb.

   Sie sitzen vorgebeugt auf der Bank und nehmen eine Hantel. Zurückgelehnt legen Sie den Trizeps auf den inneren Oberschenkel. Über die Hantel gebeugt, ist der untere Rücken leicht gewölbt. Sie curlen die Hantel langsam und bewusst über den vollen Bewegungsbereich. Am Ende ist sie in der Nähe des Brustmuskels.

   Sehr wichtig ist, dass Sie die Hantel absenken, bis der Arm voll gestreckt ist, und dass Sie häufig den Winkel wechseln, in dem Sie die Hantel herancurlen. (Das geht bei jeder Wiederholung.) So rekrutieren Sie jedes Mal andere Motoreinheiten.

   Bei den Konzentrationscurls schaffen Sie eine oder zwei erzwungene Wiederholungen nach dem konzentrischen Muskelversagen. Wir machen oft eine Variante: Vorgebeugt gegen eine Wand gelehnt, das Gesäß gegen die Wand gepresst mit einem engen Griff an einer SZ-Stange statt der Kurzhantel. Wir stemmen die Ellbogen gegen die inneren Oberschenkel und curlen das Gewicht, wobei wir darauf achten, den Rücken nicht zu runden.

Sie können auch frei ohne Wand stehen, aber dann besteht die Gefahr, dass Sie mit Körperschwung arbeiten. In diesem Fall legen Sie sich bäuchlings auf eine Schrägbank, der obere Oberkörper ragt über die Bank. So isolieren Sie die Ellbogenflexoren optimal.

5. **Zottmann-Curls im Sitzen: Dies ist eine der besten Übungen:** Mit diesen Curls können Sie Ihre Arme vergrößern, denn sie belasten alle Ellbogenflexoren gründlich. Sie fühlen sich zunächst unbequem an und es kann einige Workouts dauern, bis Sie sich daran gewöhnen.

   Man sitzt auf der Kante einer Bank, zwei Kurzhanteln in den Händen. Die Arme werden ganz nach unten gestreckt, Handflächen nach vorn. Beim Curlen bleiben die Handflächen vom Körper weggestreckt, um nicht die Unterarmflexoren einzuspannen. Man neigt dazu, die Handgelenke aufwärtszucurlen, aber Sie sollen die Hand nach hinten strecken. Oben gehen Sie in den Obergriff. Sie drehen die Hände, sodass die Handflächen nach unten weisen und strecken die Handgelenke. So wären Sie bereit für den exzentrischen Teil von Curls im Obergriff.

   Mit den Handgelenken in neutraler Stellung senken Sie die Hantel langsam ab. Die Ellbogen bleiben stets eng an der Seite. Wenn die Ellbogen nach außen gehen, sind Ihre *M. brachialis* schwächer als der *M. biceps brachii*. Reduzieren Sie das Gewicht etwas, um den konzentrischen Teil korrekt durchzuführen.

6. **Kurzhantelcurls in schräger Position mit dem Gymnastikball:** Viele Sportler mögen den Gymnastikball nicht, aber er hat auch seine Vorzüge. Richtig eingesetzt ist er im Bodybuilding durchaus nützlich.

   Gehen Sie vor dem Ball in die Hocke, Rücken und Trizepse gegen den Ball gelehnt (ein 65-Zentimeter-Ball sollte genügen, wenn Sie nicht zu groß sind). Greifen Sie zwei Kurzhanteln.

Führen Sie den konzentrischen Bereich der Curls im Sitzen aus, geschmeidig aus den Ellbogen heraus. Die Handgelenke sind zurückgebeugt, um die Ellbogenflexoren und nicht die Unterarmflexoren zu isolieren.

Wenn Sie mit dem konzentrischen Teil der Übung fertig sind, heben Sie die Hüfte, bis die Oberschenkel parallel zum Boden sind. Dazu drücken Sie mit den Füßen gegen den Boden. Ihr Körper und der Ball gehen zurück. So kommen Oberkörper und Hüfte von selbst hoch.

In dieser Position werden die Hanteln vom Körper weg abgesenkt. Dabei werden der *M. brachialis anticus* und der kurze Bizepskopf voll aktiviert. Die Handgelenke bleiben zum Körper gerichtet.

Sind die Arme voll gestreckt, geht die Hüfte zur nächsten Wiederholung hinunter.

Wer masochistisch veranlagt ist oder seine Oberarmmuskeln demolieren möchte, kann diese Übung im Zottman-Stil machen.

7. **Klimmzüge im engen Kammgriff:** Viele Sportler haben mit Klimmzügen enorme Ellbogenflexoren aufgebaut. Sie haben die Klimmzüge aber vor allem deshalb gemacht, weil sie keine anderen Geräte hatten. Die Notwendigkeit ist eben die Mutter der Erfindung. Und sie haben trotz dieser Einschränkungen internationale Erfolge erzielt. Auch Boyer Coe und Arnold Schwarzenegger gehörten dazu.

   Greifen Sie die Stange im engen Kammgriff. Die Handflächen sind Ihnen zugewandt, die kleinen Finger zehn bis15 Zentimeter auseinander. Lassen Sie sich hängen und ziehen Sie dann das Kinn über die Stange. Machen Sie das ganz langsam, etwa 15 Sekunden lang. Dann gehen Sie langsam hinunter.

   Mogeln Sie hier nicht, sondern gehen Sie ganz hinunter, der Bewegungsbereich ist entscheidend.

Wenn Ihre Arme schon länger nicht mehr gewachsen sind, ist diese Übung ideal. Sie baut Masse auf.

Welche dieser Übungen Sie auch immer übernehmen wollen, wichtig ist, dass Sie sie nicht zur Gewohnheit werden lassen. Nehmen Sie eine oder zwei in Ihr Bizeps-Workout auf und tauschen Sie diese Übungen nach sechs Wochen gegen zwei andere aus. Abwechslung ist beim Bodybuilding der Schlüssel zum Erfolg.

Die Top Seven der Trizepsübungen

In den US-Gyms ist das Trizepsdrücken die beliebteste Übung von allen grundlegenden Übungen für den Trizeps. Es ist leicht auszuführen und sehr fotogen, denn der Trizeps schwillt dabei ordentlich an. Das Äquivalent dazu ist das Beinstrecken, das die Trennung der Oberschenkelmuskeln herausstellt. Aber wie das Beinstrecken baut auch das Trizepsdrücken nicht besonders viel Kraft oder Masse auf.

Sehen Sie sich die Trizepse von Powerliftern und Strongman-Athleten an. Sie sind enorm massiv, aber kaum einer dieser Sportler will Zeit für Trizepsdrücken aufwenden. Auch Turner haben meist massive Trizepse, die sie durch zahllose Dips und Drückübungen aufgebaut haben.

Da das Trizepsdrücken bei vielen Sportlern so beliebt ist und viele nicht wissen, was besser ist, zeigen wir Ihnen sieben Trizepsübungen – von den guten über die besseren zu den besten.

1. **Halbes Drücken sitzend im Power-Rack:** Diese Übung ist effektiv: Pat Casey hat als Erster 272 Kilogramm auf der Bank gedrückt und machte gern dieses Drücken im Sitzen. Sein persönlicher Rekord liegt bei 181 Kilogramm. Unsere Variante wird von Powerlifting-Guru Louie Simmons empfohlen. Sie baut den seitlichen Trizepskopf auf, der oft am wenigsten entwickelt ist. Ist er aber entwickelt, sieht der Trizeps von hinten aus wie ein X und Sie wirken deutlich breiter.

   Stellen Sie eine verstellbare Bank in ein Power-Rack und stellen Sie den Winkel im Bereich von 80 bis 90 Grad zum Boden ein. Der Sitzteil wird angewinkelt, damit Sie während der Übung nicht abrutschen. Stellen Sie die Sicherheitsstreben so ein, dass die Hantel zu Beginn auf Höhe des Haaransatzes ist. Der Griff ist etwa schulterbreit, die Ellbogen zeigen nach außen.

Drücken Sie das Gewicht ganz normal hoch. Unten halten Sie auf Höhe der Streben an. Pausen von zwei bis vier Sekunden in der unteren Stellung sind hier am effektivsten. Sie bauen Ihren Trizeps auf, denn Sie müssen immer wieder gegen die Massenträgheit ankämpfen. Empfohlen wird ein Tempo von 2211 (zwei Sekunden absenken, zwei Sekunden Pause, eine Sekunde heben und eine Sekunde Pause) oder 3211, je nach Armlänge.

2. **Trizepsstrecken im Liegen:** Bei dieser Übung gibt es mehrere mögliche Wege der Hantel. Sie können die Hantel bis zum Nasenbein, zum Haaransatz oder bis zur Stirn heben. Sie können das auch mit einem Griff an einem niedrigen Kabelzug machen. Egal, wofür Sie sich entscheiden, Sie werden sich bereits nach wenigen Workouts daran gewöhnt haben.

   Es ist aber wichtig, dass Sie aber keine Latübung daraus machen. Das kann schnell geschehen, da man beim Strecken der Arme rasch in einen Überzug kommt. Und achten Sie darauf, dass Sie die Handgelenke neutral halten, um Ihre Ellbogen zu schonen.

3. **Kurzhantel-Trizepsstrecken auf der Negativbank:** MRI-Studien zeigen, dass diese Übung den Trizeps besonders effektiv rekrutiert. Er wird dabei großartig gedehnt.

   Haken Sie Ihre Füße auf der Negativbank unter die Polster und halten Sie zwei Kurzhanteln. Drücken Sie diese wie beim Bankdrücken nach oben. Nun können Sie mit der Übung beginnen. Sie nehmen einen halben Kammgriff, die Handflächen zueinander. Bei statischen Ellbogen die Hanteln absenken, bis die Unterarme auf die Bizepse treffen. Dann berührt das Ende der Hantel vermutlich Ihre Schulter. Durch Strecken der Ellbogen heben Sie die Hantel in die Ausgangsposition. Außer den Ellbogen wird bei dieser Übung kein Gelenk bewegt.

   Zur Abwechslung können Sie am Ende der Streckung in den Obergriff wechseln (die Handflächen weg vom Körper), um den kleinen *M. anconeus* zu rekrutieren.

4. **Trizepsdrücken hinter dem Kopf mit der SZ-Stange sitzend:** Sie sitzen auf der Bank, halten die Stange im Obergriff (die Handflächen nach unten) auf den Schlüsselbeinen. Der Griff ist etwas mehr als

schulterbreit. Drücken Sie das Gewicht hoch, bis die Ellbogen fast gestreckt sind. Das ist die Ausgangsposition.

Senken Sie die Hantel hinter dem Kopf ab, bis die Unterarme den Bizeps berühren. Sie sollten eine ordentliche Dehnung im langen Trizepskopf spüren. Nun strecken Sie mit der Kraft der Trizepse die Ellbogen, um die Stange hochzudrücken. Um die Trizepse zu isolieren, sollten Sie bei dieser Übung nur die Unterarme bewegen.

5. **Bankdrücken mit engem Griff auf der Negativbank, Ellbogen unter der Hantel:** Diese Übung entspricht fast dem normalen Bankdrücken mit engem Griff, allerdings führt man sie auf der Negativbank aus und mit den Ellbogen nach außen, in einer Linie mit der Hantel, insbesondere während des konzentrischen Teiles.

   Stellen Sie die Bank auf einen Winkel von zehn bis 25 Grad zum Boden ein. Heben Sie die Langhantel bis auf Armlänge. Bringen Sie sie auf etwa fünf Zentimeter oberhalb der Brustwarzen. Beim Drücken bleiben die Ellbogen fast durchgestreckt.

6. **Bankdrücken mit engem Griff:** Rücklings auf der Bank liegend, heben Sie die Langhantel bis auf Armlänge. Senken Sie sie auf das untere Brustbein ab. Beim Drücken bleiben die Ellbogen fast durchgestreckt.

   Der Name der Übung ist irreführend, denn wir raten meist zu einem 35 Zentimeter breiten Griff. Den sehr engen Griff von zehn bis 15 Zentimetern, den man überall sieht, mögen wir wegen der enormen Belastung von Handgelenken und Ellbogen nicht.

   Wenn die Hantel zehn bis 15 Zentimeter über der Brust ist, drücken Sie sie zurück nach oben und bringen die Ellbogen aus biomechanischen Gründen unter die Hantel. Wenn Sie die Ellbogen durchstrecken, geht dies zu Lasten der Spannung auf dem Trizeps, also drücken Sie sie nur zu 95 Prozent durch. Eine Hilfsperson sollte die Hantel aus dem Rack holen und wieder ablegen, nicht nur aus Sicherheitsgründen, sondern auch, um die Rotatorenmanschetten zu schonen.

Und die Nummer-eins-Übung für den Trizeps ist …

7. **Dips am V-Barren:** Das ist die beste Trizepsübung von allen. Aber wie andere fordernde Übungen wie Kniebeugen und Klimmzüge findet man sie selten auf den Titelseiten der Fitness-Magazine.

   Die früheren Bodybuilder machten oft Dips und sie waren so stark, wie sie aussahen. Besonders gut war Marvin Eder, der öfter auf den Titelseiten zu sehen war. Er schaffte eine Wiederholung mit 197 Kilogramm bei einem Körpergewicht von 90 Kilogramm. Der 136 Kilogramm schwere Pat Casey schaffte eine Wiederholung mit 172,5 Kilogramm an der Taille.

   Sie greifen die Griffe und stemmen sich hoch, bis Sie auf Armlänge über den Griffen hängen. Wenn Sie den besseren V-Barren zur Verfügung haben, wählen Sie den Griff so eng wie möglich, ohne die Schulter zu überlasten. Senken Sie den Körper so weit wie möglich zwischen den Barren ab, bis der Bizeps auf den Unterarm trifft. Sie müssen also den Trizeps völlig strecken. Unten angekommen, drücken Sie sich durch Strecken der Ellbogen hoch. Halten Sie den Körper dabei möglichst aufrecht. Wer sich zu weit vorbeugt, aktiviert die Brustmuskeln.

   Wenn Sie nicht kontrolliert hinuntergehen können, bis die Bizepse auf den Unterarmen liegen, machen Sie Bankdrücken auf der Negativbank mit engem Griff, bis Sie die Ellbogen stark genug strecken können. Ein unvollständiger Trizeps-Dip ist reine Zeitverschwendung. Es hat auch keinen Zweck, ganz hinunterzugehen und dann nur drei Viertel des Weges nach oben. Die Ellbogen sollen nur um 98 Prozent gestreckt sein, um die maximale Spannung auf den Trizepsen zu halten.

   Zunächst wird Ihr Körpergewicht als Widerstand reichen. Wenn Sie stärker sind, erhöhen Sie den Widerstand durch eine Kurzhantel zwischen den Beinen oder durch eine Scheibe/Kurzhantel am Gurt für Dips und Klimmzüge. Es gibt diverse Gurte. Wir bevorzugen den ledernen Gewichthebergürtel mit eingenähten Haken. Gurte für Baumkletterer sind gut und auf eBay oft günstig zu haben. Ketten am Gurt treffen die Widerstandskurve noch besser.

   Lassen Sie die gefährliche Version mit den Füßen auf der Bank vor Ihnen und den Händen hinter dem Körper. Sie zählt mit den Drückübungen an der Smith-Maschine zu den häufigsten Gründen für das Schultersyndrom.

Natürlich machen Sie nicht alle diese Übungen in einem Workout. Das muss auch nicht sein. Nehmen Sie diese Liste als Anregung für Ihre aktuellen und künftigen Workouts.

Fünf Wege zu großen Unterarmen

Das Armtraining konzentriert sich meistens auf Bizeps und Trizeps, aber Sie sollten die Unterarme nicht vergessen. Sergio Oliva und Casey Viator hatten mit die besten Bizepse und Trizepse ihrer Zeit, aber diese wirkten durch ihre massiven Unterarme noch besser. Hier finden Sie fünf Tipps, um Ihre Unterarme optimal zu entwickeln.

1. **Trainieren Sie die Unterarme häufig:** Sie vertragen viel Arbeit. Beuger und Strecker der Unterarme können im Fünf-Tage-Zyklus zweimal trainiert werden, der Griff täglich. Und das führt nicht zum Übertraining.

2. **Ihre Curlkraft im Obergriff sollte im richtigen Verhältnis zu der im Untergriff stehen:** Sie sollten im Obergriff 82 Prozent des Gewichts des Curls im Untergriff schaffen. Falls nicht, brauchen der *M. brachialis anticus* und die Muskeln des *M. brachioradialis* spezielles Training. Und der neutrale Griff (Hammergriff) sollte um 15 Prozent stärker sein als der Obergriff. Wenn Sie im Untergriff sechs Wiederholungen zu 25 Kilogramm curlen, sollten es im Hammergriff sechs Wiederholungen zu 28,75 Kilogramm sein.

3. **Trainieren Sie die Supinatoren und Pronatoren bei jedem zweiten Workout:** Wenn ein neuer Klient über Ellbogenschmerzen klagt, prüfen wir meistens zunächst die Kraft der Supinatoren und Pronatoren. Und sie ist meist armselig. Sobald diese Muskeln richtig trainiert sind, verschwinden die Schmerzen.

4. **Arbeiten Sie bei jedem Unterarmtraining am Griff:** Machen Sie das stets zum Schluss des Workouts. Wir haben im Poliquin Strength Institute mehr als zwei Dutzend Griffgeräte, um Ihnen Optionen zu bieten und der Langeweile vorzubeugen.

5. **Wählen Sie dicke Griffe:** Für das Grifftraining wechseln Sie die Griffdicke so wie alle anderen Belastungsparameter auch (Sätze,

Wiederholungen, Pausen und Frequenz). Mit immer neuen Methoden können Sie das Wachstum stimulieren, ändern Sie deshalb nach Möglichkeit die Griffdicke mit jedem Trainingszyklus.

Fortgeschrittene Techniken gegen Plateaus

Nun zeigen wir Ihnen ein extrem effektives Bizeps- und Trizepstraining im Power-Rack. Wir haben dafür Ideen aus Artikeln von Anthony Ditillo und Don Ross kombiniert. Mit diesem System verbessern etwas fortgeschrittene Bodybuilder in nur drei bis vier Wochen ihr Curlen im Stehen um zwei bis elf Kilogramm und ihr Bankdrücken im engen Griff um 13 bis 20 Kilogramm.

Es basiert auf den sogenannten »funktionalen isometrischen Kontraktionen«. In den 1960er-Jahren war das auch als »Isometronik« bekannt, ein Kunstwort aus Isometrie und Isotonik (treffender eigentlich Auxotonik).

Die Isometronik bietet eine gelenkwinkelgerechte Spezifizität der Kraftzuwächse durch das isometrische Training. Bei jedem Satz im Power-Rack machen Sie eine funktionale isometrische Kontraktion nach der Ermüdung des Muskels durch schwere Teilwiederholungen.

Bei unseren Bizeps- und Trizeps-Workouts arbeiten Sie in drei Bereichen: unten, Mitte und oben. Für jeden Bereich wählen Sie ein Gewicht, das sie vom Ausgangspunkt bis zu den Sicherheitsstreben am Ende des Bereichs heben können. Und so geht es:

Vier bis sechs normale Teilwiederholungen. Am Ende der letzten konzentrischen Kontraktion drücken Sie die Hantel gegen die oberen Streben. Drücken Sie sechs bis acht Sekunden so fest wie möglich dagegen. Halten Sie bei der isometrischen Kontraktion nicht den Atem an, atmen Sie abwechselnd kurz ein und aus. Ist der Satz richtig gemacht, schaffen Sie keine weitere Wiederholung. Wenn doch, war das Gewicht zu leicht.

Starke, muskulöse Arme entstehen durch Ausprobieren und Abwechslung. Gewinner finden Lösungen, Verlierer finden Ausreden.

KAPITEL 17

BAUCHMUSKELN

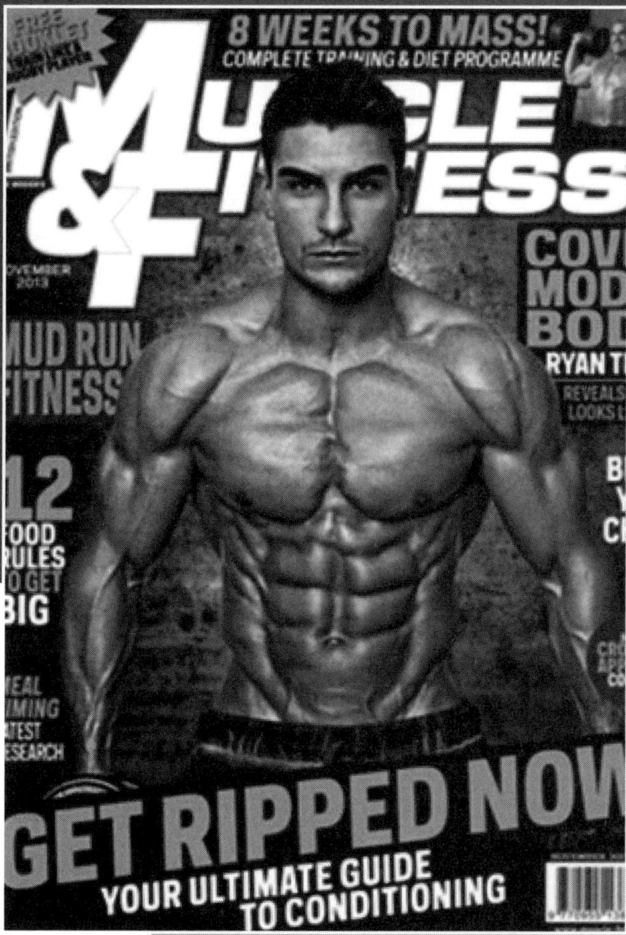

Muscle & Fitness erschien erstmals im Jahr 1980. Es ist kein Hardcore-Magazin wie *Flex*, konzentriert sich aber auf Gewichtstraining für Fitness und Sport.

Ein definierter harter Bauch verrät viel über Ihre Form. Ein Sixpack ist das größte Ziel der jungen Sportlergeneration, selbst in der Bierwerbung sieht man es. Trotz des Aufwands um diese relativ kleine Muskelgruppe hört man oft: »Egal wie viel ich trainiere, ich kriege meinen Bauch nicht in Form!«. Frustriert wenden wir uns der Crunch-Maschine oder Rumpfbeugen auf der römischen Liege zu oder kaufen gar eines dieser Plastik-Spielzeuge im örtlichen Sportgeschäft.

Dabei sind die meisten Informationen über das Bauchtraining falsch und es ist schwer, wahre von falschen Informationen oder gar Betrug zu trennen. Wem glauben wir, dem Profi-Bodybuilder, dem Physiotherapeuten oder dem Personal Trainer der Stars? Ein großes Durcheinander. Aber bevor Sie sich einen weiteren Crunch abquälen oder Zeit und Geld verschwenden, sollten Sie wissen, dass etwas Trainingsverständnis Ihnen auf der Suche nach dem Sixpack helfen kann. Beginnen wir mit dem Konzept des Kerntrainings.

Kerntraining: In der Rehabilitation und der Sportwelt ist die Theorie des Kerntrainings sehr populär. Am Wirbel in den Medien gemessen, könnte man meinen, dass das gesamte Training auf den Kern abzielen sollte. Kerntraining wird meist mit Gymnastikbällen, BOSU-Bällen, Rocker Boards und ähnlichen Geräten gemacht, die Sie aus der Balance bringen und so angeblich die Bauchmuskeln optimal aktivieren. Das stimmt nicht ganz.

Dieser funktionale Trainingsansatz basiert nämlich auf zwei Hypothesen. Erstens: Stabilität wird auf instabilem Gerät trainiert. Zweitens: Die wichtigsten Muskeln für die Stabilität sind die Bauchmuskeln. Leider hat niemand diese Ideen vorab überprüft – die Trainer sind losgezogen und haben bunte Bälle und Gummirohre gekauft. Unser PICP-Trainer Michael Jonathan Wahl sieht das anders.

Instabilitätstraining: Er wollte die Effektivität des Instabilitätstrainings daraufhin überprüfen, ob es Vorteile gegenüber konventionellem Training bietet. Andere Trainer gehen davon aus, dass Kniebeugen auf einem BOSU-Ball Vorteile bieten, Wahl aber wollte wissen, welche Vorteile das sind und ob es überhaupt welche gibt. Für seine Studie wählte er Elite-Sportler, denn er ging davon aus, dass Daten von Freizeitsportlern nicht auf Elite-Sportler übertragbar sind. Das ist ein häufiges Problem vieler Studien zum Krafttraining – ein Workout, das bei einem untrainierten, unmotivierten Studenten extrem gut funktioniert, muss bei einem trainierten oder fortgeschrittenen Sportler zwangsläufig nicht auch funktionieren.

Wahl suchte sich statt der Freizeitsportler also 16 Sportler, die auf der College-Ebene oder darüber spielten. Einer von ihnen war Weltmeister im Kickboxen und alle zählten zu den oberen zehn Prozent in Bezug auf Bein- und Oberkörperkraft nach den Maßgaben des American College of Sports Medicine. Gemessen wurde mit der Elektromyographie, welche die elektrische Aktivität der Muskeln aufzeichnet.

Wahl stellte fest, dass die motorischen Muster im Gehirn bei instabilen und stabilen Übungen sich nicht voneinander unterscheiden. Allerdings fällt auf instabilen Oberflächen der Trainingseffekt wegen des kleineren möglichen Widerstands geringer aus. Und Wahl sagt, dass das Training mit freien Gewichten ohnehin instabil ist: »Denken Sie an Ihr erstes Bankdrücken, wo die Arme überallhingingen und Sie Probleme mit der Stabilisierung hatten. Natürlich ist für einen untrainierten Menschen der Gymnastikball eine Herausforderung. Aber lassen Sie sich von einem Physikstudenten das unterbrochene Moment erklären, das auf den Körper wirkt, wenn er 250 Kilogramm drückt. Da muss das gesamte Muskelsystem schwer arbeiten. Wenn ein Sportler den Knöchel dreht, weil er für die zerreißende Kraft der Übung zu schwach ist, sollte er eher versuchen, sich nach dem Prinzip des progressiven Widerstands daran anzupassen.«

Wie schätzt Wahl also den funktionalen Wert dieser Übungen ein? Sehr gering. »Wenn eine Bewegung um 2,5 Prozent vom ursprünglichen motorischen Programm abweicht, werden die Fähigkeiten nicht übertragen«, sagt Wahl. »Baseballspieler und Speerwerfer werfen beide Geräte, aber das EMG zeigt Unterschiede in der Bewegung und so lassen sich diese Fähigkeiten nicht gegenseitig übertragen.« Wenn Sie also, während Sie auf einem BOSU-Ball balancieren Kniebeugen machen und jonglieren können, verbessert das nicht Ihre Kniebeugen, wohl aber Ihre Fähigkeit, auf einem BOSU-Ball Kniebeugen zu machen und zu jonglieren.

Instabile Übungen sind noch nicht abschließend bewertet, aber die Forschung lässt vermuten, dass sie für einen Elite-Sportler kaum Wert haben und das Verletzungsrisiko steigern. Und ein Bodybuilder kann damit seinen Bauch nicht verbessern.

Aber lassen wir zunächst Instabilitäts- und Kerntraining beiseite und betrachten stattdessen erst einmal die Anatomie der Bauchmuskeln.

M. Rectus abdominis: Das Sixpack

Anatomie des Bauches: Viele Personal Trainer und Krafttrainer betonen, dass der *M. rectus abdominis*, der für das begehrte Sixpack sorgt, ein einfacher langer Muskel ist, der vom Brustbein und Brustkorb bis zum Schambein reicht. So gibt es anatomisch keine unteren Bauchmuskeln, aber für unser Training können wir den *M. rectus abdominis* in zwei Abschnitte unterteilen, den supraumbilikalen Bereich oberhalb des Nabels und den subumbilikalen Bereich unterhalb des Nabels.

Obwohl der gesamte *M. rectus abdominis* bei fast jeder Übung aktiviert wird, können bestimmte Segmente davon betont werden, indem man den Körper anders positioniert. Das ist ähnlich wie die Betonung einzelner Bereiche der Brustmuskeln durch das Drücken auf der Schräg- oder Negativbank.

Gezieltes Training

Subumbilikal – die unteren Bauchmuskeln: Diese Muskeln (unterhalb des Nabels) sorgen für die richtige Haltung. Die übertrieben gerundete Lendenwirbelsäule mancher Turner kann auf eine Schwäche der unteren Bauchmuskeln hinweisen. In dieser Haltung kann die Wirbelsäule Stöße schlechter abfangen, was zu Schmerzen im unteren Rücken führt. Schlimmer noch ist eine Dysbalance zwischen den beiden Seiten des subumbilikalen Muskels. Das sorgt für eine übermäßige Drehung der Wirbelsäule, was die Bandscheiben stark belastet.

Ist aufgrund der Dysbalance das Becken verdreht, wird der untere Bauchmuskel gedehnt und hat Schwierigkeiten zu kontrahieren. Darunter leidet die sportliche Leistung. Ein Volleyballer mit schwachen unteren Bauchmuskeln hat auch einen schwächeren Aufschlag. Auch die Laufmechanik wird dadurch beeinflusst. Vor seiner Goldmedaille bei den Olympischen Spielen 1996 trainierte Donovan Bailey besonders seine unteren Bauchmuskeln. Es geht hier also darum, zunächst die Muskeln zu trainieren (mit Übungen für die unteren Bauchmuskeln) und dann erst die Übungen (mit Verbundübungen).

Wie aber wissen Sie, ob Ihre unteren Bauchmuskeln schwach sind? Legen Sie sich auf den Rücken, die Knie um 90 Grad gebeugt. Die Hände liegen knapp oberhalb der Hüfte, die Ellbogen gehen vom Boden hoch und der Kopf liegt auf dem Boden. Nun versuchen Sie, die Oberschenkel gerade zu heben. Wenn Sie den Test nicht schaffen, ohne die Knie zum Kopf zu ziehen oder Sie die Ellbogen abstützen oder den Kopf heben müssen, dann sind Ihre unteren Bauchmuskeln zu schwach. Mit diesem Test lassen sich die Bauchmuskeln auch trainieren.

Wenn Sie so das erste Mal das Becken kippen, können Sie die Hüfte vielleicht gar nicht heben. Das ist in Ordnung – solange Ihre Muskeln kontrahieren, haben Sie trotzdem einen Trainingseffekt. Und bald schaffen Sie das ganz locker. Dann können Sie die Übung schwerer machen und beispielsweise ein Gewicht wie einen Medizinball zwischen Ihre Knie nehmen. Ein paar Sätze zu 15 bis 20 Wiederholungen (denn der Bewegungsbereich ist beschränkt) genügen.

Eine einfache Übung zum Absenken des Beines trainiert die unteren Bauchmuskeln noch besser. Diese Übung aus dem Physiotherapie-Lehrbuch *Muskeln: Funktionen und Tests* gilt als Prüfung der Koordination zwischen den unteren und oberen Bauchmuskeln. Der Unterschied zum konventionellen Beinheben besteht darin, dass der untere Rücken stets gegen den Boden gedrückt bleibt. Um 100 Prozent zu erreichen, sollte ein Mann die Beine bis zum Boden absenken können, eine Frau bis zu einem Winkel von 15 Grad zum Boden. Schaffen Sie das nicht, machen Sie Teilwiederholungen aus einer senkrechten Stellung und senken das Bein ab, bis der Rücken sich wölbt. Ein paar Sätze mit 45 bis 60 Sekunden unter Spannung genügen. Um die Übung schwerer zu machen, klemmen Sie ein Gewicht wie etwa einen Medizinball zwischen Ihre Füße.

Übungen für den unteren Bauch haben zwar ihren Wert, aber übertreiben Sie nicht. Machen Sie sie nur ein paar Wochen, um strukturelle Dysbalancen auszugleichen.

Betrachten wir nun die fast ebenso stark diskutierten schrägen (seitlichen) Bauchmuskeln.

Schräge Bauchmuskeln und Drehkraft: Viele Krafttrainer meinen irrtümlich, dass grundlegende Verbundübungen wie Kniebeugen und Standumsetzen die Drehkraft nicht verbessern. Schließlich gehen die meisten Übungen in die senkrechte und waagrechte Ebene, haben aber keine der im Sport so wichtigen Drehbewegungen. So fehlt die Drehkraft. Sie kann mit Kettlebells, elastischen Röhren oder Medizinbällen mit Seilen trainiert werden. Ein Bodybuilder sollte sich davon aber fernhalten. Und warum?

Ein Bodybuilder braucht nur eine Mindestkraft, um Verletzungen bei schweren Verbundübungen wie Kniebeugen vorzubeugen, also sollte er die schrägen Bauchmuskeln nicht trainieren. Schließlich strebt er die X-Form an und braucht für dieses Ideal eine schlanke Taille. Im Leistungssport sieht es aber anders aus.

Man muss wissen, dass die Rumpfstabilität wichtig für die Drehkraft ist. Ein stabiler Rumpf kann bei Stoßwirkungen auf den Körper, ob nun beim Baseball oder beim Tennis, einfach mehr Kraft produzieren. Da sind Übungen wie Überkopfkniebeugen und der Farmer's Walk besonders hilfreich.

Es gibt zwei grundlegende Formen der Drehung: Drehung mit Streckung und Drehung mit Beugung. Der Schlag von unten nach oben mit dem Tennisschläger ist eine Drehung mit Streckung, der von oben beim Serve eine Drehung mit Beugung. So erzeugen die Bauchmuskeln eine mächtige Drehkraft, nicht als Krafterzeuger, sondern als Kraftüberträger.

Ganz gleich welche Drehung ausgeführt wird, es ist nie ein einziger Muskel, der sie erzeugt. Daher bringen Isolationsübungen für Muskeln wie die schrägen Bauchmuskeln für die meisten Sportarten nicht viel. Viele Maschinen beherrschen nur eine Art von Drehung für die schrägen Bauchmuskeln. An einer dieser Maschinen setzen Sie sich, greifen die Griffe vor ihnen und drehen sich nach rechts und links. Kann man so die schrägen Bauchmuskeln isolieren? Natürlich nicht.

Diese Muskeln haben tatsächlich schräg verlaufende Fasern, aber die meisten davon verlaufen nicht quer zum Rumpf. Sie verlaufen diagonal und eignen sich nicht wirklich für streng horizontale Bewegungen. Sehen Sie sich den Bizeps mit seinen längs verlaufenden Fasern an. Sie würden ihn nicht durch eine Querbewegung trainieren, denn das wäre nicht natürlich. So brauchen auch die schrägen Bauchmuskeln natürliche Bewegungen. Das Drehen der Wirbelsäule auf nur einer Achse ist nicht natürlich, besonders im Sitzen. Die auftretenden hohen Scherkräfte können die Bandscheiben schädigen. Mit Widerstand ist das noch riskanter. Aber auch viele Wiederholungen mit nur einer Stange (um im falschen Bestreben die Taille zu formen) sorgen für hohe Scherkräfte auf die Wirbelsäule.

Noch schlimmer ist die Übung mit einem Seil am Medizinball. Der Trainierende steht mit dem Rücken zur Wand und schleudert den Ball schnell hin und her. Stuart McGill, einer der namhaftesten Experten für Rückenschmerzen, fand heraus, dass man damit großartig seine Bandscheibe ruinieren kann. Bei diesen Drehungen brauchen Sie obendrein so wenig Energie, dass von Fettabbau kaum die Rede sein kann. Wer aber seine Drehkraft und vor allem die schrägen Bauchmuskeln trainieren möchte, dem empfehlen wir das Holzhacken am Kabelzug.

Supraumbilikal – die oberen Bauchmuskeln: Während die unteren Bauchmuskeln effektiv mit Beckendrehen trainiert werden, trainieren Sie die oberen (oberhalb des Nabels) dynamisch mit konventionellen Übungen zur Beugung der Wirbelsäule wie Crunches. Crunches auf dem Gymnastikball trainieren den *M. rectus abdominus*, aber da der viel größere Bewegungsbereich für ein Verletzungsrisiko sorgt, fangen Sie ohne Widerstand an.

Eine beliebte Übung für den *M. rectus abdominus* mit minimaler Einbeziehung der Hüftflexoren sind Reverse Sit-ups. Legen Sie sich auf die Bank, von den Rollen abgewandt, und greifen Sie den Griff. Die Arme sind leicht gebeugt, um die Schultern zu schonen. Die Knie beugen, bis die oberen Oberschenkel im rechten Winkel zum Boden stehen. Die Füße bleiben stets über dem Boden. Dann heben Sie die Hüften so weit wie möglich zum Körper hin. Schwieriger wird die Übung auf der Schrägbank oder im Hängen. Sie können auch einen niedrigen Kabelzug am Knöchel fixieren und so den Widerstand präzise steuern.

Eine Variante des Reverse Crunch ist die mit geraden Beinen. Sie beginnen wie beim Reverse Crunch, aber die Beine sind gerade und im rechten Winkel zum Boden. Heben Sie die Hüfte gerade und gehen Sie wieder zurück. Die Beine dürfen sich dabei nicht dem Kopf nähern. Schwieriger wird die Übung auf der Schrägbank oder mit Knöchelgewichten.

Bei der Planung ist zu beachten, dass der schwächste Bereich stets als erster trainiert wird. Also erst die unteren Bauchmuskeln, dann die schrägen und zum Schluss die oberen. Sind Sie nicht extrem schwach, genügt ein Workout alle fünf Tage. Machen Sie dieses Spezialtraining nur über einen kurzen Zeitraum (Sportler, die über einen längeren Zeitraum planen, am besten während der Vorbereitungsphase). Aber viele Menschen brauchen überhaupt kein spezifisches Bauchtraining. Sehen wir uns das näher an.

Die besten Bauchübungen: Es gibt alles mögliche Spielzeug, aber ein Sportler kann auch ohne Sit-ups, Crunches oder bunte Gummibälle enorme Bauchmuskeln entwickeln. Kerntraining, um das populäre Modewort zu verwenden, muss nicht komplex sein.

Die muskulösen Bäuche von Powerliftern und Gewichthebern sind nur Ganzkörperübungen wie Kniebeugen, Standumsetzen und Kreuzheben zu verdanken. So belegt eine Studie aus *Physical Therapy in Sport* von 2011, dass weibliche Gewichtheber im Leistungssport stärkere innere und äußere Schrägmuskeln haben als eine Kontrollgruppe aus aktiven Freizeitsportlern. Am dicksten waren die inneren Muskeln, gefolgt von den äußeren und den quer verlaufenden – eine gesunde strukturelle Balance.

Wer olympisches Gewichtheben macht, weiß, dass das die Bauchmuskeln aufbaut. Die enorme Überlastung der schnell kontrahierenden Bauchmuskelfasern durch Reißen und Umsetzen gibt den seitlichen Bauchmuskeln Kraft und Masse. Die Wissenschaft belegt die Rolle der inneren Schrägmuskeln als Teil des Muskelsystems, das die Belastung zwischen Becken und Brustkorb überträgt und die Belastung durch das wiederholte schnelle Reißen und Umsetzen abfängt.

Kraft und Masse der schrägen Bauchmuskeln werden auch durch die erforderliche Stabilisierung beim Auffangen während des Umsetzens und durch den bei Gewichthebern höheren Innenbauchdruck entwickelt. Olympisches Gewichtheben ergänzt Ihr Bauchprogramm ideal, wenn Sie mehr Kraft und Schnellkraft wollen.

Die Wahrheit über Bauchfett: Schlecht informierte Fitnesstrainer und die Massenmedien verbreiten viel Unfug über den Fettabbau. So behauptete eine neuere Studie der Duke University mit dem Titel »Wirkung von aerobem und Widerstandstraining auf Bauch- und Leberfett und Leberenzyme«, dass Aerobic besser Fett verbrennt als Widerstandstraining allein oder Widerstandstraining und Aerobic zusammen. Das gilt aber nur, wenn man Widerstandstraining an Cybex-Maschinen mit intensiven 40-minütigen Aerobic-Workouts vergleicht!

Was viele verschwiegen haben, war, dass das Widerstandstraining aus acht Cybex-Übungen dreimal wöchentlich bestand, das Aerobic-Programm hingegen über 19 Kilometer wöchentlich bei 75 Prozent der maximalen Sauerstoffaufnahme lief. Das Programm an den Cybex-Maschinen sollte für die Muskelausdauer sein (aber bei drei Sätzen über acht bis zwölf Wiederholungen doch eher für die Hypertrophie? Gewicht oder Prozentsatz des 1RM werden nicht erwähnt), während die Aerobic-Gruppe recht heftig trainierte (75 Prozent der maximalen Sauerstoffaufnahme entsprechen 80 Prozent des höchsten Pulses). Da ist es nicht mehr überraschend, dass diese Studie zu dem Ergebnis kam, dass Aerobic effektiver Fett verbrennt als das Heben an der Maschine.

Dazu wurde in den meisten Berichten gemeldet, dass Jogging oder Cardio am besten Fett verbrennt. Dabei denkt man, dass man so das »greifbare« *subkutane* Fett verliert, das direkt unter der Haut sitzt. Dabei wurden die Auswirkungen auf das *viszerale* Fett untersucht. Dieses sitzt tief im Körper und umgibt die Organe oder dringt gar in sie ein wie bei der Leber. Dieses Fett kann ebenfalls einen dicken Bauch verursachen, aber es ist nicht das, was die meisten meinen, wenn sie Bauchfett abbauen wollen. Leider wurden die Resultate der Studie in den Medien falsch dargestellt, denn sie bietet eigentlich wertvolle Erkenntnisse zum Fettabbau als Gesundheitsvorsorge.

Es gibt einige neuere Studien, die Ihnen helfen, das beste Fatburner-Programm für einen gut aussehenden, gesunden Körper zu planen. Lassen Sie uns sie im Detail ansehen.

Wissenswertes über subkutanes Fett: Das subkutane Fett liegt direkt unter der Haut. Sie können es mit den Fingern greifen und mit dem Messschieber messen. Im Bauchbereich verdeckt es die Muskeln, und wenn man zu viel davon hat, sieht man die Bauchmuskeln gar nicht. Das viszerale Fett liegt hingegen tief im Körper zwischen den Organen. Sie können es nicht greifen, aber zu viel davon lässt den Bauch herausstehen. Männer haben eher viszerales

Fett, Frauen subkutanes. Nach der Menopause und dem folgenden Östrogenabbau neigen Frauen ebenfalls zu viszeralem Fett.

Wissenswertes über viszerales Fett: Viszerales Fett sitzt tief hinter der Bauchwand und umgibt die Organe in der Peritonealhöhle. Es kann zur Entzündung der Organe führen, denn es setzt die sogenannten Adipokine frei. Diese Zellsignal-Proteine erhöhen den Blutdruck und greifen in den Insulinhaushalt ein. Dazu senkt viszerales Fett auch das Adiponektin im Körper. Dieses für die Fettverbrennung wichtige Hormon beschleunigt den Stoffwechsel. Durch das Adiponektin gelangen mehr Triglyzeride in den Blutkreislauf. Die Kombination aus reduzierter Insulinempfindlichkeit, Bluthochdruck und mehr Triglyzeriden führt zur Atherosklerose und erhöhtem LDL-Cholesterin und trägt entscheidend zur Entstehung von Diabetes bei.

Am effektivsten bauen Sie viszerales Fett durch hochintensive Intervalle und Krafttraining ab. Natürlich sollte es Ihnen auch Spaß machen, denn so bleiben Sie länger dabei. Glücklicherweise gibt es viele effektive Optionen. Manch einer mag keine extrem harten Workouts, Übergewichtige und Neulinge schaffen keine hochintensiven Intervalle. Also müssen Sie Alternativen finden, um das viszerale Fett abzubauen. Beginnen wir mit der effektivsten Strategie.

Hochintensitätstraining (HIT): Hochintensitätstraining (HIT) ist effektiv, weil es die Fettverbrennung während und nach dem Training anheizt und den Appetit danach zügeln kann. Während und nach dem HIT-Training setzt die Fettverbrennung ein, um Laktate und Wasserstoffionen abzubauen. Auch der HGH-Spiegel steigt durch das HIT-Training und unterstützt die Fettverbrennung.

Das beste Programm für den Abbau von viszeralem Fett umfasst HIT-Sprints und Widerstandstraining. So bauen Sie viszerales Fett ab und Muskeln auf. Ein höherer Muskelanteil beschleunigt den Stoffwechsel und verbessert die hormonelle und biochemische Situation durch Abbau der Adipokine, die Fett auf- und Muskeln abbauen.

Ein Programm aus HIT oder wenigstens anstrengendem Aerobic-Training und Widerstandstraining ist wichtig für die Gesundheit. Sie verlieren das ungesunde Fett und bauen Muskeln auf, die Sie vor neuen Fettattacken schützen. Mehr HGH versetzt Sie in einen anaboleren Zustand und bei entsprechendem Volumen und Gewicht wird auch Ihr Testosteronspiegel steigen.

Die Studie von Duke zeigt, dass stationäres Aerobic-Training mit hoher Intensität bis zu 75 Prozent der maximalen Sauerstoffaufnahme viszerales Fett verbrennt und die Biomarker für den Stoffwechsel verbessert und dass es besser ist als nur Widerstandstraining an Maschinen. Das heißt aber nicht, dass es besser ist als jedes Widerstandstraining.

Basierend auf der Erkenntnis, dass hochintensives Aerobic ideal ist für die Verbrennung von viszeralem Fett und den Fettabbau ingesamt, muss auch hochintensives Widerstandstraining ähnlich effektiv sein. So kann Zirkeltraining mit schweren Gewichten die Hypertrophie fördern und ein starkes Wachstumshormon freisetzen, was noch mehr Fett verbrennt. Es ist klar, dass eine Mischung aus aerobem und anaerobem Training mit Gewichten langfristig bessere Resultate bringt, auch wenn die Studie von Duke dem aeroben Training den Vorzug gibt.

Ein beeindruckendes Sixpack ist keineswegs unmöglich. Wenn Sie unseren Anweisungen in diesem Kapitel folgen, geht der Aufbau von Bauchmuskeln schneller, als Sie denken.

KAPITEL 18

ERNÄHRUNG

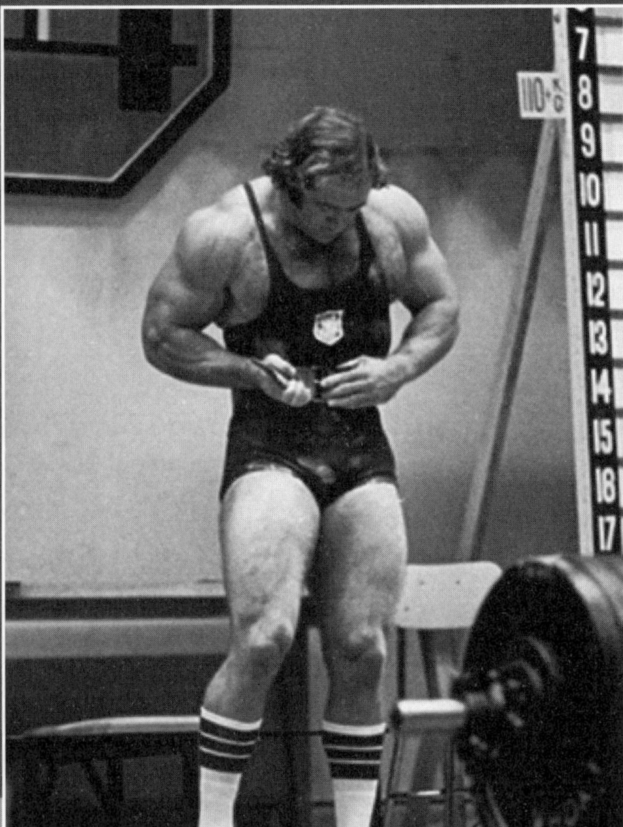

Doug Young, dreimaliger Weltmeister der Powerlifter, der nur mit einem T-Shirt bekleidet 278 kg auf der Bank drückte, zählte zu den beeindruckendsten Powerliftern der 1970er-Jahre.

Es gibt enorm viele Informationen über gute Ernährung, aber auch viel Blödsinn (mit Proteinshakes und Möhren allein können Sie Ihre Ernährungsprobleme nicht beheben). Wir schlagen Ihnen 14 Prinzipien für eine gute Ernährung vor:

Prinzip Nr. 1. Stets frühstücken – Mahlzeiten mit viel Protein und mit niedrigem glykämischen Index: Unser bester Tipp für Schlankheit, Energie und Konzentration ist das kombinierte Frühstück mit Fleisch und Nüssen. Unsere Klienten von Sportlern bis zu Managern sind begeistert über ihre geistige Leistungsfähigkeit und konzentrierte Energie. Das Fleisch hebt den Blutzuckerspiegel allmählich. Die Nüsse bieten gesunde Fette, die den Blutzucker über lange Zeit stabil halten.

Hier ist ein Fünf-Tage-Musterplan für dieses Frühstück. Dazu gibt es keine weiteren Lebensmittel oder Getränke.

Tag 1
ein bis zwei Büffelburger (nur Fleisch)
25 bis 50 Gramm Macadamia-Nüsse

Tag 2
ein großes Hirschsteak
25 bis 50 Gramm Cashewkerne

Tag 3
ein bis zwei magere Truthahnburger
25 bis 50 Gramm Mandeln

Tag 4
zwei magere Rinderhackburger (nur Fleisch)
25 bis 50 Gramm Paranüsse

Tag 5
zwei Hähnchenbrüste
25 bis 50 Gramm Haselnüsse

Prinzip Nr. 2. Essen Sie niemals industriell verarbeitete Lebensmittel. Sie sind einer der Hauptgründe für Fettleibigkeit: Weitere Informationen finden Sie in Büchern wie *Wie Übergewicht entsteht ... und wie man es wieder los wird* von Peter Mersch.

Prinzip Nr. 3. Meiden Sie Fett nicht grundsätzlich: Essen Sie nur das richtige Fett aus Fisch und Wild, Kokosnussöl, Olivenöl, Avocados und Nüssen. Auch wenn einige Fitness-Gurus das bestreiten, brauchen Sie gesättigte Fette für Ihre Gesundheit. Im Gegenteil, unsere Vorfahren aus der Steinzeit haben viel davon gegessen und unser genetischer Code ist nahezu immer noch der Gleiche.

Prinzip Nr. 4. Essen Sie hochwertige, stark proteinhaltige Lebensmittel: Damit schieben Sie den Ruhestoffwechsel an, um mit der Verdauung viel Energie zu verbrauchen.

Prinzip Nr. 5. Essen Sie Lebensmittel, die reich an Antioxidantien sind: Dazu gehören Beeren, dunkle Schokolade und Olivenöl, die helfen bei der Vorbeugung von Entzündungen.

Prinzip Nr. 6. Je dunkler das Obst, desto besser: Es hat meist eine sehr dünne Schale und muss daher viele Antioxidantien produzieren, um sich vor der Sonne zu schützen. Helles Obst mit dicker Schale wie Bananen und Melonen hat weniger Antioxidantien. Dunkelrotes, blaues und violettes Obst ist gut gegen Entzündungen, denn die vielen Antioxidantien bauen die freien Radikale ab, die für Alterung und Entzündungen verantwortlich sind.

Beeren mit vielen Antioxidantien wie Blaubeeren, Preiselbeeren und Himbeeren reduzieren die Glukosereaktion bei gesunden Menschen, was die Verdauung langsamer macht. Und Bananen und Ananas haben im Vergleich zu Beeren und Kirschen einen wesentlich höheren glykämischen Index. Das gilt natürlich für frisches Obst. Rosinen haben aufgrund der Trocknung einen höheren glykämischen Index.

Die bioaktiven Polyphenole des dunklen Obstes fördern die Insulinempfindlichkeit. Es ist auch belegt, dass polyphenolreiche Beeren zu Lebensmitteln mit hohem glykämischen Index deren Neigung, zu einem schnellen Blutzuckeranstieg zu führen, mildern und für eine gemäßigte Insulinreaktion sorgen. Sie müssen das Obst gut kauen, damit die Polyphenole wie gewünscht funktionieren.

Prinzip Nr. 7. Meiden Sie Zucker und Süßstoffe: Dazu gehören Rohrzucker, Agave, Ahornsirup, einfach alles. Zucker reguliert die Wachheit, den Energieverbrauch und das Belohnungszentrum im Gehirn herab. Ein Transmitter-Netzwerk im Hirn reagiert auf Ihr Essen. Bei Kohlenhydraten, speziell Zucker, wird das Netzwerk gehemmt, bremst den Energieverbrauch und macht Sie müde.

Prinzip Nr. 8. Meiden Sie im Sinne Ihrer Insulingesundheit Gluten, Weizen und anderes Getreide: Der Mensch hat im Magen keine Enzyme zum Abbau und zur richtigen Verdauung von Gluten. Durch die genetische Veränderung des Weizens in den letzten hundert Jahren ist das Problem noch größer geworden.

Weizen jagt den Blutzucker genau so schnell in die Höhe wie Zucker. Weißbrot und viele Cerealien haben wenig Ballaststoffe und einen hohen glykämischen Index, also erzeugen sie einen raschen Insulinanstieg. Das Insulin meldet der Leber, dass die Nahrung den Energiebedarf deckt, sodass die Lipolyse, der Abbau von Körperfett als Energiequelle, überflüssig ist. Also verbrennt der Körper kein Fett als Treibstoff. Überschüssiger Zucker oder andere Lebensmittel werden für den künftigen Energiebedarf als Fett gespeichert. Ein anhaltend hoher Insulinspiegel sorgt für Insulinresistenz und Diabetes. Also meiden Sie Getreide, besonders helles Mehl. Und machen Sie Widerstandstraining, es erhöht die Insulinempfindlichkeit.

Die Glutenunverträglichkeit (Zöliakie) sorgt bei glutenhaltigen Lebensmitteln für Verdauungsstörungen und andere Gesundheitsprobleme, darunter Schwäche, Anämie, Mangelernährung, Osteoarthritis, Knochenkrankheiten, Magenkrebs und Magenblähung – das stört beim Muskelaufbau und Fettabbau. Sie können eine Weizenallergie oder Glutenunverträglichkeit haben, ohne an Zöliakie zu leiden. Auch wenn Ihr Körper Weizen und Gluten verträgt, sollten Sie diese im Sinne Ihrer Körperzusammensetzung, Verdauungstätigkeit und Gesundheit weglassen.

Sie steigern nicht nur den Insulinspiegel und haben viele Kohlenhydrate und Kalorien, der Körper stößt auch als Reaktion auf die Allergie-Stressfaktoren Cortisol aus. Dieses hemmt die schädliche Wirkung von Gluten im Körper teilweise. Leider führt es auch zu Muskelabbau, und ein höherer Spiegel unterdrückt die Immunreaktion und führt zu Hormonstörungen, Erschöpfung, Depressionen, Schlaflosigkeit und Schwäche.

Wer zu Beginn einer Vollwertdiät gleichzeitig auf Gluten verzichtet, sollte zum Übergang glutenfreie Ersatzprodukte nehmen. Diese sollten allerdings nicht viele Kohlenhydrate enthalten, weil das die Körperzusammensetzung und Insulingesundheit beeinträchtigen kann.

Prinzip Nr. 9. Die Kohlenhydrate sollten überwiegend ballaststoffreich sein: Dazu zählen viele grüne Gemüsearten, die meist auch wenige Kohlenhydrate haben. Viele Ballaststoffe sorgen für eine geringe Insulinreaktion, ideal für den Fettabbau. Der hohe Ballaststoffanteil der meisten Gemüsearten verzögert die Kohlenhydrataufnahme, was die Glukosereaktion positiv beeinflusst. Dunkelgrünes Gemüse enthält auch viele Antioxidantien (nicht ganz so viele wie dunkles Obst, aber doch reichlich). Dies sind die besten Quellen für Ballaststoffe:

- Grünkohl
- Blattsalat
- Blumenkohl
- Grüne Bohnen
- Spargel
- Spinat
- Zucchini
- Broccoli
- Kohl
- Pilze
- Zwiebeln
- Gurken
- Alle Arten Paprika
- Blumenkohl

Prinzip Nr. 10. Nehmen Sie Fruktose nur aus frischem Obst: Meiden Sie fruktosebasierten Maissirup – lesen Sie die Etiketten, denn er ist in vielen modernen Produkten. Eine der schlimmsten Quellen für glykierte Fruktose sind billige Proteinriegel mit viel fruktosebasiertem Maissirup.

Obst enthält zwar viele Nährstoffe, aber auch Fruktose. Zu viel Fruktose bremst die Schilddrüsenfunktion, reduziert den Stoffwechsel und schadet der Körperzusammensetzung. Bei Ratten führt zu viel Fruktose zu weniger ATP in der Leber, was die Aufnahme des Schilddrüsenhormons hemmt und die Fettverbrennung reduziert.

Zu viel Fruktose führt auch zur Glykation. Das ist die Bräunung wie bei der Kruste auf einem Brot. Glykation ist eine Vernetzung von Proteinen (und DNA-Molekülen) durch Zuckeraldehyde, die mit den Aminosäuren auf dem Proteinmolekül reagieren und so die AGE (Advanced Glycation Endproducts) schaffen. Schneiden Sie einen Apfel durch und beobachten Sie, wie seine Schnittfläche braun wird.

Fruktose ist der schlimmste Glykationsagent, weil sie das Insulin nicht anhebt. Sie gelangt nicht in die Muskelzellen, sondern richtet im Körper Stoffwechselschäden an. Sie ist wie der Gast, der nicht gehen mag, auch wenn die Party schon zu Ende ist.

Bei einer Studie wurde eine fruktoselastige Diät mit einer glukoselastigen verglichen. Nach zehn Wochen hatte die Fruktose-Gruppe signifikant höhere Cholesterin- und Insulinspiegel. Insulinempfindlichkeit und Fettstoffwechsel waren reduziert. Sie hatte auch signifikant mehr Gesamtfett und noch mehr Bauchfett als die Glukose-Gruppe. Laut weiteren Studien sorgt das zusätzliche Insulin für Zelldysfunktionen, eine schlechte Körperzusammensetzung und fördert Alterung, vaskuläre Degeneration und Diabetes.

Prinzip Nr. 11. Genügend Ballaststoffe essen: Mindestens 25 Gramm täglich sollten es sein. Weniger schadet der Insulingesundheit und bringt Fett auf den Bauch. Ohne genügend Ballaststoffe haben Sie mehr Entzündungsmarker, die Ihrer Gesundheit und Körperzusammensetzung schaden. Am besten ist eine proteinlastige Diät mit viel Ballaststoffen aus niedrigglykämischem Obst und Gemüse. Meiden Sie kohlenhydratreiche Cerealien, weil sie den Insulinspiegel steigern und zu mehr Körperfett und Diabetes führen. Eventuell brauchen Sie Supplemente, weil der Körper sich schnell an bestimmte Ballaststoffe gewöhnt und Abwechslung sinnvoll ist.

Prinzip Nr. 12. Achten Sie auf einen gesunden Darm: Probleme hier lassen das Cortisol ansteigen und das Bauchfett wachsen. Ein probiotisches Produkt sorgt für einen gesunden Darm und die richtige Magensäure.

Prinzip Nr. 13. Trinken Sie mindestens drei Liter Wasser täglich: Das dient der Entgiftung des Körpers. Kraft erfordert Hydrierung. 1,5 Prozent weniger Wasser bringen zehn Prozent weniger Kraft. Je schlanker, desto gefährlicher ist die Dehydrierung. Sie sollten am Ende des Workouts genau so viel wiegen wie zu Beginn. So schaffen Sie mehr Sätze und Wiederholungen und somit mehr Zuwächse. Wir zeigen Ihnen, wie viel Sie trinken sollten: Trinken Sie 39 Milliliter pro Kilogramm Körpergewicht. Also sollte ein Mann von 91 Kilogramm Körpergewicht täglich 3,55 Liter bis 4,14 Liter trinken.

Prinzip Nr. 14. Kein Alkohol, Saft, Softdrinks und Sportgetränke: Nur Wasser, Tee oder Kaffee. Ernährungsstatus und Hydrierung zur Zeit des Trinkens beeinflussen die Erholung. Deshalb trinken Sie keinen harten Alkohol nach Wettkämpfen oder schwerem Training.

Wenn nach einem Wettkampf oder schwerem Training Hydrierung oder Proteinaufnahme nicht stimmen oder das Antioxidantien-System leidet, stoppt der Alkohol die Erholung, bis er völlig abgebaut ist.

Nachdem wir uns hier mit der Ernährung befasst haben, wollen wir uns im folgenden Kapitel den Supplementen zuwenden.

KAPITEL 19

SUPPLEMENTE

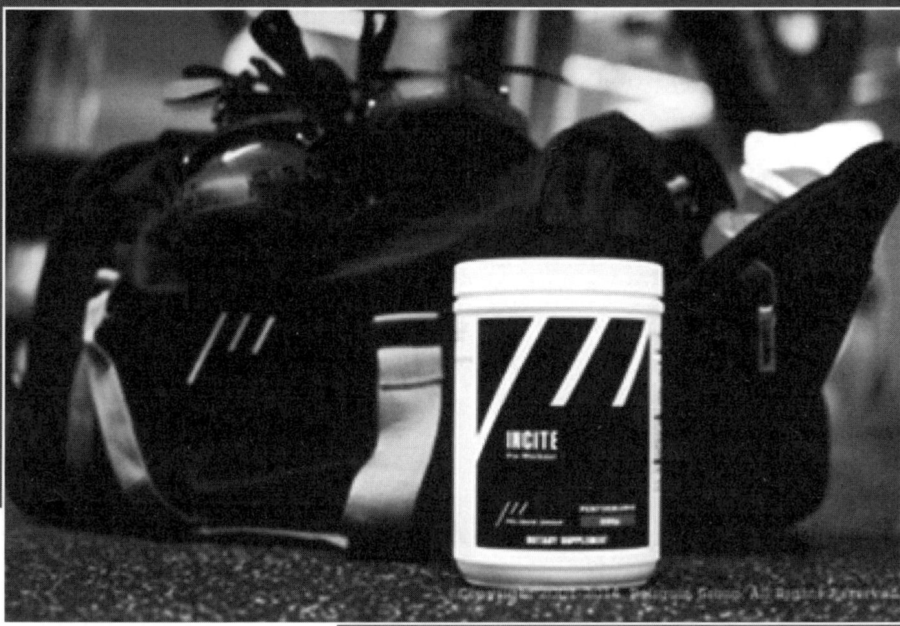

Viele fragen sich: »Muss ich überhaupt Supplemente nehmen – reicht es nicht, dass ich vernünftig esse?«. Nein. Und das ist nicht nur unsere Meinung.

Traditionelle und funktionale Medizin liegen oft im Disput, aber beide sind von Supplementen überzeugt. Denken Sie etwa an Vitamine. In einer Studie des *Journal of the American Medical Association* vom 19. Juni 2002 erklären die Autoren, dass Vitaminmangel mit vielen chronischen Krankheiten wie koronaren Herzkrankheiten, Krebs und Osteoporose in Verbindung steht. »Ältere Menschen, Veganer, Alkoholiker und Patienten mit Malabsorption sind besonders von Vitaminmangel gefährdet.«

Laut den Autoren »sollten alle Erwachsenen Vitaminsupplemente nehmen«. Wer sich vernünftig ernährt, braucht nicht so viele, aber wer ernährt sich schon vernünftig? Seit 1979 fördert die US-Regierung das Projekt *Healthy People*. Es setzt Ziele für die Verbesserung der Gesundheit in den USA in Zehn-Jahres-Schritten. Laut *Healthy People* 2010, an dem 350 Organisationen und 270 Behörden beteiligt waren, essen nur drei Prozent der US-Bürger drei Portionen Gemüse täglich und nur 28 Prozent essen zwei Portionen Obst.

Wir meinen aber nicht, dass man vernünftiges Essen durch Supplemente ersetzen kann. Dr. Robert A. Rakowski, Ernährungsexperte und Leiter des Natural Medicine Center in Houston, Texas, sagt: »Supplemente anstelle guter Ernährung bedeutet schlechte Ernährung mit Supplementen.«

Wir sind der Meinung, dass man seine Ernährung verbessern und die essenziellen Nährstoffe über Supplemente nehmen sollte. Danach können wir uns den Vorteilen für die Leistung und die Gesundheit widmen. Dazu zählen eine bessere Erholung nach dem Workout, die Abwehr von Umweltgiften, schnellerer Fettabbau und ein geringeres Risiko für koronare Herzkrankheiten. Und wir geben Ihnen zehn gute Argumente für Supplemente:

Argument Nr. 1 – Zu wenig Nährstoffe im Essen: Unser Essen enthält nicht alle essenziellen Nährstoffe. Natürlich gibt uns die Natur eigentlich die nötigen Nährstoffe. Und vor hundert Jahren hätten sie auch noch gereicht. Unsere heutige Nahrung ist aber denaturiert, genetisch verändert und so zubereitet, dass viele Nährstoffe zerstört werden. Laut Dr. Rakowski enthält industrieller Dünger oft nur Stickstoff, Phosphor und Kalium: »Eine gesunde Pflanze braucht aber 17 Elemente und wir geben ihr nur drei. Schlecht ernährte Pflanzen führen zu schlecht ernährten Menschen.«

Argument Nr. 2 – Schlechte Verdauung: Bei einer optimalen Funktion unseres Verdauungstrakts bräuchten wir viele Supplemente nicht. Das ist aber leider nicht der Fall. Etwa die Hälfte der US-Bevölkerung produziert zu wenig Magensäure und kann so Nährstoffe schlechter aufnehmen. Das führt zu Entzündungen, Magenbakterien und anderen Problemen wie Blähungen, Magenschmerzen und sogar Depressionen.

Argument Nr. 3 – Schlechte Zubereitung: Falsches Kochen zerstört Nährstoffe. Essen in Fast-Food-Restaurants ist nahezu immer industriell verarbeitet. Die Umwandlung von braunem Reis zu weißem zerstört die Ballaststoffe zu 75 Prozent und reduziert Nährstoffe wie Eisen, Niacin, Thiamin, Folsäure, Kalium und die Vitamine E und B_6.

Argument Nr. 4 – Umweltgifte: Laut einem Bericht der US-Umweltschutzbehörde von 2002 befinden sich 3,2 Milliarden Kilogramm von 650 unterschiedlichen Chemikalien in Luft und Wasser – 266 davon stehen mit Geburtsfehlern in Verbindung. Dr. Mark Schauss, MBA, DB, überprüft seit Jahren Studien zur Wirkung von Toxinen auf unsere Gesundheit. Laut Schauss »fand man in einer Studie einer Umweltgruppe an Lehrern und Journalisten im Blut der Teilnehmer fast 100 Chemikalien, die es vor 40 Jahren noch nicht gab.« Viele lassen sich aber durch natürliche Supplemente wie Glycin, Vitamin C, Selen und N-Acetylcystein effektiv entgiften.

Argument Nr. 5 – Fettleibigkeit: In einer Studie des *Journal of Obesity* vom Juli 2004 wurde festgestellt, dass Ratten unter Toxinen eine niedrigere Körpertemperatur haben. Diese Hypothermie kann laut Schauss eine Schutzfunktion gegen die Toxine sein. Bei der menschlichen Körpertemperatur herrscht momentan in den USA eine Debatte, ob die gesunde Temperatur von 37 Grad auf 36,6 Grad reduziert werden sollte. Dabei sind 36,6 Grad nicht gesünder, aber es gibt kaum noch Patienten mit 37 Grad.

In seinem Buch *Achieving Victory Over A Toxic World* erklärt Schauss, dass die Giftstoffe im Körper die Kalorienverbrennung um etwa sieben Prozent reduzieren. Bei 2500 Kalorien am Tag sorgt der langsamere Stoffwechsel jährlich für 47 815 zusätzliche Kalorien. »Wer 3500 Kalorien verbrennt, nimmt ein Pfund ab«, sagt Schauss. »Wenn Sie 47 815 durch 3500 teilen, haben Sie 13,66 Pfund Gewichtszunahme pro Jahr. Das sind nach zehn Jahren 136,6 Pfund und damit sind Sie offiziell fettleibig.«

Derzeit sind etwa 50 Prozent der US-Bevölkerung übergewichtig oder fettleibig. Detox-Supplemente sind eine Möglichkeit, dieses Problem zu bekämpfen.

Argument Nr. 6 – Schlaflosigkeit und Stress: Laut dem National Center for Sleep Disorders Research leiden 30 bis 40 Prozent aller Erwachsenen an Schlaflosigkeit, bei zehn bis 15 Prozent ist sie chronisch. Das schadet unserer Gesundheit. Bei einer Erhebung unter 1,1 Millionen US-Bürgern stellte die American Cancer Society fest, dass Menschen mit weniger als sechs Stunden Schlaf eine signifikant höhere Mortalitätsrate haben als Menschen mit etwa sieben Stunden Schlaf. Viele Supplemente können zu einem guten Schlaf verhelfen. Wer vor Unruhe schlecht einschläft, nimmt Phosphatidylserin, welches das Stresshormon Cortisol abbaut. Magnesiumsulfat und Vitamin E helfen durchzuschlafen.

Argument Nr. 7 – Hormonstörungen: Männer und Frauen haben zwar beide Östrogen und Testosteron, aber Testosteron gilt als männliches Hormon und Östrogen als weibliches. Zu wenig Testosteron erschwert den Aufbau von Muskelmasse und zu viel Östrogen macht es beiden Geschlechtern schwer, vorhandenes Fett abzubauen. Aber auch andere Hormonstörungen greifen in die Fettspeicherung ein.

Aus unserer BioSignature Modulation wissen wir, dass viele Menschen wegen biochemischer, speziell hormoneller Störungen Probleme haben. Bei einer Messung im Rahmen des Programms werden Hautfalten an zwölf Problemstellen untersucht. Hat der Trizeps viel Fett, liegt ein Problem mit den Androgenen vor, sitzt das Fett am oberen Rücken, könnte dies ein Anzeichen für ein Insulinproblem sein. Wenn man weiß, welche Hormone den Fettzuwachs erzeugen, kann man mit gezielter Supplementierung die hormonelle Balance wiederherstellen.

Argument Nr. 8 – Diäten: Wer weniger Kalorien zu sich nimmt, isst auch weniger Nährstoffe und erzeugt so einen Mangel. Dazu steigt beim Abnehmen der Proteinbedarf, denn der Körper nutzt das vorhandene Protein als Energiequelle. Ein Proteinsupplement beugt dem Muskelverlust vor, bremst den Hunger und stabilisiert den Blutzucker. Dazu bietet es zusätzliche Proteine ohne Kalorien aus Kohlenhydraten oder Fett.

Argument Nr. 9 – Lebensqualität: Viele Nährstoffe können unsere Lebensqualität verbessern. Dazu gehört das im Jahr 1939 entdeckte Resveratrol, das in Pflanzen vorkommt und diese gesund hält, indem es sie vor Pilzen und Bakterien schützt. Bei Menschen regt Resveratrol den Stoffwechsel an, steigert die Energie, zügelt den Appetit, stabilisiert den Blutzucker, beschleunigt den Fettabbau, verbessert die Insulinempfindlichkeit und den Kohlenhydrat-Stoffwechsel, reduziert Entzündungen, vergrößert die Muskelmasse, unterdrückt Östrogen und schützt die Magenwand. Es findet sich in roten Trauben, Erdnüssen, Pistazien, Blaubeeren, Preiselbeeren, Himbeeren und Maulbeeren, aber auch in dunkler Schokolade. Aber in Lebensmitteln oder Wein reicht die Dosierung nicht aus –Sie müssten täglich 1000 Flaschen Wein trinken, um die Dosierung aus Studien an Mäusen zu erreichen. In dem Fall ist ein Supplement die einzige praktische Alternative.

Argument Nr. 10 – Sportliche Leistung: Mit Supplementen sind Sportler ihren Konkurrenten überlegen. Besonders wertvoll sind die Aminosäuren Leucin, Isoleucin und Valin, die sogenannten verzweigtkettigen Aminosäuren (BSAA). Sie werden von den Muskelzellen als Energiequelle benutzt und können als Supplement die Qualität des Workouts steigern. Dazu haben sie weitere Vorzüge, indem sie das Hormonprofil anpassen, um Muskelmasse und Kraft zu erhöhen und das Fett zu reduzieren. BSAA mildern außerdem den Muskelkater nach dem Workout ab.

Das sind zehn gute Gründe für Supplemente. Nun kommen wir zur Peri-Workout-Ernährung.

Die Wissenschaft der Periworkout-Ernährung

In den frühen Tagen des Bodybuilding waren die Sportler hauptsächlich an den Supplementen nach dem Workout interessiert. Vielen genügte auch ein Proteinshake. Das ist besser als gar nichts, aber optimale Resultate bringt Ihre harte Arbeit nur mit der Periworkout-Ernährung. Das umfasst die Ernährung vor, während und nach dem Workout.

Vor dem Training

Das Preworkout-Supplement bereitet die Biochemie des Körpers auf die Forderungen des intensiven Trainings vor. Es verbessert und erhält die Energie, reduziert die oxidative Belastung, verbessert Konzentration, Hydrierung und die Elektrolyt-Balance, erhält den pH-Wert und liefert wichtige Mikronährstoffe. Sehen wir uns diese näher an.

Elektrolyte: Elektrolyte sind Salze, die im Wasser in Ionen dissoziiert werden. Das häufigste Elektrolyt im Körper ist Natriumchlorid, also Kochsalz. Ionen leiten elektrische Impulse durch den Körper. Diese ermöglichen unter anderem, den Muskeln zu kontrahieren. Ohne Elektrolyte würde Ihr Herz stehen bleiben.

Das Natrium steuert das Wasser außerhalb der Zellen, während Kalium das Wasser innerhalb der Zellen steuert. Sie brauchen Wasser für die Hydrierung, aber wenn der Elektrolytspiegel zu niedrig ist, scheiden Sie das Wasser schnell wieder aus.

Viele Sportgetränke enthalten Elektrolyte. Leider enthalten die meisten auch viele Kalorien– oft in Form von fruktosebasiertem Maissirup – sowie chemische Additive, die den Körper dehydrieren und den Stoffwechsel stören. Die nach intensivem Training reduzierte Magenentleerung wird durch diese hypertonen Kohlenhydrat-Getränke weiter gebremst, was zu zahlreichen Stoffwechselproblemen führt.

Magnesium: Das vierthäufigste Mineral im Körper ist an zahlreichen biochemischen Reaktionen beteiligt, die den Stoffwechsel optimieren, Herz und Kreislauf und die sportliche Leistung steuern. 66 Prozent des Magnesiums sitzen in den Knochen, 33 Prozent in den Skelett- und Herzmuskeln. Der Magnesiumgehalt in unseren Lebensmitteln hat in den letzten Jahrzehnten stark abgenommen, sodass 75 Prozent der US-Bürger hier einen Mangel haben. Daher wird die Supplementierung mit Magnesium die sportliche Leistung positiv beeinflussen.

Adenosintriphosphat und D-Ribose: Adenosintriphosphat (ATP) ist die wichtigste Energiequelle der Zellen. Der Muskel speichert extrem wenig ATP für die sofortige Freisetzung beim Training. Der Einfachzucker D-Ribose hilft jedoch die ATP-Speicher aufzufüllen und ist das biochemische Rückgrat der für die genetische Transkription wichtigen Ribonukleinsäure (RNS). Die Verfügbarkeit von Ribose im Muskel bestimmt das Tempo der ATP-Resynthese. Studien belegen eine verbesserte Leistung bei Ribose-Supplementierung.

Tyrosin: Mehr Dopamin im Gehirn scheint wichtig für eine längere Trainingsfähigkeit bei Hitze zu sein. Tyrosin ist eine aus Phenylalanin synthetisierte Aminosäure. Tyrosin unterstützt die Katecholaminsynthese (Dopamin, Epinephrin, Norepinephrin) und regelt die für Stoffwechsel und Thermoregulation wichtigen Schilddrüsenhormone. Die orale Einnahme von L-Tyrosin steht in Verbindung mit einer besseren submaximalen Trainingsfähigkeit bei Wärme.

Creatin: Creatin ist überwiegend in den Skelettmuskeln und wird zu Phosphocreatin konvertiert, das ATP erzeugt und damit Energie für hochintensive Muskelkontraktionen. Die dauernde Supplementierung mit Creatin-Monohydrat bringt Verbesserungen beim gesamten intramuskulären Creatin, Phosphocreatin, der Skelettmuskelmasse und der Fasergröße.

Dazu wirkt Creatin als Antioxidans. Das ist belegt durch reduzierte Marker für oxidative Belastung bei einer Studie mit Widerstandsübungen. Die Supplementierung mit Magnesium-Creatin-Chelat bringt mehr Leistung, Körpermasse, Spitzenkraft und Wasser in den Zellen und weniger Muskelkater im Vergleich zu Creatin-Monohydrat und einem Placebo.

L-Carnitin: Die Aminosäure L-Carnitin hat viele Funktionen. Sie unterstützt die Herzfunktion, den Fettstoffwechsel, die Energieproduktion, die Neurotransmitter-Aktivität sowie die pH-Regulierung/intrazelluläre Azidose.

Pantothensäure: Pantothensäure (Vitamin B_2) reduziert die Laktatkonzentration im Blut.

Vitamin C: Training führt über mehrere Quellen im Skelettmuskel zur Produktion von reaktiven Sauerstoffspezies (ROS). Beim Training erzeugt die mitochondriale Elektronentransportkette in den Muskelzellen ROS, was mit dem erhöhten Sauerstoffverbrauch zur oxidativen Belastung der Proteine und ihrer Funktionsfähigkeit führt. Bei Sportlern führt die Supplementierung mit Vitamin C zu weniger Markern für die oxidative Belastung und schützt die Proteine vor oxidativen Schäden.

Cholin: Cholin ist wichtig für viele physiologische und biochemische Pfade wie die Neurotransmitter-Synthese (Acetylcholin), die Zellmembransignalisierung (Phospholypide), den Lipidtransport (Lipoproteine) und zur

Verbesserung der Methylierung (Reduzierung von Homozystein). Langes, hartes Training kann diese metabolen Pfade belasten und den Bedarf an Cholin erhöhen.

Beim Training

Vor dem Training oder dem Wettkampf brauchen Sie Stoffe für mehr Konzentration und Energie. Während des Trainings oder des Wettkampfs brauchen Sie etwas zur Aufrechterhaltung der Energie und der Elektrolytbalance. Die wichtigste Zutat des Intra-Workoutdrinks sind daher Elektrolyte. Sehen wir uns die Energie an.

BCAA: Proteine werden zu Aminosäuren abgebaut. Ein Protein gilt als *komplett*, wenn es genügend Aminosäuren für die optimale Aufnahme hat.

Die essenziellen Aminosäuren Leucin, Isoleucin und Valin gehören zu den verzweigtkettigen Aminosäuren (BCAA). Während andere Aminosäuren in der Leber abgebaut werden, werden BCAA auch im Muskel abgebaut und sind eine rasch verfügbare Energiequelle gegen Erschöpfung. Für Athleten, die Muskeln aufbauen wollen, sind diese Aminosäuren besonders wichtig, denn die Skelettmuskeln bestehen zu einem Drittel aus ihnen. BCAA können auch Muskeln und Kraft aufbauen.

Bei einer italienischen Studie an natürlichen Bodybuildern sorgten 0,2 Gramm BCAA pro Kilogramm Körpergewicht 30 Minuten vor und nach dem Workout für stärkere Zuwächse an magerer Muskelmasse und mehr Kraft bei Bankdrücken und Kniebeugen.

BCAA mildern den Muskelkater bei trainierten und untrainierten Menschen, steigern die Ausdauer bei Wärme und halten die geistigen Funktionen in Training und Wettkampf aufrecht. Bei zwei Spielen am Tag (Football) sind BCAA besonders hilfreich. Sportler, die besonders lange trainieren – Turner etwa, die bis zu fünf Stunden täglich trainieren –, können die Gesamtqualität ihres Trainings mit BCAA verbessern.

Beta-Alanin: Die nicht essenzielle Aminosäure Beta-Alanin bringt mehr Kraft und Muskelmasse und hilft beim Fettabbau. Das sagt die Wissenschaft:

An der Studie zu Beta-Alanin des Journal of Strength and Conditioning Research von Juli 2011 nahmen 22 College-Wrestler und 15 College-Footballspieler teil. Diese Sportarten fordern viel anaerobe Kraft, denn hochintensive Spitzen (75 bis 100 Prozent Einsatz) wechseln mit kurzen Pausen (fünf bis 45 Sekunden). Die Studie dauerte acht Wochen und fand für die Wrestler zu Beginn der Saison und für die Football-Spieler mitten in der Saison statt.

Wichtig bei der Betrachtung ist, dass es sich um eine Doppelblindstudie mit Placebokontrolle handelte, das heißt, die Hälfte der Wrestler und die Hälfte der Football-Spieler erhielten Beta-Alanin, die anderen ein Placebo. Die Ergebnisse waren bemerkenswert.

Die Wrestler mit Beta-Alanin nahmen etwa 500 Gramm magere Masse zu, die Placebo-Kontrollgruppe verlor magere Masse. Die Beta-Alanin-Gruppe der Football-Spieler legte 950 Gramm magere Masse zu, die Placebo-Kontrollgruppe etwa 500 Gramm. Außerdem blieb bei der Beta-Alanin-Gruppe das Körperfett unverändert, bei der Placebo-Kontrollgruppe nahm es um 0,8 Prozent zu.

Nach dem Training

Proteinpulver scheint eine relativ neue Entwicklung zu sein, dabei lässt es sich zu den Mongolen und Dschingis Khan zurückverfolgen. Die Mongolen trockneten Milch in der Sonne und nahmen die kreideartige Substanz auf ihre Eroberungszüge mit. Das war eine großartige Idee, denn Milch enthält Protein, was den Muskel aufbaut und erhält. Seitdem hat sich das Proteinpulver enorm weiterentwickelt.

Im Jahr 1802 entwickelte der russische Arzt Osip Krichevsky einen industriellen Prozess für Trockenmilch. Heute wird Trockenmilch durch Sprühtrocknung hergestellt. Die Milch wird mit heißem Gas rasch getrocknet. Mit diesem Verfahren werden auch andere Lebensmittel und Medikamente hergestellt. Milchpulver kann aufgrund der fehlenden Feuchtigkeit so gut wie gar nicht bakteriell verunreinigt werden, die Bakterien hätten auch keine Umgebung für ihr Wachstum. So kann es ohne Kühlung gelagert werden.

Proteinpulver sind vor allem praktisch. Heute hat jeder so viel zu tun, dass man kaum die Zeit hat, proteinhaltige Mahlzeiten aus Fisch, magerem Fleisch und Eiern zuzubereiten. Das Pulver müssen Sie nur mit Wasser, Saft oder Milch anrühren. Und Sie haben genaue Kontrolle über Ihre Ernährung. Wer nur Proteine mit wenig Fett und Kohlenhydraten zu sich nehmen möchte, liegt beim Proteinpulver richtig.

Aufschwung erhielt das Proteinpulver durch Bodybuilder, die viel Protein aufnehmen wollten, ohne viel zu essen. Heute ist Molkeprotein (Whey) am beliebtesten. Es ist wasserlöslich und schnell verdaulich. Das ebenfalls aus Milch gewonnene Kasein ist schwerer verdaulich und führt bei vielen Menschen zu Blähungen und sogar Durchfall. Deshalb ist das beliebte Kakaogetränk als Postworkout-Drink für viele Sportler keine gute Idee.

Aber wie viel Protein braucht ein Sportler? Das Institute of Medicine empfiehlt für Trainierende eine Mindestaufnahme von 0,85 Gramm Protein pro Kilogramm Körpergewicht. Das ist konservativ, besonders wenn man Fett ab- und Muskeln aufbauen möchte. Ein Forschungsüberblick des *Journal of Sports Sciences* von 2011 fand bis zu zwei Gramm pro Kilogramm Körpergewicht erforderlich, »um Verlusten an magerer Masse vorzubeugen, wenn man eine Diät zum Fettabbau macht«. Ein 85-Gramm-Steak hat etwa 21 Gramm Protein, ein Ei sechs Gramm. Oft ist es schwer, genügend Protein aus Lebensmitteln zu beziehen, weshalb ein Proteindrink ideal ist.

Er ist der erste Schritt zu einer gesunden Sporternährung, aber für den Postworkout-Drink reicht Protein allein nicht. Er braucht auch Kohlenhydrate.

Beim Training werden gespeicherte Kohlenhydrate, das sogenannte Glykogen, verbraucht. Ideal für den Postworkout-Drink ist Dextrose, denn sie wird rasch verdaut und kann das Glykogen ersetzen. Fruktose ist nicht nur weniger effektiv, sondern kann auch zu Verdauungsproblemen wie Aufstoßen und Blähungen führen.

Auch bestimmte Vitamine und Mineralien sind nützlich, denn sie können während des Trainings aufgebraucht werden. So stellte eine Studie der *Annals of Nutrition and Metabolism* aus dem Januar 1976 fest, dass Vitamin B_2 ein Antioxidans ist, das die neuromuskuläre Funktion und die Erholung verbessern kann.

Wichtig ist auch Glutamin, eine Aminosäure, die beim Training rasch verbraucht wird. 60 Prozent des Glutamins stecken in den Skelettmuskeln. Es ist in Postworkout-Rezepten besonders beliebt, denn es schützt unter anderem die gastrointestinale Integrität.

Sicher sind viele Sportler ohne Proteinpulver und Postworkout-Drinks groß geworden, aber bestimmt nicht wegen, sondern trotz ihrer mäßigen Ernährung. Wer mehr möchte, sollte sich an Dschingis Khan orientieren und sich mit Sporternährung befassen.

GLOSSAR

Abadschiew, Iwan: Früherer Cheftrainer der bulgarischen Gewichtheber, der revolutionäre Trainingsmethoden eingeführt hat.
Abnehmende Sätze: Hier gibt es praktisch keine Pause zwischen den Sätzen.
Active Release: Behandlungsmethode von Dr. Michael Leahy für das weiche Gewebe.
Agonist und Antagonist: Der Agonist führt eine Bewegung aus, während der Antagonist dabei entspannt.
Alexejew, Wassili: Der russische Gewichtheber stellte 80 Weltrekorde auf und schaffte als erster 227 Kilogramm im Umsetzen und Stoßen.
Cortisol: Ein in der Nebenniere produziertes Hormon.
Crosstraining: Da viele Sportarten sich nur auf bestimmte Muskeln konzentrieren, kann man mit Crosstraining für eine ausgewogene Muskelentwicklung sorgen und Verletzungen vorbeugen.
Danney, Ian: 81,5 Kilogramm schwerer Bobsportler, der zwei Frontkniebeugen mit 190 Kilogramm schaffte und heute ein gefragter Krafttrainer im Football ist.
Deutsches Volumentraining: Die Resultate basieren hier auf längerer statt stärkerer Muskelspannung.
Draper, Dave: Berühmter Bodybuilder aus den 1970er-Jahren. Der blonde Bomber ist bekannt aus Film und Fernsehen.
Eder, Marvin: Bodybuilder mit ungewöhnlicher Oberkörperkraft. Er war 1951 Dritter bei der AAU Mr. America.
Exzentrische Kontraktion: Hier längt sich der Muskel.
Funktionale isometrische Kontraktion: Eine Kombination der Begriffe Isometrie und Isotonik.
German Body Comp: Ein Trainingssystem mit kurzen Pausen und Verbundübungen, um möglichst viel Wachstumshormon zu produzieren.
Geschwindigkeit: Die Gesamtzeit für eine komplette Wiederholung.
Geschwindigkeitsvorgabe: Vierstelliges Notationssystem für die vier Arten der Kontraktion bei einer Wiederholung, z. B. 4210.
Gironda, Vince: Der so genannte Trainer der Stars hat prominente Hollywood-Größen, aber auch Mr. Olympia Larry Scott trainiert.

Hackenschmidt, Georg Karl Julius: Der 1878 in Estland geborene Ringer war für seine Konditionierung berühmt.
Insomnie: Begriff für die Unfähigkeit, gut zu schlafen.
Isokinetisches Gerät: An diesem Gerät kann man mit einer spezifischen Geschwindigkeit trainieren.
Isometrische Pause: Sie entsteht in der Regel zwischen der exzentrischen Phase (Heben) und der konzentrischen Phase (Absenken), etwa wenn beim Bankdrücken die Hantel die Brust berührt.
Kaizen-Prinzip: Dieses japanische Wort bezieht sich auf »ständige, unaufhörliche Verbesserung«.
Klein, Karl K.: Kritiker der Kniebeuge. Er glaubt, dass sie die Stabilität des Knies gefährdet und Verletzungsgefahr birgt.
Kontraktionsgeschwindigkeit: Tempo eines Geräts oder Körperteils bei einer Übung, in der Sportwissenschaft in Grad pro Sekunde gemessen.
Konzentrische Kontraktion: Bei dieser Kontraktion verkürzt sich der Muskel wie beim Curlen zu den Schultern hin. Ein X in der Formel steht für eine explosive Bewegung mit voller Beschleunigung.
Kraftkurve: Die natürliche Kraftkurve ist die Kraft, die ein Muskel in einem bestimmten Winkel ausüben kann.
Kreuzsensibilisierung: Die Gesamtwirkung nach dem Training überfordert die Systeme, das umfasst Erschöpfung und eingeschränkte Erholung.
Kritischer Abbruchpunkt: Hier bricht die Leistung um fünf bis sieben Prozent ein und man sollte Übung oder Körperpartie wechseln.
Magnesium: Das vierthäufigste Mineral im Körper, etwa 66 Prozent des Magnesiums sitzen in den Knochen, 33 Prozent in den Skelett- und Herzmuskeln. Es ist an 300 wichtigen biochemischen Reaktionen im Körper beteiligt.
Milon von Kroton: Der griechische Ringer soll seine Kraft dadurch erreicht haben, dass er jeden Tag ein Kalb trug, bis es ein ausgewachsener Bulle war.
Mittlere und hintere Oberschenkel: Zu deren Muskulatur gehören *M. semitendinosus* und *M. semimembranosus*.
Neural-Metabolic Continuum: Das Diagramm zeigt den Einfluss der Muskelspannung auf das Nervensystem.
Olympisches Gewichtheben: Wettkampf, bestehend aus Reißen und Umsetzen.
Park, Reg: Der erste Bodybuilder, der 227 Kilogramm auf der Bank drückte.
Peri-Workout-Ernährung: Supplemente vor, während und nach dem Workout.

Platz, Tom: Bekannt als »The Golden Eagle«, früherer Teilnehmer an Mr. Olympia mit enormen Beinen.
Plukfelder, Michael Rudolf: Russischer Trainer, der die Olympia-Gewichtheber Wassili Alexejew und David Rigert trainiert hat.
Prinzip der Individualisierung: Die Zahl der Sätze in einem Workout sollte individuell auf die Reaktion des Körpers abgestimmt werden.
Rambie, Bala: Nach Deutschland geflohener rumänischer Sportwissenschaftler, der entdeckte, dass der Laktatpfad sich besser für den Fettabbau eignet als der allgemein akzeptierte aerobe Pfad.
Reeves, Steve: AAU Mr. America 1947, Mr. Universum 1950, als Schauspieler Herkules.
Relative Kraft: Verhältnis von Kraft zu Muskelmasse.
Riesensatz: Drei aufeinanderfolgende Übungen für die gleiche Muskelgruppe.
Rigert, David: Russischer Gewichtheber, der 1971 seinen ersten Weltrekord aufstellte. Es folgen 68 weitere und eine olympische Goldmedaille.
Satz: Eine Reihe von Wiederholungen.
Sheiko, Boris Iwanowitsch: Erfolgreicher russischer Gewichtheber-Trainer, der auf hohes Volumen setzt.
Stabilisatoren und Fixatoren: Muskeln, die einen Körperteil stützen, damit der Agonist eine stabile Basis zum Drücken oder Ziehen hat.
Subkutanes Fett: Es sitzt direkt unter der Haut, gemessen wird es mit dem Messschieber oder durch Greifen mit den Fingern.
Superkompensation: Reaktion des Körpers auf eine Belastung – ein anfänglicher Verlust an Fitness, gefolgt von einer Widerstandsphase, in der der Körper sich an eine höhere Fitness anpasst.
Supersatz mit Nachermüdung: Hier machen Sie zunächst eine Verbundübung und dann eine Isolationsübung, welche die gleichen Muskeln trainiert.
Supersatz mit Vorermüdung: Hier wird der Muskel mit einer Isolationsübung gefordert und dann mit einer Verbundübung, die weitere Muskelgruppen umfasst, weiter ermüdet.
Supersatz: Zwei aufeinanderfolgende Übungen für verschiedene Muskelgruppen. In der Regel werden Agonisten und Antagonisten kombiniert.
Trainingsfrequenz: Anzahl der Workouts pro Woche.
Trainingsvolumen: Gesamtzahl der Wiederholungen in einer bestimmten Zeit.
Überlastungsprinzip: Es besagt, dass ein Muskel nur wächst oder stärker wird, wenn man ihn überlastet.

Viator, Casey: Arbeitete als Teenager bei Nautilus-Erfinder Arthur Jones und wurde 1971 der jüngste Sieger beim prestigeträchtigen Amateur-Wettkampf AAU Mr. America.
Viszerales Fett: Es sitzt tief hinter der Bauchwand und umgibt die Organe in der Peritonealhöhle.
Weil, Rick: Früherer Weltrekordler im Bankdrücken, der ein Workout pro Woche und Muskelgruppe empfahl.
Wellenzyklen: Hier arbeiten Sie sich zu einer bestimmten Zahl an Wiederholungen zu einem Maximalgewicht hoch, reduzieren es für einen oder mehrere Sätze und machen dann mit noch schwereren Gewichten weiter.
Wiederholung: Komplette Bewegung einer Übung vom Anfang bis zum Ende.
Wiederholungsmaximum: Ein Gewicht, mit dem man eine Wiederholung schafft (auch 1RM).
Yorton, Chet: Der Bodybuilder war bekannt für seinen symmetrischen Körper. Er gilt als Begründer des Natural Bodybuilding und schlug Arnold Schwarzenegger beim NABBA Amateur Mr. Universum 1966.
Zeit unter Spannung: Die Zeit, die der kontrahierte Muskel oder die Muskelgruppe braucht, um einen Satz abzuschließen.
Zirkeltraining: Im Jahr 1953 von Physiologen der Universität Leeds als System eingeführt, bei dem mehrere Fitness-Komponenten zu einem Workout kombiniert werden.
Zwei-Prozent-Regel: Man trainiert hart, macht aber nur dann ein weiteres Workout, wenn man die Belastung um mindestens zwei Prozent erhöhen kann.

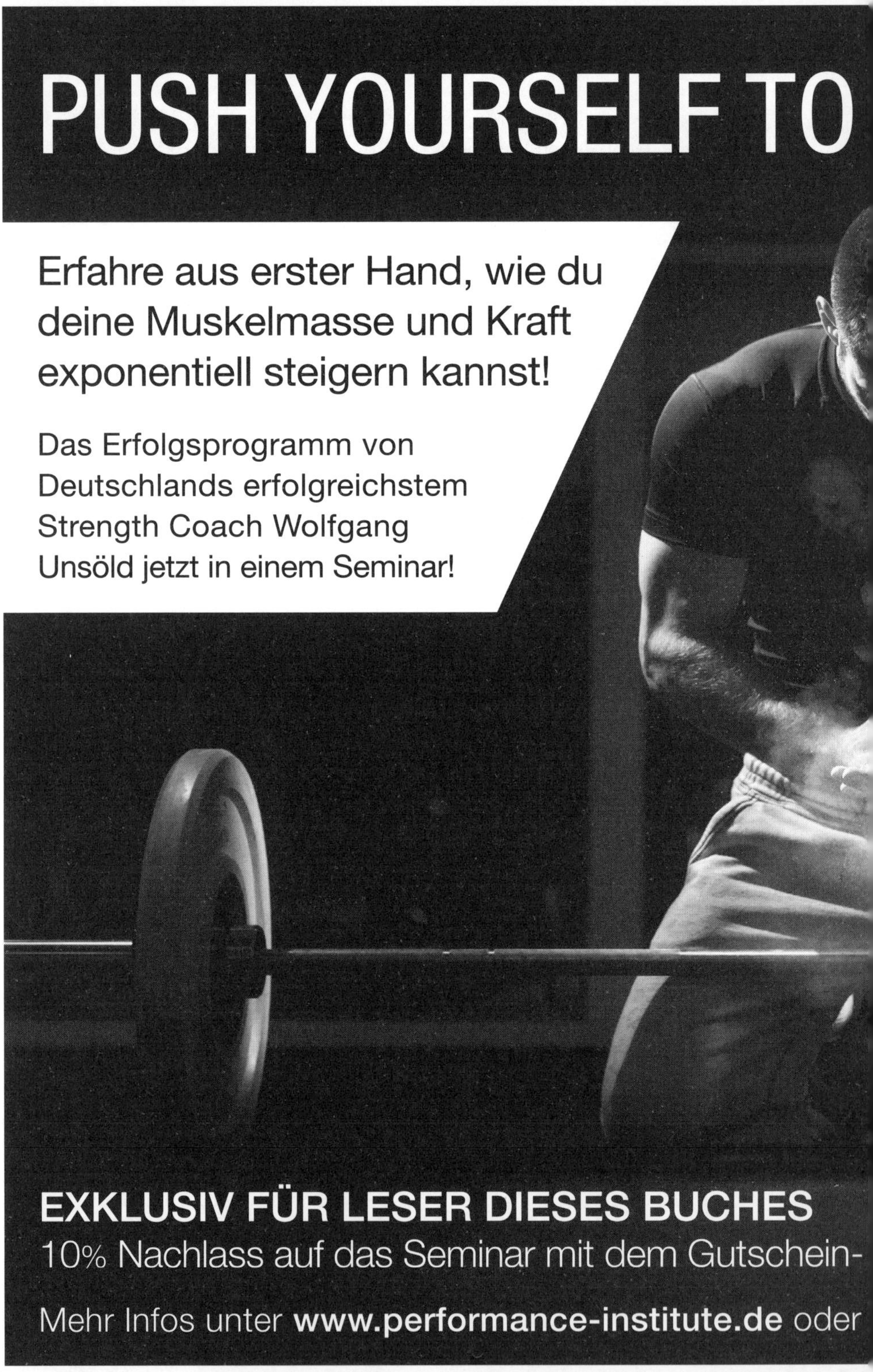
PUSH YOURSELF TO
Erfahre aus erster Hand, wie du deine Muskelmasse und Kraft exponentiell steigern kannst!
Das Erfolgsprogramm von Deutschlands erfolgreichstem Strength Coach Wolfgang Unsöld jetzt in einem Seminar!
EXKLUSIV FÜR LESER DIESES BUCHES
10% Nachlass auf das Seminar mit dem Gutschein-
Mehr Infos unter www.performance-institute.de oder